Dietmar Kern

Marketing für ambulante Pflegedienste

Dietmar Kern

Marketing für ambulante Pflegedienste

Zielgruppen, Kommunikation & PR,
Akquise, Pflege-Qualität, Personal

Edition Health Management

VDM · Verlag Dr. Müller

Dietmar Kern (Autor)

Wirtschaftspublizist, medizinischer Fach-Journalist, mehrfacher Buchautor, Wirtschafts-, Personal- und Unternehmensberater.

Kontakt: kern.wirtschaftspublizist@t-online.de
                www.netz-tipp.de/autoren/Kern

Herstellung: Schaltungsdienst Lange o.H.G, Berlin

Bibliografische Information der Deutschen Bibliothek:

Die Deutsche Bibliothek verzeichnet diese Publikation in der Deutschen Nationalbibliografie; detaillierte bibliografische Daten sind im Internet über <http://dnb.ddb.de> abrufbar.

Kontakt: info@vdm-buchverlag.de

Textbearbeitung: Servicebüro Christina Zaubitzer, Naumburg
www.ChristinaZaubitzer.de / Chr.Zaubitzer@t-online.de

ISBN   3-936755-04-3

Unser Kopf ist rund,

damit das Denken

die Richtung wechseln kann.

(Francis Picabia, frz. Maler 1879 - 1953)

Inhalt

Vorwort

Begriffe wie Effizienzsteigerung und Wettbewerbsfähigkeit haben Einzug gehalten in den Wirtschaftsbetrieb Ambulante Pflege. Durch die grundsätzliche Überarbeitung und das häufig radikale Neudesignen von Geschäftsprozessen ließen sich dramatische Verbesserungen bei der Kostensituation, der Qualität, dem Service und der Effizienz auch in Ambulanten Pflegebetrieben erzielen. Dazu ist es allerdings wichtig, mit überschaubaren Strukturierungsprozessen zu beginnen und konsequent bei deren Umsetzung zu sein.

Erfolg ist zukünftig nur möglich, wenn effiziente Behandlungsabläufe abteilungsübergreifend geplant und etabliert werden. Die notwendige Versorgung muss in kürzere und effektive Prozesse gekleidet werden, ohne Sinnvolles und Notwendiges wegzulassen. Künftig entscheidet die Qualität der Prozesse und damit die Kosten- und Leistungsstrukturen von Diagnose, Therapie, Pflege und Verwaltung über die Wettbewerbsfähigkeit von Ambulanten Pflegediensten.

Bereits bestehende Kooperationen zwischen der Industrie und Pflegediensten zeigen, dass Kostenreduktionen in der Logistik, bei der Zulieferung von Gütern oder Dienstleistungen bis hin zu komplexen Versorgungskonzepten erfolgreich sind. Ambulanten Pflegediensten werden Strategien zur Organisationsentwicklung angeboten, um Prozesse zu optimieren und die Leistungsfähigkeit zu erhöhen.

Dazu werden die Pflegedienste auf Grundlage einer genauen Bedarfs- und Prozessanalyse im Bereich produktbezogener Nebenprozesse unterstützt. Detaillierte Prozessanalysen ermöglichen eine zukunftsorientierte Ausrichtung und Bedarfsplanung. Genaue Simulationsmodelle ermöglichen eine Kosten- /Nutzen-Analyse und dadurch die Optimierung der individuellen Ablaufprozesse in den untersuchten Einrichtungen.

Das Altenpflegegesetz, das nach dem Urteil des Bundesverfassungsgerichts voraussichtlich zum 1. August 2003 in Kraft treten wird, ist die Grundlage für eine bundesweit einheitliche Ausbildung in der Altenpflege. Das bisherige Kauderwelsch von 16 unterschiedlichen Ausbildungen in den Bundesländern hat damit endlich ein Ende. Diese Rechtsverordnung nach Paragraph 118 SGB XI (Pflegeversicherungsrecht) sollte insbesondere Regelungen zu Leistungs- und Qualitätsnachweisen und Qualitätsprüfungen von Pflegeeinrichtungen treffen. So enthält die Pflege-Prüfverordnung in Form einer "Prüfhilfe" viele so genannte k.o.-Fragen, die alle zu 100 % von jedem Pflegedienst und jedem Pflegeheim zu beantworten sind. Kann die

Einrichtung dies nicht nachweisen, erhält sie keinen Leistungs- und Qualitätsnachweis (LQN) und damit z.B. keine Vergütungsvereinbarung. Zudem waren in der fast 200 Seiten starken Prüfverordnung zahlreiche unklare Formulierungen sowie fachlich unkorrekte Antwortkriterien aufgenommen, die eine eindeutige Beantwortung nicht sichergestellt haben.

Gerade bei den weit reichenden Konsequenzen, die sich daraus für die Pflegeeinrichtungen ergeben können, ist ein Höchstmaß an Klarheit und Rechtssicherheit erforderlich, die in der vorliegenden Fassung nicht gegeben sind. Genau diese Kritik hatten sowohl der Gesundheits- als auch der Ausschuss für Familie und Senioren des Bundesrates aufgegriffen, allerdings nur einige Nachbesserungen gefordert. Der Bundesrat hat es vor diesem Hintergrund aber für notwendig erachtet, die Verordnung insgesamt abzulehnen.

Eine weitere, nicht von der Hand zu weisende Befürchtung hat bei der Entscheidung des Bundesrates eine nicht unerhebliche Rolle gespielt: Die Einführung einer regelmäßigen Qualitätspflichtprüfung für jede Pflegeeinrichtung verbunden mit einer zusätzlichen Qualitätsprüfung für mindestens 20% der Einrichtungen durch den Medizinischen Dienst der Krankenversicherung (MDK) führt zu erheblichen Doppelprüfungen, die letzten Endes zu Lasten der Pflegebedürftigen gehen. Deswegen fordern einige Bundesländer, dass es bei der vorgesehenen Prüfmenge auf keinen Fall zu Verzögerungen bei der Einstufung von Pflegebedürftigen durch den MDK kommen darf. Denn Pflegebedürftige und Pflegeeinrichtungen dürfen nicht die Leid Tragenden sein.

Dietmar Kern

Einleitung

Burn-Out, strukturelle Gewalt, Pflegenotstand und demographischer Wandel sind Kernbegriffe, mit denen Medien die momentane Situation in der Altenpflege beschreiben. Wer die Probleme in der Altenhilfe kennt, weiß auch, dass ein großer Handlungsbedarf besteht.

Pflegestudiengänge und wissenschaftliche Zeitschriften gelten als Hinweise, die auf Lösungen für Probleme in der Pflege hoffen lassen. Dennoch überfordert sich die Pflege als akademische Disziplin selbst, wenn sie sich von anderen wissenschaftlichen Disziplinen abgrenzt. Zumal Pflegende zunehmend administrative Aufgaben bewältigen müssen.

Insbesondere für leitende Pflegekräfte gewinnt die Betriebswirtschaft wieder an Bedeutung. Denn es ist notwendig, das vorhandene Wissen aufzugreifen, um aus den vorhandenen Erfahrungen zu profitieren. Qualitätsmanagement wird bereits vom Gesetzgeber vorgeschrieben und auch den Begriff Marktorientierung findet man immer häufiger in den Pflegezeitschriften.

Diese ökonomischen Überlegungen sind auf die Einführung der Pflegeversicherung zurückzuführen, die den Pflegemarkt für Anbieter attraktiver macht. Der daraus resultierende Wettbewerbsdruck und der demographische Wandel in Deutschland sind Bedingungen, die Marketing in der Altenhilfe erforderlich machen.

Obwohl die Tagespflegen Pflegebedürftige sinnvoll fördern und die Angehörigen entlasten, sind ein Viertel der Tagespflegeplätze unbesetzt. Studien zeigen, dass bei nachlassender Intensität des Marketings die Nachfrage nach der teilstationären Betreuung sinkt. In Folge dessen müssen sich diffus positionierte Einrichtungen mit einer Nutzerstruktur vertraut machen, die eine gerontologisch anspruchsvolle Arbeit nicht mehr ermöglicht.

Demnach besteht die Gefahr, dass es bei den Mitarbeitern wie auch bei den Kunden zu Motivationsverlusten kommt. Mit der Folge, dass die Einrichtungen stark an Ansehen in der Öffentlichkeit verlieren. Denn ein Umzug ins Heim ist für alte Menschen mit vielen Verlusten verbunden. Sie verlieren neben ihrer vertrauten Umgebung häufig auch ihre Intimsphäre. Dies lässt sich besonders oft bei einer Unterbringung in Mehrbettzimmern feststellen.

Dagegen bestätigen Studien, dass sich durch die Inanspruchnahme einer gerontopsychiatrischen Tagespflege eine vollständige Versorgung vermeiden lässt. Denn gerade die Tagespflege bietet viele Chancen für hochbetagte Senioren. Sie bietet Schutz und eine sichere Versorgung. Die Gäste können Kontakte pflegen und Freundschaften schließen, ohne aus ihrer vertrauten Umgebung gerissen zu werden.

Vielen Tagespflegen fehlen allerdings sinnvolle Konzepte, wodurch sie eine strategisch sinnvolle Pflege der nach außen gerichteten Aktivitäten verpassen. Ansätze wie Kunden-, Ergebnis- oder Prozessorientierung lassen sich leicht auf Pflegeeinrichtungen übertragen. Daher kann jede Einrichtung ihre eigene Situation systematisch verbessern.

Von daher wendet der Ratgeber Marketing auf den teilstationären Bereich der Altenhilfe an. Dieses Wissen kann Tagespflegern helfen, ihre Position auf dem Pflegemarkt zu verbessern. Recherchen und Untersuchungen liefern Kriterien, die zur Entwicklung einer Marketingkonzeption notwendig sind. Sie dienen gleichzeitig als Handlungsanleitung für die Pflegepraxis. Untersucht wird weiter der aktuelle Stand der Tagespflege, der Einfluss verschiedener Marketingkonzepte, lohnende Ziele für die Tagespflege sowie potentielle Möglichkeiten, diese Ziele auch umzusetzen und zu kontrollieren.

Altenpflege in Deutschland: Neue Qualitätsvereinbarung kommt

Künftig werden Einrichtungen der Altenpflege in Deutschland nur noch Versorgungsverträge erhalten, wenn sie bestimmte Qualitätsmaßstäbe erfüllen. So will es der § 80 SGB XI (Pflegeversicherungsgesetz).

Kassen und die Verbände, die in der Altenhilfe und Altenpflege tätig sind, haben sich auf einen entsprechenden Entwurf geeinigt. Darin werden Anforderungen an ein internes Qualitätsmanagement der Einrichtungen sowie an Pflege, soziale Betreuung oder Hauswirtschaft festgelegt, die für alle stationären Pflegeeinrichtungen in Deutschland verbindlich sein werden. Experten begrüßen diese Vereinbarungen, weil damit der Qualität in der Pflege und Betreuung oberste Priorität eingeräumt wird.

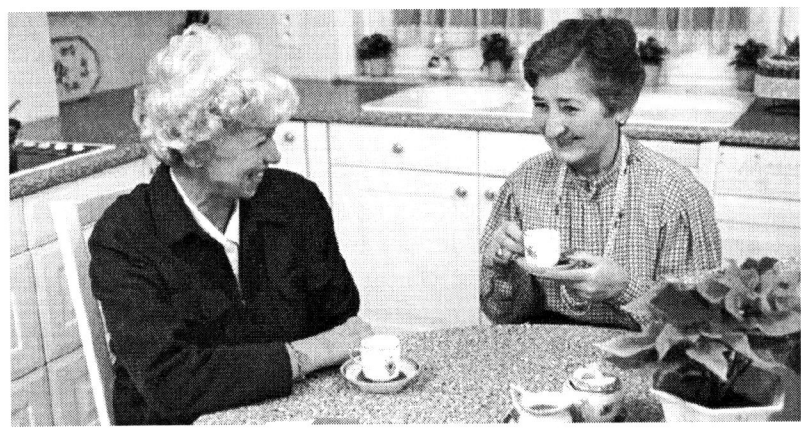

Diese Qualitätsmaßstäbe müssen allerdings erst einmal realisiert werden, wenn gleichzeitig alle Einrichtungen finanziell und personell in die Lage versetzt werden, sie auch umzusetzen. Alle wissenschaftlichen Untersuchungen zur Pflegezeit- und Personalbemessung auf der Basis des PLAISIR-Verfahrens haben ergeben, dass die notwendigen personellen Ressourcen derzeit nicht zur Verfügung stehen.

Die Deckelung der Pflegesätze durch die Kostenträger verhindert die Einstellung von dringend benötigtem Fachpersonal. Ohne die verbindliche Einführung von Systemen zur Personalbemessung und ohne eindeutige Aussagen von Kostenträgern und Politik, die dringend erforderliche Personalausstattung in der Pflege auch zu finanzieren, wird aus den Qualitätsvereinbarungen kein Schuh.

Die Entscheidung des Landespflegeausschusses Schleswig-Holstein, ein Pflegezeitbemessungssystem verbindlich einzusetzen, muss Signalwirkung auf alle Bundesländer haben. Kassen und Verbände auf Bundesebene arbeiten zur Zeit unter Hochdruck daran, PLAISIR in einer modifizierten Version für Deutschland verfügbar zu machen. Experten halten dieses System für eine wesentliche Grundlage, um auf eine überprüfbare Weise eine bedarfsgerechte stationäre Pflege möglich zu machen.

„Eine Information wird erst in Verbindung
mit der Fachausbildung zu Wissen.
Wissen statt Glauben.
Fakten statt Vermutungen.
Vom Experten für Fachleute."

Den Wandel erkennen

Bereits heute ist jeder fünfte Bundesbürger über 60 Jahre und älter, bis zum Jahr 2030 verdoppelt sich dieser Anteil auf rund 40 Prozent. So sehr diese demographische Entwicklung die Gesellschaft herausfordert, für Anbieter von sozialen Dienstleistungen bieten sich herausragende Chancen.

Die Vorstellung von einer jugendlichen Gesellschaft wird bald dem Bild einer mit zunehmend reiferem Alters weichen. Anders als die Kriegsgeneration sind die neuen Alten selbst Kinder des Wohlstandes und wollen auch ihre späten Jahre in vollen Zügen genießen. Die Senioren von morgen werden ihr Geld bereitwilliger ausgeben. Aber diese Generation wird auch mit anderen Ansprüchen und Erwartungen an die Anbieter und die Leistungen herantreten.

Wirtschaft, Politik und Sozialverbände entdecken zunehmend die „Alten" als Zielgruppe für ihre Angebote. Die intensive Beschäftigung mit dieser Zielgruppe schlägt sich in vielfältigen Etiketten für diese Menschen nieder. Immer mehr Namen kommen für sie in Umlauf: Neben Senioren gibt es nun Oldies, Grannys, Busy Fit Oldies, Menschen in der dritten Lebensphase, Reifere Verbraucher, Silver Customers und vor allem die „Neuen Alten".

Sie gelten im Durchschnitt als einkommensstark, gebildet, aber auch kritisch, weil lebenserfahren. Die Neuen Alten sind eine attraktive, aber nicht einfache Zielgruppe.

Der Kunde als Zielgruppe: Attraktiv, aber schwer ansprechbar

Die heutigen „Alten" sind gesünder und vitaler als ihre Vorfahren. Sie reisen mehr und sorgen dafür, dass die Pharmaindustrie boomt. In Sachen Konsum gehen die „golden Oldies" in die vollen. Schließlich sind die Kinder aus dem bereits abbezahlten Haus, der Haushalt ist mit den erforderlichen Gegenständen ausgestattet, die freie Zeit kann genutzt werden.

Der Markt stellt sich zunehmend auf diejenigen Kunden ein, die sich trotz ihres Alters noch jung fühlen. Ein großer Teil der Senioren ist mit seiner eigenen finanziellen Situation zufrieden. Es ist daher ein Marketingparadoxon zu beobachten, dass eine der potentesten Zielgruppen in Deutschland sich als solche nicht ansprechen und abschöpfen lässt. Grund ist, dass diese Zielgruppe der wohlhabenden und gebildeten Senioren sich als „kompetente Lebenskenner" oftmals nicht als Subjekte einfacher Absatzstrategien benutzen lassen.

Während sich die jüngeren Zielgruppen mit inszenierten Trends gewinnen lassen, ist das Überzeugen der Senioren komplexer und aufwändiger. Der höhere Aufwand wird allerdings durch eine höhere Treue belohnt. Eine erfolgreiche Ansprache dieser Zielgruppe muss daher über ein Netzwerk von authentischen Berührungspunkten erfolgen, das Nutzen und Werte aus der Bedürfniswelt dieser „Lebenskenner" in den Vordergrund stellt.

Während bei jüngeren unerfahrenen Zielgruppen die Ansprache über einseitiges und massenhaftes „Broadcasting" effektiv ist, wollen sich die Älteren in selbstbestimmter Interaktion mit den im Umfeld platzierten Angeboten auseinandersetzen. Das Bild vom traditionellen „Marktplatz", auf dem man zwanglos vergleichen und wählen kann, auf dem man Inspiration erfährt und ohne Aufwand aus den Sortimenten verschiedener Anbieter das persönlich Passende zusammenstellen kann, dieses Bild zeigt, wie die Neuen Alten mit Angeboten konfrontiert werden wollen.

Strukturelle Rahmenbedingungen für Ambulante Pflegedienste

Angesichts des gesellschaftlichen Wandels und der sich rasch ändernden Marktbedingungen ist es seit geraumer Zeit für Unternehmen eine Selbstverständlichkeit, Marketing bewusst zu gestalten. Ein ausgeprägter Wettbewerb um die Akzeptanz und das Vertrauen der Kunden zwingen die Unternehmen dazu, sich marktorientiert zu verhalten bzw. auf die Bedürfnisse des Marktes einzustellen und sich gegenüber der Konkurrenz zu profilieren.

Zur Erhaltung und zum Ausbau einer sicheren Marktposition, verbunden mit der Realisation des wirtschaftlichen Erfolges, ist ein systematisches Marketing unerlässlich. Es bedeutet in der Regel eine aktive Existenzsicherung. In Ambulanten Diensten, als Anbieter von sozialen Dienstleistungen in einem durch den Staat reglementierten Markt ein mehr oder weniger typisches Beispiel für Non-Profit-Unternehmen: Bis Ende 1995 hatten die „Gemeinnützigen Wohlfahrtsverbände" (Caritasverband, Deutsches Rotes Kreuz, Diakonie, Arbeiterwohlfahrt und Deutscher Paritätischer Wohlfahrtsverband) eine Monopolstellung.

Die Finanzierung war durch die Sozialminister der Länder gesichert. Mit Einführung des Gesundheitsstrukturgesetzes am 1.1.1996 konnte dann jeder, der die Voraussetzungen erfüllte, sich selbstständig machen und in den freien Wettbewerb mit den vorgenannten Organisationen treten. So gibt es inzwischen neben den traditionellen Wohlfahrtsverbänden eine Vielzahl von neuen „Ambulanten Pflegediensten", die für sich eine Chance in neu gestalteten Marktsituationen sehen.

Wie in anderen Dienstleistungssektoren auch, gelten zunehmend Marktverhältnisse, die sich mit Preiskonkurrenz, Versuchen über Dumping Marktanteile zu gewinnen, unlauterem Wettbewerb und ähnlichen Erscheinungen beschreiben lassen. Es vollzieht sich ein Wandel von einem Anbieter- zu einem Nachfragemarkt. Die Kunden bzw. die Pflegebedürftigen sind allerdings in der stärkeren Verhandlungsposition.

Der Ambulante Pflegedienst ist daher gefordert, unter Berücksichtigung der Chancen und Risiken des Pflegemarktes und einer stets konkurrenzbezogenen

Analyse der eigenen Stärken und Schwächen, innovative Marktstrategien zu entwickeln. Es müssen potentielle Kunden, also in erster Linie Pflegebedürftige und ihre Angehörigen, mit einem deren Bedürfnissen und Wünschen entsprechenden sowie zeitgemäßen Angebot angesprochen werden. Die sich als kompetent bezeichnenden Dienstleister hingegen haben zu überzeugen und sich gegenüber den Mitbewerbern am Pflegemarkt durchzusetzen.

Die Bereitschaft zu mehr Transparenz

Professionelle medizinische Hilfe basiert auf einem Behandlungsvertrag, der von dem jeweiligen Behandler mit dem Patienten partnerschaftlich abgeschlossen wird. Dies setzt Informationen voraus, die ihrerseits auf der Bereitschaft zur Transparenz des Gesundheitswesens beruhen. Ohne Transparenz kann kein effektives Qualitätsmanagement, ohne Qualitätsmanagement keine verbesserte Patientenorientierung des Gesundheitswesens entstehen.

Die Verbraucher von heute sind kritisch und achten verstärkt auf die Qualität von Dienstleistungen. Dies gilt ganz besonders für die Arbeit, die Pflegedienste im Dienst an ihren Patienten und deren Angehörige leisten. Zur Schaffung von mehr Transparenz wurden im Jahre 1999 auf der Gesundheitsministerkonferenz klare Ziele für eine einheitliche Qualitätsstrategie definiert:

* **Konsequente Patientenorientierung im Gesundheitswesen**
Bis zum 1.1.2003 sind neutrale Patienteninformierungssysteme über die Einrichtungen des Gesundheitswesens für die Bevölkerung aufzubauen und vorzuhalten. Von Interessen der einzelnen Beteiligten im Gesundheitswesen unabhängige Patientenberatungsstellen sind auf Landesebene, in großen Flächenländern in angemessener Zahl so einzurichten, dass eine inhaltliche Abhängigkeit ausgeschlossen ist. Bis zum 1.1.2003 sind Patientenvertretungen bzw. Verbraucherschutzverbände in die Gremien des Gesundheitswesens einzubeziehen, die sich federführend mit Qualitätsmanagement auseinandersetzen.

- **Ärztliche Leitlinien und Pflegestandards für die Qualitätsentwicklung nutzen**

Bis zum 1.1.2005 sind ärztliche Leitlinien und Pflegestandards in der Diagnostik und Behandlung von 10 prioritären Krankheiten von den Spitzenorganisationen anzuerkennen. Im gleichen Zeitraum sollen sich Diagnostik und Behandlung dieser Krankheiten möglichst weitgehend an den so anerkannten ärztlichen Leitlinien bzw. Pflegestandards orientieren.

Ärztliche Leitlinien und Pflegestandards werden sich vorrangig an Krankheiten bzw. Krankheitsbildern orientieren, können sich aber auch auf präventive Maßnahmen, diagnostische Prozeduren, Behandlungsabläufe oder „Behandlungsanlässe" wie zum Beispiel Symptome beziehen.

Ärztliche Leitlinien und Pflegestandards haben daher auf der Basis von gesicherten Erkenntnissen und/oder des Konsenses von wissenschaftlicher und praktischer Medizin/Pflege Handlungskorridore zu nennen, die ein am internationalen Stand orientiertes Qualitätsniveau sicherstellen.

- **Qualitätssicherung und Qualitätsmanagement sektorenübergreifend gestalten**

Für prioritäre Krankheiten und Krankheitsfolgen sind bis zum 1.1.2005 sektorenübergreifende und somit durchgehende Versorgungsketten mittels ärztlicher Leitlinien bzw. Pflegestandards im Sinne integrierter Versorgungskonzepte zu entwickeln und abzustimmen. Ihre Anwendung und Praktikabilität sowie Wirkungen und Folgen für die Versorgungsqualität sind durch die Spitzenorganisationen gemeinsam zu evaluieren.

Die unterschiedlichen Rechtsgrundlagen zur Qualitätssicherung in den Versorgungssektoren müssen vereinheitlicht und angepasst werden. Da für die Bewertung der Versorgungsketten das Patienten-Feedback eine große Bedeutung hat, ist die Beteiligung von Patientenvertretern bzw. Verbraucherschutzverbänden an der Evaluation notwendig.

- **Qualitätsmanagement in den Einrichtungen des Gesundheitswesens stärken**

Alle Einrichtungen führen bis zum 1.1.2005 ein an dem Stand der Wissenschaft und Technik orientiertes Qualitätsmanagement ein.

- **Datenlage zur Qualitätsbewertung verbessern**

Bis zum 1.1.2005 werden in jeder Einrichtung des Gesundheitswesens mindestens 10 Qualitätsindikatoren adäquat erhoben und intern beurteilt. Die
beteiligten Spitzenorganisationen entscheiden bis zum 1.1.2003, welche
qualitätsorientierten Indikatoren für die jeweiligen Bereiche genutzt werden,
fassen diese nach einheitlichen Vorgaben mehrstufig (einrichtungsintern,
regional, bundesweit) zusammen und führen diese bis zum 1.1.2005 in ein
Benchmarking-System ein.

- **Qualität darlegen**

Alle Einrichtungen des Gesundheitswesens dokumentieren bis zum
1.1.2003 in jährlichen Quartalsberichten die Qualität ihrer Leistungen und
veröffentlichen diese in geeigneter Form.

- **Qualitätsorientierte Steuerung weiterentwickeln**

Der Gesetzgeber bzw. die Körperschaften der Selbstverwaltung werden
unter Einbeziehung von Forschung und Wissenschaft bis zum 1.1.2008
Möglichkeiten prüfen und Kriterien weiterentwickeln bzw. entwickeln, nach
denen Planungen, Zulassungen, Kündigungen von Versorgungsverträgen
und/oder Vergütungen soweit wie möglich auch an Qualitätskriterien
gekoppelt werden. Dabei sind besonders die Auswertungen von Ergebnis-
qualitäten zu berücksichtigen.

- **Weitere Anreize zur kontinuierlichen Qualitätsverbesserung setzen**

Auf Landes- und Bundesebene sind bereits seit dem 1.1.2001 besonders
vorbildliche Beispiele für die Implementierung von Qualitätsmanagement im
Gesundheitswesen mit Qualitätspreisen gewürdigt worden.

- **Unterstützung und Moderation für Qualitätsentwicklung weiter
entwickeln**

Zur regionalen Unterstützung der Qualitätsmanagementprozesse in den
Einrichtungen und der Abstimmung von Versorgungsketten werden auf
Landesebene oder in Kooperation zwischen verschiedenen Ländern bis zum
1.1.2005 wissenschaftlich ausgerichtete, neutrale Beratungseinrichtungen

für die Qualitätsentwicklung unter Einbeziehung der öffentlichen Hand und der Spitzenorganisationen des Gesundheitswesens weiter entwickelt.

- **Verstärkte Koordination bei der Umsetzung der Qualitätsziele auf Bundes- und Länderebene**
Die Koordination bei der Umsetzung der Qualitätsziele auf Bundesebene wird der Arbeitsgemeinschaft zur Förderung der Qualitätssicherung in der Medizin (AQS) bei gleichberechtigter Mitgliedschaft der Pflege übertragen. Patientenvertretungen bzw. Verbraucherschutzverbände sind zu beteiligen.

- **Professionalität auf dem Gebiet von Qualitätssicherung und Qualitätsmanagement weiter entwickeln**
Bis zum 1.1.2005 sind in den Ausbildungs-, Weiter- und Fortbildungsregelungen für alle Berufsgruppen im Gesundheitswesen ein definierter Anteil der vorgesehenen Zeiten mit Themen des Qualitätsmanagements zu belegen.

Deshalb nachfolgend einige Begriffsdefinitionen zum Thema Qualität im Gesundheitswesen:

Qualität im Definitionssinne der DIN-Norm 55350 bezeichnet „die Gesamtheit von Eigenschaften und Merkmalen eines Produkts oder einer Tätigkeit, die sich auf deren Eignung zur Erfüllung gegebener Erfordernisse beziehen." Die entsprechenden Erfordernisse sind durch das Ziel der medizinischen Versorgungsleistung bestimmt und leiten sich aus den Bedürfnissen des Patienten ab.

Qualität ist das Verhältnis zwischen realisierter und geforderter Beschaffenheit (DIN EN ISO 9000). Qualität ist der Grad der Übereinstimmung zwischen den Zielen des Gesundheitswesens und der wirklich geleisteten Pflege.

Qualitätssicherung ist der Vorgang des Beschreibens von Zielen in Form von Pflegestandards und Kriterien, das Messen des tatsächlichen Pflegeniveaus und, falls erforderlich, das Festlegen und Evaluieren von Maßnahmen zur Modifizierung der Pflegepraxis.

Maßgeblicher Punkt einer Qualitätssicherung ist die **Ergebnisqualität**. Die Ergebnisqualität beschreibt den Gesundheits- und Zufriedenheitszustand des Patienten. Das Pflegeergebnis ist somit primär Beurteilungsmaßstab für die pflegerischen Leistungen. Voraussetzung für die Ergebnisqualität ist, dass Struktur- und Prozessqualität angemessen gewährleistet sind.

Pflegequalität ist der Grad der Übereinstimmung zwischen den anerkannten Zielen der Berufsgruppe und dem Erfolg in der Pflege.

Pflegestandards sind ein professionell abgestimmtes Leistungsniveau, das den Bedürfnissen der damit angesprochenen Bevölkerung entspricht. Der Begriff Pflegestandard wird sehr häufig benutzt, wenn die Vorbereitung, Durchführung und Nachbereitung im Rahmen pflegerischer Arbeitsabläufe detailliert beschrieben wird.

Total Quality Management bedeutet kontinuierliche Qualitätsverbesserung. Total heißt, dass alle Mitarbeiter, aber auch Patienten und sämtliche Kooperationspartner einbezogen werden. Quality steht für die Qualität der Arbeitsprozesse im Betrieb, woraus sich die Qualität der Produkte/Dienstleistungen ergibt. Management hebt die Führungsaufgabe „Qualität" und die Führungsqualität hervor.

Die **Strukturqualität** beschreibt die Rahmenbedingungen, die zur Durchführung der Pflegeleistung erforderlich sind, wie Anzahl und Qualifikation der Mitarbeiter, Aus-, Fort- und Weiterbildungsbedingungen, erforderliche Räume und notwendige Materialien.

Die **Prozessqualität** bezieht sich auf die pflegerische Handlung selbst. Ausgehend von einem pflegetheoretischen Modell werden Art und Umfang der pflegerischen Intervention bestimmt. Die anzustrebende und für alle verbindliche Pflegequalitätsstufe wird festgelegt und beschrieben.

Wenn es uns gut geht,

haben wir viele Wünsche.

Wenn es uns schlecht geht, nur einen:

Qualifizierte Pflege

Daher gilt:

Wenn wir aufhören besser zu werden,

hören wir auf gut zu sein.

Veränderte rechtliche Rahmenbedingungen und deren Auswirkungen auf die ambulanten Pflegedienste

In Deutschland begannen Pflegepersonen seit den achtziger Jahren, als ambulante Pflegeleistungen (ärztlich verordnet) durch Krankenkassen und Sozialhilfe vergütet wurden, selbstständig in der ambulanten Pflege zu arbeiten. Der starke Schub an Neugründungen von Pflegediensten kam aber erst mit dem Inkrafttreten der Pflegeversicherung im Jahre 1994.

Die Pflegeversicherung und das neue Leistungsrecht des Bundessozialhilfe-gesetzes brachte die rechtliche Gleichstellung der privat-gewerblichen Anbieter von ambulanter Pflege mit den Trägern der Freien Wohlfahrtspflege. Beide müssen nun in „selbstständig wirtschaftenden" Pflegeeinrichtungen ihre Pflege anbieten.

Im Pflegeversicherungsgesetz und in den gemeinsamen Qualitätsvereinbarungen der Kostenträger und Trägervereinigungen der Pflegeeinrichtungen zu § 80 SGB XI wurde festgelegt, welche Einrichtungen der ambulanten Pflege als „Pflegedienste" gelten sollen, mit denen Pflegekassen Versorgungsverträge abschließen können.

Im Pflegeversicherungsgesetz wird definiert: „Ambulante Pflegeeinrichtungen (Pflegedienste) im Sinne dieses Gesetzes sind selbstständig wirtschaftende Einrichtungen, die unter ständiger Verantwortung einer ausgebildeten Pflegefachkraft Pflegebedürftige in ihrer Wohnung pflegen und hauswirtschaftlich versorgen."(Pflegeversicherungsgesetz, SGB XI, §71Abs.1)

In den Qualitätsvereinbarungen wird weitergehend ausgeführt: „Der Pflegedienst ist eine auf Dauer angelegte organisatorische Zusammenfassung von Personen und Sachmitteln, die unabhängig vom Bestand ihrer Mitarbeiter in der Lage sein muss, eine ausreichende, gleichmäßige und konstante pflegerische Versorgung eines wechselnden Kreises von Pflegebedürftigen in ihrem Einzugsgebiet zu gewährleisten." (Bundesanzeiger, Nr. 152 a, Jahrgang 48, S. 4).

Pflegedienste sind demnach Unternehmen, die nach den Prinzipien „Wirtschaftlichkeit und Wirksamkeit" arbeiten müssen. Aus betriebswirtschaftlicher Sicht stellt sich daher zunächst die Frage, welchem Typ von Einzelwirtschaften die Ambulanten Pflegedienste zugeordnet werden können. Denn es wird deutlich, dass auf Pflegedienste auch die Kriterien eines Unternehmens zutreffen.

Pflegedienste erbringen gegen ein Entgelt in der Form der Pflegesätze ihre pflegerischen Dienstleistungen zum Nutzen von Dritten, d. h., die Adressaten des Outputs sind in erster Linie die Kunden (Fremdbedarfsdeckung). Hierbei entscheiden sie im Rahmen der geltenden Gesetze eigenverantwortlich beispielsweise über den Einsatz ihrer Ressourcen, die Kalkulation der Einnahmen oder ihre Organisationsstrukturen, um dem Auftreten von Verlusten adäquat entgegenzuwirken bzw. das Markt- und Konkursrisiko zu bewältigen.

Eine andere Möglichkeit bietet die Unterscheidung freigemeinnütziger oder privater Trägerschaft. Freigemeinnützige Pflegedienste werden von religiösen, kirchlichen, humanitären oder sozialen Vereinigungen, Verbänden oder Stiftungen betrieben, während private Pflegedienste von privaten Trägern in privater Rechtsform geführt werden. Für alle gelten jedoch die gemeinsamen Formalziele „Substanzerhaltung" und „Liquidität".

Ein weiteres relevantes Kriterium stellt zudem auch die Betrachtung der Zugehörigkeit der Pflegedienste zum Profit- oder Non-Profit-Bereich dar. Pflegedienste übernehmen die öffentliche Aufgabe der Pflege und die Betreuung hilfe- bzw. pflegebedürftiger Menschen. Die durch sie erbrachten sozialen Dienstleistungen kommen der gesamten Gesellschaft zugute und dienen dem Gemeinwohl.

Das Unternehmen Pflegedienst agiert somit auf einem sozial ausgerichteten Markt, dem so genannten Gesundheits- bzw. Pflegemarkt. Im Gegensatz zu anderen Märkten greift hier der Staat von außen reglementierend ein, um eine kontinuierliche, sozial verträgliche Versorgung der Hilfe- und Pflegebedürftigen zu gewährleisten. Hieraus folgt, dass Pflegedienste keine „Marktpreise" für ihre Leistungen erzielen können, sondern sich fast ausschließlich über im Rahmen von Pflegesatzverhandlungen festgelegten Vergütungen finanzieren müssen.

Zur Auslastung bereitgestellter Kapazitäten

Lebenslange Erfahrungen aus anderen Dienstleistungsbereichen werden auf den Sozialen Bereich übertragen. Soziale Organisationen haben ihr Angebot mehr und mehr an den nüchternen Maßstäben einer Kunden-Dienstleisterbeziehung ausgerichtet. Während Qualitätsmanagementprogramme im Bereich der Dienstleistungserbringung flächendeckend die Anstrengungen und Fortschritte dokumentieren, sind im Bereich der Information über die Dienstleistungen erst wenige Konzepte erkennbar.

Doch auch das Marketing bzw. die Informationspolitik ist auf diese neue Klientel abzustimmen. Wer dieser Situation und diesen Erwartungen Rechnung trägt, kann sich zukünftig als Anbieter im Markt der sozialen Dienstleistungen positionieren und behaupten. Die Auslastung der bereitgestellten Kapazitäten ist deshalb für alle unternehmerisch ausgerichteten Anbieter von sozialen Dienstleistungen ein Thema. Denn eine zu geringe Belegung oder Auslastung birgt wirtschaftliche Risiken.

Vorbei sind die Zeiten von langen Wartelisten und die Zuteilung eines knappen Angebotes. Kunden wollen aktiv gewonnen werden, über Beratungs- und Vermittlungsstellen oder direkt vom Anbieter. Egal, ob es um Freizeit- und Bildungsangebote, um Beratung oder um konkrete Hilfeleistungen geht – wichtig ist, dass derjenige, der etwas anbietet und derjenige, der etwas nachfragt, einen Weg findet, um Informationen über diese Angebote auszutauschen.

Kunden wollen und brauchen klare Auskünfte darüber, ob und von wem sie ein ihren Vorstellungen entsprechendes Angebot sozialer Dienstleistungen erhalten, was es kostet, wie es zu bestellen und ob es auch verfügbar ist.

Verlagerung der Zuständigkeiten der Leistungsträger

Infolge der Einführung der Pflegeversicherung ist das Umfeld, auf das sich ein Pflegedienst einstellen muss, wesentlich komplexer geworden. Die Verantwortlichkeit für den Pflegesektor verschiebt sich zum größten Teil von den Krankenkassen zu den Pflegekassen, die als dominierender Finanzierungsträger über weitreichende Kompetenzen sowohl bei der Auswahl und Kontrolle der Anbieter, als auch bei den Vergütungsverhandlungen verfügen.

Dieser starke Einfluss zeigt sich beispielsweise anhand der Rahmenverträge, die auf Landesebene von den Landesverbänden der Pflegekassen mit den Vereinigungen der Träger der Einrichtungen abgeschlossen werden. In diesem Zusammenhang sind die Pflegedienste gemäß § 80 SGB XI dazu verpflichtet, eine kontinuierliche Qualität bei den Pflegeleistungen zu erbringen und sich an internen und externen Maßnahmen zur Qualitätssicherung zu beteiligen.

Die Pflegekasse nimmt somit Aufgaben der Qualitätskontrolle wahr und prüft die Einhaltung der Grundsätze zur Qualitätssicherung. Der Pflege- bzw. Gesundheitsmarkt wird durch Steuerungsinstrumente wie Budgetlimitierung oder Leistungsausgrenzung von außen reglementiert. In den meisten Fällen werden Pflegeleistungen erst erbracht, wenn der Medizinische Dienst der Krankenversicherung (MDK) das Vorliegen von Pflegebedürftigkeit attestiert hat. Außerdem erhalten die Pflegedienste statt „Markt-Preisen" in Vergütungsverhandlungen festgeschriebene Entgelte.

Erschwerte Marktbedingungen resultieren des Weiteren daraus, dass die potentiellen Kunden nur über sehr unzureichende Informationen über das Preis-Leistungs-Verhältnis der einzelnen Anbieter verfügen. Von einem marktwirtschaftlichen Wettbewerb kann somit nicht gesprochen werden, zumal Pflegedienste infolge ihrer Versorgungsverträge weder aus Wettbewerbs- noch aus Preisgründen Leistungen ablehnen dürfen.

Im Gegensatz zu klassischen Unternehmen bzw. Dienstleistungen agieren Pflegedienste unter modifizierten Marktbedingungen in einem „Quasi-Markt". Die Pflegeversicherung ist konzipiert als die fünfte Säule der gesetzlichen Sozialversicherung mit den Pflegekassen als Träger, um den veränderten gesellschaftlichen und demographischen Bedingungen Rechnung zu tragen. Sie verfolgt die grundsätzliche Intention, die Situation der Pflegebedürftigen zu verbessern und ihnen ein weitgehend selbstbestimmtes und selbstständiges Leben zu ermöglichen.

Der Vorrang der häuslichen bzw. ambulanten Pflege vor der stationären Pflege stellt eines der wesentlichen Ziele dieses Gesetzes dar (vgl. § 2 Abs. 1 SGB XI). Zusätzlich verfolgt die Pflegeversicherung das Prinzip der Wettbewerbsneutralität und Marktöffnung. Dabei wird allen stationären und ambulanten Pflegeanbietern, die die festgelegten Anforderungen zur Qualität, Leistungsfähigkeit und Wirtschaftlichkeit erfüllen (vgl. § 71 SGB XI), ein Rechtsanspruch auf die Zulassung als Pflegedienst zum Markt der Pflegeleistungen zugesichert (vgl. § 71 Abs. 3 SGB XI – zur Zulassung zur Pflege durch Versorgungsvertrag). Auf bedarfsteuernde Elemente wird somit zu Gunsten von marktwirtschaftlichen und wettbewerbsorientierten Steuerungsinstrumenten verzichtet.

Grundlagen des Marketings im Ambulanten Pflegedienst

Der Begriff des Marketings wird sowohl in der wissenschaftlichen als auch in der praxisorientierten Literatur mit keinem einheitlichen Vorstellungsbild verbunden und ist dementsprechend einem permanenten Wandel unterworfen.
Dennoch stellt das Marketing ein „Prüfsiegel" für alle Pflegedienste dar.

Marketing ist eine unternehmerische Denkweise, die den Markt in den Mittelpunkt aller Überlegungen und Maßnahmen stellt. Marketing ist zudem eine in der Absatzwirtschaft gängige Bezeichnung für

- Absatz bzw. Vertrieb.
- Das gesamte Absatzwesen einschließlich aller Maßnahmen zur Sicherung und Steigerung des kontinuierlichen Absatzes (nach vorangegangener systematischer Marktforschung).
- Die gesamte Absatzgestaltung unter Berücksichtigung eines harmonischen Verhältnisses zwischen Produktion und Güterverteilung.

Marketing ist die Schlitzohrigkeit, Leuten Dinge anzudrehen, die sie nicht brauchen, aber mit Geld bezahlen, das sie nicht haben, um Leuten zu imponieren, die sie nicht mögen.

Tue Gutes und rede darüber – eine alte Volksweisheit. Marketing ist somit auch eine unternehmerische Denkhaltung. Sie konkretisiert sich in der Planung, Organisation, Durchführung und Kontrolle sämtlicher interner und externer

Unternehmensaktivitäten, die durch die Ausrichtung der Unternehmensleistungen am Kundennutzen im Sinne einer konsequenten Kundenorientierung darauf abzielen, absatzmarktorientierte Unternehmensziele zu erreichen.

Diese Definition macht deutlich, dass Marketing als ein wichtiger, vielleicht der wichtigste Bestandteil der Unternehmenspolitik angesehen werden muss. Es besitzt nicht nur die gleiche Bedeutung wie andere Unternehmensfunktionen, beispielsweise dem Personalwesen, sondern ist als eine Art Leitkonzept des Managements zu verstehen. In diesem Kontext kann Marketing auch als ein marktorientiertes, duales Führungskonzept bezeichnet werden, das einerseits eine unternehmerische Funktion und andererseits eine Denkhaltung darstellt. Marketing stellt eine Beziehung zwischen den jeweiligen Messziffern dar, nämlich zwischen

- **Rentabilität:** Verhältnis zwischen Gewinn- und Kapitaleinsatz, Einfluss auf die Kosten (Dienstleistungsqualität und -aktivität)
- **Wirtschaftlichkeit:** Verhältnis von Dienstleistungs-Optimum (Kostenoptimum) zu den tatsächlichen Dienstleistung (tatsächliche Kosten)
- **Produktivität:** Verhältnis von Output zu Input (was ist, wie sollte es sein?). Interne Einflüsse: Größe der Einrichtung, Stand der Technik, Betriebsorganisation, Elastizität der Einrichtung (Anpassungsfähigkeit der Einrichtung, Qualität der internen Betriebsführung)

Das Problem

Dienstleistungen für kranke und hilfsbedürftige Menschen gehören alle zu den sensibelsten Bereichen einer Branche, die von einer Vielzahl gemeinnützigen, öffentlichen und gewerblichen Anbietern erbracht werden. Obwohl der Gesetzgeber die Pflegequalität einfordert, kam es in der Vergangenheit immer wieder zu Kritiken wegen nicht qualitätsgerechter Leistungen einzelner Dienste.

Die Ursache dafür lag in einer fehlenden Transparenz der Leistung. Den Pflegebedürftigen und Angehörigen standen kaum Orientierungshilfen bei der Auswahl von kundenfreundlichen und seriösen ambulanten Diensten zur Verfügung. Die Bewertung der Leistung des Dienstes durch eine neutrale Stelle ist daher eine wertvolle Orientierungshilfe und Unterstützung.

Dienstleistungen werden in der Regel zur gleichen Zeit erbracht und verbraucht, die Leistung selbst ist also nicht konservierbar (Uno-Acto-Prinzip). Weiterhin sind Dienstleistungen immaterieller Natur; so dass der Kunde keine oder nur sehr eingeschränkte Möglichkeiten hat, gleichartige Leistungen miteinander zu vergleichen, ohne sie in Anspruch zu nehmen. Das Image eines Anbieters spielt somit bereits im Vorfeld der Entscheidung des Kunden für ein Dienstleistungsangebot eine wichtige Rolle.

Es besteht eine Interaktion zwischen dem Leistungserbringer und dem Kunden. Dadurch wird das Leistungsergebnis beeinflusst. Darüber hinaus entstehen dadurch Qualitätsschwankungen, da das Niveau der Erbringung personenbedingt ist. Bei Unzufriedenheit des Kunden kann die Leistung auf Grund ihres immateriellen Charakters nicht umgetauscht werden. Infolgedessen sind Dienstleistungen schwer standardisierbar, so dass besondere Anforderungen an die Qualifikation, Schulung und Motivation der Mitarbeiter zu stellen sind.

Ein Unternehmen ist daher gezwungen, seine Marketingaktivitäten zu strukturieren und einen Marketingplan zu erstellen. Eine zielbewusste Untersuchung des Marktes zur Erlangung von Informationen über Absatz- und Beschaffungsmärkte geben richtungsweisende Anhaltspunkte für die Gestaltung des Marketings. Das Ergebnis dieser Analysen und Planungsprozesse stellt die so genannte Marketingkonzeption dar.

Die Marketingkonzeption beinhaltet somit sowohl eine strategische als auch eine operative Dimension. Erstere setzt sich aus der Marketingsituationsanalyse, den Marketingzielen und den Marketingstrategien zusammen, die letztgenannte bildet das so genannte marketingpolitische Instrumentarium. Beispiel: Organisations- und Management-Phasen in einem Marketing-Prozess

Problemphase	Zielsetzung, Zielfixierung	Ziele setzen

Beispiel: Prüfen, ob erweiterte Dienstleistungen eine bessere Kapazitäts-auslastung (Sachziel) und damit eine Erhöhung der Rentabilität (Formalziel) bewirkt.

Suchphase	Entscheidungs-vorbereitung	Suchen

Beispiel: Entsprechende Mitarbeiter und nach Erweiterungsmöglichkeiten der Dienstleistung suchen.

Beurteilungsphase Bewertungsphase	Planaufstellung	Planen

Beispiel: Zusätzliche Kosten errechnen, Möglichkeiten für spezielle Dienstleis-tungen prüfen (Marktforschung)

Entscheidungsphase	Planverabschiedung, Entscheidungsfällung	Entscheiden

Beispiel: Passende/zusätzliche Dienstleistungen und die hierzu notwendigen Mitarbeiter auswählen

Realisationsphase	Voraussetzungen schaffen, veranlassen	Realisieren

Beispiel: Räumliche Voraussetzungen schaffen, Personal neu einstellen oder schulen, Werbung starten

Kontrollphase	Feststellen der Durch-führungsresultate und Vergleich mit den Ent-scheidungsresultaten	Kontrollieren

Mit der Angabe der Verrichtung wird die Frage beantwortet, wie, durch welche Art von Tätigkeit, eine Aufgabe gelöst werden soll; mit der Angabe des Objektes wird die Frage beantwortet, woran die Verrichtung erfolgen soll. Weitere Merkmale der Aufgabenerfüllung bilden der Raum/Ort (wo soll die Aufgabenerfüllung erfolgen?), die Zeit (wann soll die Aufgabenerfüllung erfolgen?) sowie die sachlichen Hilfsmittel (womit soll die Aufgabenerfüllung erfolgen?).

Mit den Aufgabenmerkmalen und den Merkmalen der Aufgabenerfüllung wird der Sachgehalt einer Aufgabe festgelegt. Zur mengenmäßigen Fixierung der Aufgabe sind jedoch noch weitere Angaben erforderlich. Zum einen Angaben über den Umfang der Arbeitsmenge (bspw. wie viele „Objekte" sind zu bearbeiten?), zum anderen die Zeitdauer (bspw. wie viel Zeit erfordert die Aufgabenerfüllung?).

Während Angaben über Verrichtung und Objekt unverzichtbar sind, ist die Festlegung der weiteren Elemente einer Aufgabe ein grundlegendes Problem der Organisation. Denn in manchen Fällen kann es erforderlich sein, sämtliche Aufgabenelemente bis in alle Einzelheiten vorweg festzulegen. Häufiger werden jedoch nicht alle Aufgabenelemente im voraus festgelegt, sondern in das Ermessen des Ausführenden oder Anordnenden gestellt. Dadurch erhält der Aufgabenträger einen Spielraum für die eigenständige Aufgabenbestimmung.

Wesen der Aufgabenanalyse

Unter der Aufgabenanalyse versteht man die gedankliche Aufgliederung einer Aufgabe in Teilaufgaben. Die zu untergliedernde Aufgabe kann dabei selbst wiederum in einem größeren Zusammenhang als Teilaufgabe einzustufen sein. Beispiel: Soll nur ein Dienstleistungsbereich untersucht werden, so ist die jeweilige Dienstleistung die zu untergliedernde Aufgabe; würde dagegen das Gesamtunternehmen untersucht, wäre dies bereits eine Teilaufgabe.

Bei Aufgaben gibt es somit grundsätzlich zwei Möglichkeiten der Zerlegung: eine verrichtungsorientierte und eine objektorientierte. Verrichtung und Objekt sind Aufgabenmerkmale. Diese Gliederungsart wird auch sachliche Gliederung genannt. Um jedoch Ordnungsgesichtspunkte für eine Aufgabenanalyse zu gewinnen, muss die Gesamtheit der Aufgaben nach vier Gesichtspunkten (Schichten) untergliedert werden. Jede Aufgabe wird dann nach dem folgenden Schichtungsmerkmal klassifiziert:

- Leistungsaufgaben, die unmittelbar dem Gesamtzweck der Einrichtung dienen und Verwaltungsaufgaben = Zweckgliederung
- Materielle und informationelle Aufgaben = Substanzgliederung
- Planungs-, Realisations- und Kontrollaufgaben = Phasengliederung
- Anordnungs- und Ausführungsaufgaben = Ranggliederung

Damit lässt sich jede Aufgabe nach folgenden Kriterien beschreiben: Zweck, Substanz, Phase und Rang. Mit der formalen Gliederung zerlegt man eine Aufgabe nach Aufgabenarten, mit der sachlichen Gliederung nach Aufgabenmerkmalen. Was also als Aufgabe anzusehen ist, hängt von dem ausgewählten Bezugsbereich ab. Da auch die Teilaufgaben wiederum untergliedert sein können, stellt sich die Frage nach der unteren Grenze der Aufgabenanalyse: Diese endet nämlich, wenn solche Teilaufgaben gewonnen sind, die ungeteilt einer Person als Aufgabenträger zugeordnet werden können; man nennt diese Teilaufgaben auch Elementaraufgaben.

Die untere Grenze der Aufgabenanalyse hängt des Weiteren von der angestrebten Arbeitsteilung sowie den jeweiligen Gegebenheiten innerhalb der Einrichtung ab. Beispiel: In einer kleineren Einrichtung kann eine bestimmte Dienstleistung unter Umständen einer einzigen Person zugeordnet werden. In einer größeren Einrichtung hingegen ist im Interesse der späteren Zuordnung von Teilaufgaben auf Personen - der Aufgabensynthese - eine weitere Aufgliederung erforderlich.

Aber auch Elementaraufgaben können weiter untergliedert werden. Dies erfolgt jedoch nicht im Rahmen der Aufbauorganisation, sondern im Rahmen der Ablauforganisation. Es handelt sich dann nicht mehr um eine Aufgabenanalyse, sondern um eine Arbeitsanalyse. Diesbezüglich geht es um die Bestimmung der Arbeitsgänge, die zur Erfüllung einer Aufgabe erforderlich sind.

Die Gesichtspunkte zur Gliederung einer Aufgabe

Zur Gliederung einer Aufgabe in Teilaufgaben kommen in erster Linie die folgenden Gesichtspunkte in Betracht: Die Gliederung nach Aufgabenmerkmalen, d. h. die Gliederung nach Verrichtungen oder nach Objekten. Beispiel Verrichtung: Aufgabe = Eingliederung von Alten und Pflegebedürftigen in einem Altenheim, Teilaufgaben = Pflege, Betreuung, ärztliche Grundversorgung. Diese Verrichtungsgliederung kann auch mehrfach hintereinander erfolgen. Beispiel: Die Teilaufgabe „Betreuung" kann weiter untergliedert werden in Freizeitgestaltung (Tanz, Gesang, kreatives Basteln), sportlicher Betätigung (Wasserspiele, Gymnastik, Tanz) sowie spezielle psychologische Betreuung.

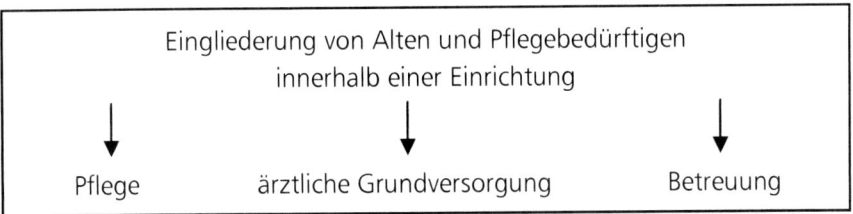

Die Gliederung nach Objekten

Bei der Gliederung nach Objekten wird die Aufgabe nach der Art der Dienstleistung oder den zu betreuenden Menschen untergliedert. Auch die Objektgliederung kann mehrfach hintereinander vorgenommen werden.
Beispiel: Aufgabe = Betreuung und Pflege von Einzelpersonen; Teilaufgaben = Kranke, Schwerkranke, Schwerstpflegebedürftige. Die weitere Untergliederung kann dann etwa nach Personentypen erfolgen (besondere bzw. zusätzliche Betreuung).

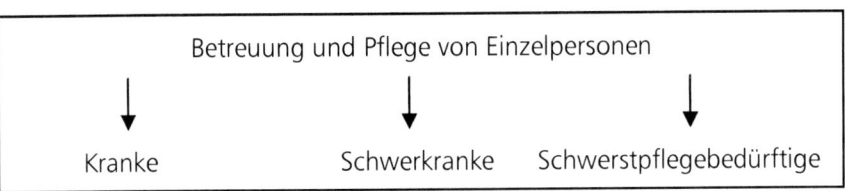

Die Gliederung nach dem Rang

Bei der Gliederung nach dem Rang wird eine Aufgabengliederung in Entscheidungs- und Ausführungsaufgaben vorgenommen. Bei jeder Verrichtung kann zwischen dem eigentlichen Ausführungsakt (Handlungsvollzug) und der Entscheidung (Entschluss) zu dieser Handlung unterschieden werden. Als Phasen der Aufgabenerfüllung unterscheidet man Planung, Realisation (Durchführung) und Überwachung. Planung und Überwachung brauchen dabei nicht bei jedem Erfüllungsvorgang aufzutreten (bspw. die Planung einer zusätzlichen Dienstleistung oder die stichprobenweise Kontrolle der Mitarbeiter).

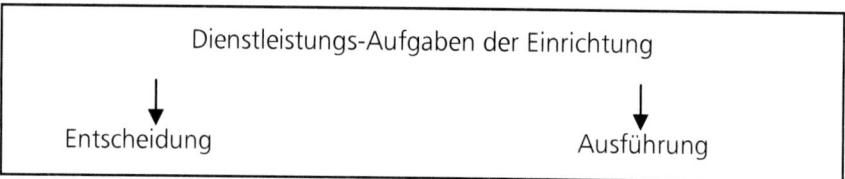

Die Gliederung nach Verrichtungen

Bei der Gliederung nach der Zweckbeziehung unterscheidet man Zweckaufgaben und Verwaltungsaufgaben. Zweckaufgaben sind solche aus der Gesamtaufgabe der Einrichtung direkt abgeleitete Teilaufgaben, die von außen oder nach außen wirken. Beispiel: Pflege, Betreuung, ärztliche Versorgung. Verwaltungsaufgaben sind solche Aufgaben, die erst im Rahmen der Organisation der Einrichtung als dauerhaftes Gebilde entstehen; sie sichern die laufende Erfüllung der Zweckaufgaben. Beispiel: Bereitstellung von Personal, Sachmitteln, Finanzmitteln und von Organisation. Fügt man diese Teilaufgaben nach neuen Kriterien wieder zusammen, so sprechen wir von einer Synthese.

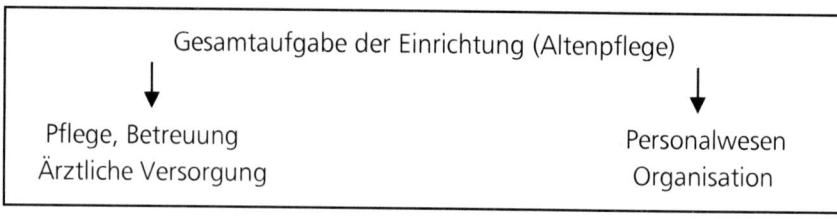

Die Gliederung nach Zweck bzw. Zweckgliederung

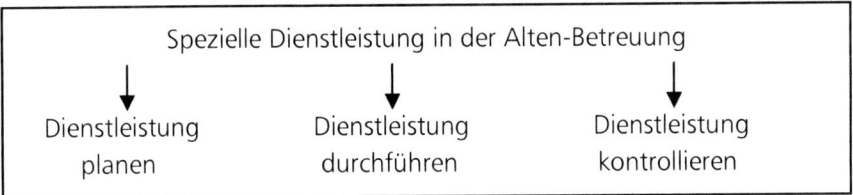

Die Verrichtung nach dem Phasenmerkmal

Die Zweckmäßigkeit dieser Unterscheidung beruht auf folgender Überlegung: Während die Zweckmäßigkeit von Einrichtung zu Einrichtung und Einrichtungsbereich zu Einrichtungsbereich normalerweise sehr verschieden ist, stellt sich immer das Problem der Bereitstellung von Personal, Sachmitteln und Organisation. Dementsprechend kann auch die Organisation dieser Verwaltungsaufgaben in mehr oder minder ähnlicher Weise erfolgen.

Für einen Einrichtung heißt das z. B.: eine diesbezügliche Organisationskonzeption muss nicht für jeden Pflegebereich gesondert entwickelt werden, sondern es genügt eine generelle Konzeption, die in allen Einrichtungsbereichen eingeführt werden kann (Generalisierung). Die Aufgabensynthese führt zur Bildung von Aufbau- und Ablaufbeziehungen. Sie muss lediglich in Einzelheiten den spezifischen Gegebenheiten des jeweiligen Bereiches angepasst werden. Dementsprechend kann auch die Aufgabengliederung in einer einheitlichen Weise vorgenommen werden.

Techniken der Aufgabengliederung

Das Wissen um die verschiedenen Gliederungsgesichtspunkte genügt allein noch nicht, um eine Aufgabenanalyse durchführen zu können. Es kommt vielmehr noch die Kenntnis der Vorgehensweise hinzu. Zur Ermittlung der benötigten Detailangaben kommt als Erhebungstechnik praktisch nur das

Interview in Frage. Die folgenden vier Fragen decken hierbei alle Gliederungsfälle ab; die ersten beiden betreffen die Verrichtungsgliederung, die letzten beiden die Objektgliederung.

1. Auf welche verschiedene Art und Weise kann die vorliegende Aufgabe erfüllt werden?

Diese Frage betrifft den Fall, dass mehrere alternative Möglichkeiten der Aufgabenerfüllung bestehen (entweder/oder).

2. Welche Teilaufgaben müssen erledigt werden, um die Aufgabe zu erfüllen?

Hier geht es um den Fall, dass mehrere Teilverrichtungen zur Aufgabenerfüllung erforderlich sind (sowohl als auch).

3. Gliedert sich das Objekt in verschiedene Teilobjekte?

Diese Frage richtet sich darauf, welche Teilobjekte zum Gesamtobjekt gehören.

4. Gibt es verschiedene selbstständige Objekte?

Hier wird gefragt, ob unterschiedliche Objekte vorliegen.

Hierbei sind auf jeder Gliederungsebene grundsätzlich alle vier Fragen zu stellen und diejenige auszuwählen, die die zweckmäßigste Gliederung ermöglicht. Bei dieser systematischen Vorgehensweise kann eine zunächst für zweckmäßig erachtete Gliederung auf tieferen Gliederungsebenen als ungünstig erkannt werden, so dass man unter Umständen nochmals zurückgehen muss. Um zu prüfen, ob jeweils auch alle Teilaufgaben vom Befragten genannt wurden, empfiehlt es sich, die obigen Fragen noch in eine andere Frageform zu kleiden, bspw.

Zu 1: Kann ich das auch noch anders machen?
Zu 2: Was ist sonst noch zu tun?
Zu 3: Welche Teile gehören noch dazu?
Zu 4: Gibt es auch noch andere Dienstleistungen?

Der Organisationszyklus

Unter dem Organisationszyklus wird hier die Folge von Schritten verstanden, die auf einer Stufe des Organisationsprozesses durchlaufen wird. Hierbei werden folgende Schritte unterschieden:

1. Festlegung von Zielen:
Die Ziele sind möglichst klar zu kennzeichnen und auf ihre gegenseitige Verträglichkeit hin zu prüfen. Sie sollten schriftlich festgehalten werden, um im weiteren Ablauf der Arbeiten nicht aus den Augen zu geraten.

2. Festlegung von Bewertungskriterien:
Sie sollen Auskunft geben über den Grad der Zielerreichung bestimmter Lösungsmöglichkeiten. Sie sind zu gewichten und in einer Liste, dem sog. Kriterienplan, zusammenzustellen.

3. Erhebung:
Es sind Informationen zu sammeln, die eine Beurteilung der bisherigen Regelung sowie die Entwicklung einer neuen Lösung überhaupt erst ermöglichen.

4. Analyse:
Die erhobenen Informationen sind nach den im konkreten Falle maßgeblichen Gesichtspunkten zu ordnen.

5. Kritische Würdigung:
Dieser Schritt bezieht sich auf die vorhandenen Lösungen. Er kann dann unterbleiben, wenn man sich dafür entschieden hat, dass die neue Lösung nicht von Restelementen bisheriger Lösungen beeinflusst werden sollte.

6. Konzeptentwurf und -analyse:
Die überhaupt möglichen Lösungsalternativen werden skizziert und systematisch zusammengestellt. Sie werden unter den verschiedenen in Betracht zu ziehenden Aspekten analysiert und kritisch gewürdigt, um unbrauchbare Alternativen bereits im Ansatz zu eliminieren.

7. Bewertung:
Die verbleibenden brauchbaren Lösungsalternativen sind mit Hilfe des unter 2 entwickelten Kriterienplans zu bewerten.

8. Auswahl der optimalen Alternative:
Führt diese Bewertung zu einem einzigen quantitativen Wert für jede Alternative, so ist die Auswahl insofern völlig unproblematisch, als man lediglich die Wertzahlen der einzelnen Alternativen miteinander zu vergleichen hat.

Der Organisationszyklus vollzieht sich auf den ersten drei Stufen des Organisationsprozesses. Auf jeder dieser Stufen können demnach die gleichen Schritte in Betracht kommen. Zu beachten ist bei dieser Schemadarstellung, dass unter Umständen einzelne Schritte auf bestimmten Stufen entfalten können und dass die Schrittfolge nicht unbedingt nur in eine Richtung zu gehen braucht.

Die Lösung

Zusammen mit Sozialwissenschaftlern, Ärzten, Sozialdezernenten und Pflegefachkräften wurde ein Verfahren entwickelt, das die Kundenorientierung von Pflegediensten bewertet. Die Prüfungsgrundsätze setzen sich aus Mindestanforderungen und Zusatzkriterien zusammen:

- Strategische Analyse
- Unternehmens- und Marketingziele
- Marketingstrategien
- Marketing-Mix
- Kritische Würdigung

Organisationszyklus

↓

Organisationsprozess

Vorstudie	Hauptstudie	Teillösungen	Gesamt-lösung	Einführung	Erhaltung
	Ziele				
	Kriterien				
	Erhebung				
	Analyse				
	Kritische Würdigung				
	Konzeptentwürfe und Konzeption				
	Bewertung				
	Auswahl der optimalen Alternative				

Organisationsprozess und Organisationszyklus

Marketing im Bereich des ambulanten Pflegedienstes

Die gesundheitliche Versorgung bildet einen der größten Wirtschaftsbereiche und zählt zu einem der schnellsten wachsenden Bereiche. Im vorliegenden Kapitel befassen wir uns auf Grund ihrer Bedeutung, ihres teilweisen Nonprofit-Charakters (bspw. als gemeinnützige Einrichtung) und ihrer relativen Rückständigkeit in Bezug auf die Marketing-Konzeption mit dieser Branche.

Der Kerngedanke organisatorischer Bemühungen liegt darin, dass der Mann an der Spitze **einen** spezifischen Mitarbeiter für die hauptsächliche Interessengruppe sowie jede wichtige Tätigkeit, die von einer solchen Spezialisierung profitieren könnten, verantwortlich macht. Dabei ist es nicht notwendig, dass dieser Mitarbeiter ein ausgebildeter Marketing-Spezialist ist; er muss jedoch eine gewisse Sensibilität in Bezug auf Marketing-Sachverhalte aufweisen. Und hierunter fällt auch die Kommunikationsplanung.

Patienten-Marketing

Die erste Aufgabe eines ambulanten Pflegedienstes besteht darin, die Betroffenen- bzw. Patientenzielgruppe sorgfältig zu definieren. Diese Definition beeinflusst die vom Pflegedienst bereitzustellenden Leistungen, die Einstellung neuer Pflegefachkräfte, die potentiellen Quellen finanzieller Unterstützung und zahlreiche andere Aspekte des Pflegebetriebes.

Bei der Definition der Patientenzielgruppe stehen dem ambulanten Pflegedienst global gesehen drei Möglichkeiten offen. Die erste Möglichkeit ist eine Gemeindeorientierung – d. h. die Pflege-Einrichtung zählt all jene Personen zu seiner Patientenzielgruppe, die in der Gemeinde leben, in der sie angesiedelt ist. Der ambulante Pflegedienst ist bereit, dem breiten Spektrum an Pflege- und Betreuungsmaßnahmen, die normalerweise anfallen, ein entsprechend breites Dienstleistungsangebot entgegenzustellen.

Die zweite Möglichkeit ist eine Orientierung an speziellen Interessengruppen – d. h. die ambulante Pflegedienst-Einrichtung entspricht mit ihrem Leistungsangebot den Bedürfnissen einer speziellen Interessengruppe. Es gibt Pflegeeinrichtungen, die auf die Behandlung spezieller Gruppen, bspw. unter Alzheimer leidende Gruppen oder für Patienten im Endstadium einer unheilbaren Krankheit und anderer spezieller Interessengruppen ausgerichtet sind. Ambulante Pflegeeinrichtungen, die sich auf spezielle Dienstleistungen konzentrieren, haben eine schmalere, durch die Bedürfnisse der Patienten abgegrenzte Produktlinie.

Die dritte Möglichkeit ist eine Überweisungsorientierung – d. h. die ambulante Pflegedienst-Einrichtung lässt sich die Patienten von Krankenhäusern überweisen und verfügt zudem noch über hoch spezialisierte Kenntnisse in der Behandlung und Pflege spezieller medizinischer Notfälle.

Die Bestimmung einer Patientenzielgruppe erleichtert jedoch die Entscheidung, welche pflegerischen Leistungen vorwiegend bereitzustellen sind. Das Vorkommen verschiedener Krankheiten ist bei verschiedenen Patientenzielgruppen unterschiedlich hoch, so dass mit der Wahl der Patientenzielgruppe auch eine Entscheidung über die notwendigen Spezialgebiete gefällt wird.

Diese Spezialgebiete wiederum bestimmen, wie viel und welche Art von Pflegern gebraucht werden. Die Pfleger erfüllen hierbei nicht nur die Funktion der Versorgung der Betroffenen, sondern gewinnen auch Betroffene. Ambulante Pflegeeinrichtungen betreiben kein direktes Marketing zur Beschaffung von speziellen Interessengruppen, d. h. sie weisen z. B. nicht in einer Anzeige auf ihre erstklassige Pflegerische Abteilung oder andere Spezialgebiete hin. Vielmehr verlassen sie sich ausschließlich auf die mit ihnen zusammenarbeitenden Pfleger und Pflegerinnen. Diese Mitarbeiter sind Marketing-Zwischenglieder.

Eine wichtige, von der ambulanten Pflegedienst-Einrichtung zu fällende Marketing-Entscheidung betrifft das Versorgungs- und Zufriedenheitsniveau, das für die Betroffenen angestrebt werden soll. Einerseits kann eine Pflegeeinrichtung nicht jedem Wunsch und jeder Laune eines Betroffenen entgegenkommen, dies wäre zu teuer und den Mitarbeitern nicht zumutbar. Keine Organisation sieht ihre Verantwortung darin, jeden Kundenwunsch vollständig zu befriedigen; man konzentriert sich vielmehr auf jene Wünsche, die als seriös und berechtigt angesehen werden.

Andererseits kann die ambulante Pflegedienst-Einrichtung die Wünsche und Erwartungen der Betroffenen auch nicht ignorieren, damit würde sie ihre Verantwortung verfehlen und ihren guten Ruf aufs Spiel setzen. Unzufriedene Patienten können zu einer Abwanderung der Mitarbeiter, einem Lizenzentzug, verminderter finanzieller Unterstützung und anderen unerwünschten Konsequenzen führen. Allgemein lässt sich jedoch feststellen, dass Pflegeeinrichtungen bisher vermutlich nicht ihr möglichstes zur Sicherstellung der Zufriedenheit ihrer Patienten getan haben. Dafür gibt es zahlreiche Gründe.

Ambulante Pflegedienst-Einrichtungen sind eher einrichtungs- als betroffenenorientiert. Wo die Interessen dieser beiden Gruppen nicht vereinbar sind, tendieren Pflegedienste dazu, die eigene Einrichtung zu begünstigen. Die

Betroffenen befinden sich in einer relativ hilflosen Situation und müssen sich mit der Behandlung zufrieden geben, die sie durch die Einrichtung erfahren; sie können „sich nicht einfach von einer anderen Einrichtung betreuen lassen".

All diese Tatbestände führen dazu, dass Pflegeeinrichtungen oft nur andeutungsweise versuchen, den Dienst am Betroffenen aufzubessern. Was kann eine Einrichtung dennoch tun, um sich den Wünschen und Erwartungen der Betroffenen gegenüber aufgeschlossener und entgegenkommender zu zeigen? Überlegt man, welche hauptsächlichen Phasen die Erfahrungen eines Patienten durch die Einrichtung prägen, so sind dies in erster Linie die die Versorgung und die Pflege-Betreuung oftmals bis ans Lebensende. Aus der Sicht des Konsumenten lässt sich jede dieser Phasen verbessern.

Ein Betroffener begibt sich angsterfüllt und möglicherweise unter Schmerzen in die Hände eines ambulanten Pflegedienstes. Sein erster Kontakt mit der Einrichtung ist ein Mitglied des Aufnahmestabes, das Informationen über den künftigen Patienten benötigt. Die Qualität der Erfahrungen, die der zukünftige Kunde z. B. bei der Befragung zu Personalien bei der Aufnahme macht, bestimmt in bedeutendem Ausmaß seine Gefühle und Erwartungen darüber, was ihm bevorsteht.

Nehmen wir an, dass der zukünftige Patient eine lange Wartezeit absitzt, bevor er an die Reihe kommt, kühl und oberflächlich begrüßt wird, zahlreiche Fragen beantworten muss, auf seine finanziellen Verpflichtungen hingewiesen wird und daraufhin ein zweites Mal lange warten muss, bevor er dann einem Pfleger zugeteilt wird.

Diese Prozedur vermehrt eindeutig die Angst des künftigen Patienten. Im Gegensatz dazu steht eine effizient betriebene Aufnahmeabteilung in freundlich eingerichteten Räumen, deren lächelnde Mitarbeiter wenig Fragen stellen (bzw. bereits im Vorfeld mit den Angehörigen des künftigen Patienten klären) und um das Wohlbefinden des künftigen Kunden offensichtlich bemüht sind.

Die nächste Phase ist die eigentliche Versorgung des Patienten. In die dabei zu machenden Erfahrungen gehen mehrere Faktoren ein: die in den Fluren und Zimmern und vor Ort beim Patienten vorherrschende Atmosphäre; das mehr oder weniger verständnisvolle und freundliche Verhalten der Pfleger und Pflegerinnen; und schließlich die Effizienz, mit der z. B. diagnostische Tests, die Verabreichung von Medikamenten usw. durchgeführt werden.

Ambulante Pflegeeinrichtungen kommen zunehmend zu der Einsicht, dass auch eine konsumentenorientierte Inneneinrichtung der Dienststelle zum Marketing beitragen kann. Sie versuchen, mit einer freundlicheren Farbgebung und Möblierung von der typischen Pflege- und Altenheimatmosphäre weg in Richtung auf eine „wohnungsähnliche" Atmosphäre hinzuarbeiten.

Die Zufriedenheit der Patienten ist in hohem Maße abhängig von einem verständnisvollen und freundlich-warmen Verhalten der Pfleger und Pflegerinnen. Meist werden diese in erster Linie auf Grund ihrer pflegerischen Kenntnisse und ihrer Effizienz bei der Arbeit eingestellt; ihr Umgangston mit den Patienten spielt eine vergleichsweise geringe Rolle. Weil sie sich für viele Patienten verantwortlich fühlen, die zum Teil überbetreut werden wollen, werden Pfleger und Pflegerinnen im Laufe ihrer Karriere häufig zu eher aufgabenorientierten als zu patientenorientierten Wesen.

Zunehmend wird bei der Ausbildung von Pfleger und Pflegerinnen darauf geachtet, dass den Auszubildenden eine ganzheitliche Behandlung und die Wichtigkeit des Eingehens auf reelle und eingebildete Bedürfnisse des Patienten nahegelegt sind. Bemüht sich ein ambulanter Pflegedienst darum, patientenorientierte Pfleger und Pflegerinnen zu haben, so muss dieses Kriterium bereits zum Zeitpunkt der Einstellung Beachtung finden. Außerdem kann im Rahmen regelmäßig wiederkehrender Auffrischungskurse immer wieder darauf hingewiesen werden, dass die Gefühle und Erwartungen der Kunden zu respektieren sind.

Weitere Aspekte der Versorgung der Patienten – wie die Effizienz, mit der verschiedene Leistungen durchgeführt werden – sind für den einzelnen Patienten von unterschiedlich großer Bedeutung. Der Pflegedienstleiter, dem die pflegerischen Dienste unterstehen, muss versuchen, die relative Wichtigkeit der einzelnen Faktoren aus der Sicht der Patienten zu ermitteln und festzustellen, welcher Zufriedenheitsgrad in Bezug auf die einzelnen Faktoren vorherrscht.

Spender-Marketing

Ambulante Pflegedienst-Einrichtungen – wenn gemeinnützig – sind in hohem Maße abhängig von den Dienstleistungen und den finanziellen Beiträgen einzelner Spender, freiwilliger Mitarbeiter und Organisationen. Freiwillige Mitarbeiter bestehen aus einer Vielzahl von Personen, deren soziales Verantwortungsgefühl sie veranlasst, in ihrer Freizeit den ambulanten Pflegedienst-Einrichtungen bei der Durchführung ihrer wichtigen Arbeiten zu helfen. In den meisten Fällen ist ein Mitarbeiter der Einrichtung für die Anwerbung, die Aufgabenzuteilung und Überwachung der freiwilligen Mitarbeiter verantwortlich.

Der Führungsstil dieses verantwortlichen Mitarbeiters wirkt sich in starkem Maße auf die Freiwilligenarbeit für die Einrichtung aus, denn die Freiwilligen erwarten keine andere Bezahlung als Anerkennung für ihre Leistungen. Viele der hier Verantwortlichen treffen spezielle Vorkehrungen, um den freiwilligen Mitarbeitern nach einer Reihe von Dienstjahren im Rahmen kleiner Feiern den Dank der Einrichtung auszusprechen. Sie sorgen dafür, dass die Freiwilligen von Zeit zu Zeit Gespräche mit den Betroffenen führen können und vermitteln ein Gefühl des berechtigten Stolzes über die freiwillige Leistung.

Zu den Einzelpersonen, die einer ambulanten Pflegedienst-Einrichtung Spenden zukommen lassen, gehören einige wenige Reiche, die die Einrichtung in bedeutendem Ausmaß unterstützen, sowie zahlreiche andere, „kleine" Spender. Dem Pflegedienstleiter der Einrichtung ist die Aufgabe gestellt, großzügige und treue Spender zu gewinnen und ihre Treue zu sichern. Dies kann nur wirksam geschehen, wenn der Pflegedienstleiter über gute Kenntnisse der Motive verfügt, die Einzelpersonen zur Unterstützung einer Einrichtung bewegen. Zu den ergiebigsten Spendenquellen gehören Angehörige früherer Kunden, die mit deren Versorgung durch die Einrichtung zufrieden waren.

Spender kommen aber auch aus dem Kreis jener Personen, die sich der Tatsache bewusst sind, dass sie die Einrichtung eines Tages brauchen könnten und sie deshalb leistungsfähig erhalten möchten. Anderen Spendern verschafft es Genugtuung, stolz auf ihren ambulanten Pflegedienst sein zu können. Zusätzlich zu einem starken Einfühlungsvermögen für solche

Motive braucht der Pflegedienstleiter auch andere Fähigkeiten. Er muss in der Lage sein, Sammelaktionen sinnvoll zu organisieren. Er muss ein Informationssystem aufbauen, das die Namen prospektiver und bisheriger Spender sowie Einzelheiten über die Höhe der eingegangenen Spenden enthält.

Er muss wirksame, spendenanregende Kommunikationsappelle entwickeln. Er muss Dankesbriefe und Quittungen erstellen und konkrete Vorschläge zu weiteren Beitragsmöglichkeiten machen. Insgesamt läuft seine Arbeit darauf hinaus, den Spendern immer wieder zu bestätigen, dass sie notwendige und hoch angesehene Unterstützer eines guten Zweckes sind. Der Pflegedienstleiter hat die weitere Aufgabe, bei öffentlichen Organen bzw. Organisationen um Spenden anzusuchen. Ein aufmerksamer Pflegedienstleiter kann potentielle Quellen für die Finanzierung der zahlreichen durch die Einrichtung durchgeführten Programme herausfinden und entsprechende Marketing-Pläne entwickeln.

Ambulantes Pflegedienst-Einrichtungs-Marketing

Obwohl ambulante Pflegeeinrichtungen der Zufriedenheit der Patienten eine gewisse Beachtung schenken, dominieren insgesamt gesehen die Bemühungen um die Zufriedenheit der Mitarbeiter. Denn die Einrichtungen verlassen sich in erster Linie auf den Pflegestab, der dafür sorgt, dass den Kunden die notwenige Pflege und Betreuung zukommt.

Für eine Einrichtung ergeben sich in diesem Zusammenhang mit dem Pflegestab zwei Marketing-Probleme. Erstens ist es notwendig, gute Spezialisten für die durch die Zielgruppe (Patienten) bestimmten Spezialbereiche anzuziehen. Zweitens muss dafür gesorgt werden, dass die Patienten sich insgesamt betreut fühlen. Das in diesem Zusammenhang wichtigste Marketing-Konzept ist von daher die Erarbeitung von Kenntnissen über Anforderungen und Wünsche der potentiell mitarbeitenden Pflegekräfte.

Die Einrichtung muss genau abschätzen, worauf es den jeweiligen Pflegern und Pflegerinnen ankommt und ob sie auch in der Lage sind, diese Vorteile zu bieten. Die jeweils von den Mitarbeitern gestellten Forderungen variieren je nach Spezialbereich und persönlichen Charakteristika.

Marketingentscheidungen

Pflegedienstleiter sein heißt Entscheidungen treffen. In der Entscheidung verwirklicht sich überhaupt erst der Pflegedienstleiter als Subjekt. Eine Entscheidung kann definiert werden als eine selbstständige, d. h. nicht durch Vorschrift oder Regeln vorgegebene Wahl zwischen verschiedenen Handlungsmöglichkeiten unter Übernahme eines Risikos in Form einer negativen Abweichung zwischen Plan und Wirklichkeit. Entscheidungen im Marketingbereich sind dabei von besonderer Bedeutung, da sie sich unmittelbar auf Ruf, Umsatz und Gewinn der Einrichtung auswirken.

Stufen des Entscheidungsprozesses

Entscheidungsprozesse sind Vorgänge der Willensbildung, mittels deren Richtung und Ausmaß künftigen Verhaltens festgelegt werden. Sie vollziehen sich auf mehreren Stufen, auf denen nicht selten Vor- oder Teilentscheidungen getroffen werden. Dabei kann eine personelle Spaltung erfolgen, das heißt, die einzelnen Stufen können verschiedenen Individuen zur Durchführung übertragen werden. Regelmäßig jedoch schließt der Entscheidungsprozess mit einer Wahl zwischen mehreren Handlungsmöglichkeiten ab.

Ein Entscheidungsprozess ist stets ein konstituierender Teil einer Wahlhandlung (eine Ausnahme bildet nur der Fall des Unterlassens, in dem auf eine Entscheidung kein Handeln erfolgt). Wahlverhalten wird ausgelöst durch eine Initiative, welche entweder von einem äußeren Reiz oder von einem Impuls stammen kann, der in der Motivation des Pflegedienstleiters begründet ist. Als nächste Teilstufe wird ein Problem als Chance erkannt und definiert. Die ganz außerordentliche Bedeutung dieser Teilstufe kann nicht genügend hervorgehoben werden. Denn das Problem zu definieren ist die wichtigste und oft die schwierigste Aufgabe des Pflegedienstleiters.

Es ist langsame Arbeit, die sorgfältige Beobachtung verlangt und manchmal wesentlich mehr als die Hälfte der für das Gesamtprojekt aufgewandten Zeit verbraucht. Aber die Zeit ist gut angewandt, wenn das

Problem präzise abgegrenzt wird. Die beste Tätigkeit des Pflegedienstleiters am falschen Problem ist verschwendete Kraft; sie kann sogar zu kostspieligen Konsequenzen führen, wie etwa zur Anwendung einer unwirksamen Werbemethode. Dies ist auch der Grund, weshalb die Problembestimmung häufig von der Pflegedienstleitung selbst oder doch zumindest von der mittleren Führungsebene vorgenommen wird.

Ein falsch oder inkorrekt definiertes Problem wird regelmäßig zu unzureichenden, unbefriedigenden, zumindest jedoch zu nicht-optimalen Lösungen führen. Der eigentliche Entscheidungsprozeß beginnt von daher mit der Festlegung von Handlungszielen und Maßstäben zur Beurteilung des Grades ihrer Verwirklichung. Daran schließt sich eine Untersuchung der Handlungsbedingungen an. Diese umfassen zunächst den relevanten Mittelbestand, worunter Dienstleistungs-Einrichtungen, Finanzierungsmöglichkeiten und Belegschaft zu verstehen sind. Sie bilden zusammen mit der Umweltkonstellation den Rahmen des möglichen Verhaltens.

In der Feststellung möglicher Alternativen kommt nun auf der darauffolgenden Teilstufe das kreative Element zum Tragen. Hier werden die denkbaren Verhaltensweisen ermittelt, deren Auswirkungen auf die Handlungsbedingungen in der nächsten Teilstufe ermittelt werden. Nachdem bekannt ist, was bestimmte Handlungsmöglichkeiten für die interne und externe Situation der Einrichtung bedeuten würden, können die unzulässigen Alternativen ausgeschlossen werden. Zulässig für die engere Wahl sind nämlich nur Verhaltensweisen, welche den früher festgelegten Zielen und Kriterien entsprechen.

Abschließend erfolgt dann die Bestimmung des optimalen Handlungsprogramms, das heißt die Wahl einer der verbliebenen, zulässigen Handlungsmöglichkeiten. Die nächste Hauptstufe einer Wahlhandlung bringt dann die Verwirklichung der ausgewählten Verhaltensweise. Die Einrichtung versucht damit, das anfangs erkannte Problem zu lösen oder die erkannte Chance zu nutzen. Wie die nachstehende Gegenüberstellung zeigt, besteht eine enge Analogie zwischen den Stufen des Entscheidungs- und den Phasen des Entwicklungsprozesses von Dienstleistungen, wenn auch die Reihenfolge nicht immer dieselbe ist.

Stufen des Entscheidungsprozesses	Phasen des Entwicklungsprozesses von Dienstleistungen
1. Initiative Stimulus (Reiz oder Impuls) Erkenntnis und Bestimmung des Problems	*1. Initiative*
2. Entscheidungsprozess Festlegung von Handlungszielen und Maßstäben Untersuchung der Handlungsbedingungen Festlegen möglicher Alternativen Ermittlung der Konsequenzen der Alternativen Auswahl der zulässigen Alternativen Bestimmung des optimalen Handlungsprogramms	*2. Evolution neuer Dienstleistungen* Bestimmung von Zielen und Kriterien „Forschung" innerhalb der Einrichtung Suche nach Chancen und Ideen in Bezug auf die Dienstleistung Analyse von Dienstleistungs-Vorschlägen, deren Entwicklung bzw. Prüfung Entscheidung über die jeweilige Dienstleistung
3. Verwirklichung des Handlungsprogramms	*3. Einführung und Lebenszyklus der Dienstleistung*

Entscheidungsprozesse

Entscheidungen im Marketingbereich einer Einrichtung haben viele Schwierigkeiten gemeinsam mit anderen Funktionsbereichen, wozu etwa Probleme der Organisation des Entscheidungsprozesses gehören. Andere Problemkomplexe sind nicht einmalig oder ausschließlich bedeutsam für Marketingentscheidungen, treten jedoch hier mit besonderer Schärfe und weitreichenden Wirkungen auf. Die spezielle Problematik dienstleistungsbezogener Entscheidungen besteht in unvollkommener Information und Wertkonflikten (Da Marketingentscheidungen stets zukunftsorientiert und in ihrem Ergebnis von kommenden Veränderungen abhängen, ist die damit verbundene Ungewissheit ein unabdingbarer Bestandteil in der auf die Einrichtung ausgerichteter Entscheidungsvorgänge).

Ungewissheit ist definiert als das mögliche Auseinanderfallen geplanter und tatsächlicher Ergebnisse. Diese Gefahr besteht, da das den Dienstleistungserfolg einer Einrichtung bestimmende zukünftige Verhalten von Mitarbeitern und Patienten betroffen ist. Da es sich um menschliche Wesen handelt, deren Wahrnehmungen und Verhaltensweisen nie generell und exakt vorausgesagt werden können, ist vollkommenes Wissen praktisch unmöglich. Informationen müssen sich daher auf die relevanten, ausschlaggebenden Aspekte des Zieles (Einrichtung) beschränken und ausrichten. Dabei können zwei grundlegende Schwächen unvollkommener Information auftreten: unzutreffende Information und unzureichende Information. So geschieht es nicht selten, dass schlecht vorbereitete Umfragen

- sich bspw. an den falschen Personenkreis richten,
- sachlich falsche Fragen enthalten
- oder falsch formulierte Fragen enthalten.

Es ist nämlich außerordentlich schwer, Fragen richtig zu formulieren. In der Regel wird eine Frage vom Beantworter anders verstanden, als sie von dem ursprünglichen Fragensteller gemeint war. Verschiedene Fassungen derselben Frage führen zu abweichenden Resultaten. Bestimmte Formulierungen können bestimmte Antworten provozieren. Offene Fragen überlassen dem Befragten die Formulierung der Antwort, sind jedoch äußerst schwer zu kategorisieren und zu interpretieren. Mehrfachauswahlfragen schränken die Wahlmöglichkeiten des Befragten ein, vereinfachen jedoch die Auswertung.

Nicht nur in ihrer Formulierung, sondern auch in ihrem Inhalt können Fragen unzutreffend sein und daher zu falschen Ergebnissen führen. So können Fragen inhaltlich unnötig sein oder ungenügende Breite oder Tiefe aufweisen, das heißt zu viel oder zu wenig Informationen erbringen. Manche Fragen treffen inhaltlich den zu erfragenden Tatbestand nicht, „schießen also am Ziel vorbei". Gelegentlich sind sogar die gestellten Fragen oder vorgegebenen Antworten in sich falsch oder widersprüchlich. Verzerrungen können jedoch ebenso in der Aufbereitungsphase auftreten, selbst mit einwandfreien Daten durch falsche Klassifizierung oder Rechenfehler.

Schließlich kann die Marketing-Analyse und -interpretation innerhalb der Ergebnisse Mängel aufweisen, wenn nicht mit der nötigen Fachkunde oder Sorgfalt gearbeitet wurde. Selbst bei sorgfältigem Vorgehen kann sie bestenfalls eine Entscheidungshilfe darstellen, welche mit einer gewissen Wahrscheinlichkeit ausgestattete Informationen liefert. Sie kann das mit Marketingentscheidungen verbundene Risiko nicht eliminieren, sondern allenfalls vermindern.

Neben der Qualität ist aber auch die Quantität der Informationen von Bedeutung. In vielen Fällen ist die vorhandene oder erreichbare Information nicht ausreichend, um als Basis weittragender Entscheidungen zu dienen. Bei radikalen Erneuerungen oder Einführung von Dienstleistungen ist dieser Informationsmangel auf die Tatsache zurückzuführen, dass noch keine hinreichenden Erfahrungen mit der neuen Idee bestehen. Wichtig für die Pflegedienstleitung ist von daher,

- Entscheidungen zu einem frühen Zeitpunkt zu treffen,
- Zeit für die Entscheidungsfindung zu gewinnen,
- Gründliche Analysen der Situationen zu erwägen,
- Mehrere Handlungsmöglichkeiten durchzudenken, bevor sie entscheidet, was zu tun ist, anstatt nur eine empfohlene Möglichkeit zu erwägen,
- Analysen zu prüfen, die sich mit den Auswirkungen empfohlener Handlungsweisen auf das festgestellte Problem oder die Chance befassen
- Sich detaillierte Informationen von mittleren Führungskräften zu besorgen, welche sich mit Problemen, Chancen und aussichtsreichen Alternativen beschäftigen, bevor Entscheidungen getroffen werden.

Ungewissheit tritt dabei in drei Arten auf. Im Falle des Risikos können zukünftige Veränderungen ebenso prognostiziert werden wie die zugehörigen Wahrscheinlichkeiten. Es handelt sich also um berechenbare

Verlustgefahren; Ausmaß und Wahrscheinlichkeit potentieller Abweichungen zwischen Ziel- und Ergebnisgrößen können statistisch bestimmt werden. Unsicherheit dagegen erlaubt zwar eine Bestimmung der möglichen Handlungsergebnisse, ist aber durch ein Fehlen objektiver Wahrscheinlichkeiten gekennzeichnet (Entwicklungstendenzen der neuen Dienstleistung). Ignoranz schließlich ist der Extremfall der Ungewissheit, da bei ihr weder die Konsequenzen von Alternativen noch deren Wahrscheinlichkeiten ermittelt werden können.

Rationale und damit optimale Marketingentscheidungen sind deshalb nur möglich, nachdem sich die Pflegedienstleitung für eine bestimmte Grundrichtung ihres Verhaltens bei Ungewissheit entschieden hat. Die beiden Grenzfälle sind dabei vorsichtige Zurückhaltung oder Pessimismus auf der einen Seite und eine dynamische oder optimistische Haltung andererseits. Während die erstere Einstellung auf die Minimierung von Verlustmöglichkeiten und Gefahren ausgerichtet ist und daher auch Risikoscheu genannt wird, strebt die letztere Orientierung ein rasches Wachstum unter der Inkaufnahme von Verlustgefahren an, weshalb sie auch als Risikofreudigkeit bezeichnet wird.

Für Entscheidungen bei Ungewissheit sind viele Methoden, Modelle und Kriterien entwickelt worden. Jede Einrichtung versucht von daher, die negative Differenz zwischen Plan- und Realisationsdaten zu vermindern und sich gegen die Konsequenzen potentieller Fehlprognosen zu sichern. Zwei der hierfür im Planungsbereich gegebenen Möglichkeiten sind flexible Planung und Alternativplanung. Flexible Pläne erlauben zudem die Anpassung der Planvorgaben durch einfache prozentuale Umrechnung von der vorgesehenen auf die tatsächliche Kapazitätsauslastung.

Bei der Alternativplanung sind mehrere fertige Pläne vorhanden, von denen zu gegebener Zeit derjenige ausgewählt und angewandt wird, der der Situation am besten entspricht. Da es in vielen Fällen unmöglich ist, objektive Wahrscheinlichkeiten zu ermitteln, basiert dieses Vorgehen in starkem Maße auf den irrationalen Elementen subjektiver Wertschätzungen. Dennoch: Marketing-Entscheidungen zeichnen sich außer durch Probleme unvollkommener Informationen auch noch durch Wertkonflikte aus. Das für

einen speziellen Entscheidungsprozeß geltende Wertsystem von Handlungszielen wird durch Kriterien operational gemacht.

Diese Kriterien sind als Beurteilungsmaßstäbe entweder quantitativer
Natur und damit objektiv messbar oder von qualitativer Art und daher nicht
messbar, sondern höchstens dem Grad nach bestimmbar oder skalierbar. Es
ist eher die Regel als die Ausnahme, dass die Wertungen und Ergebnisse
bezüglich verschiedener Kriterien sich auf eine Weise voneinander unterscheiden, welche es unmöglich macht, eine Lösung als die in jeder Hinsicht
beste zu bestimmen. Grundsätzlich haben im Marketingbereich alle sinn-
vollen Handlungsmöglichkeiten einige positive und einige negative Aspekte.
In der endgültigen Auswahl muss daher einem oder zwei Kriterien der
Vorrang eingeräumt werden.

Marketing, dieser vielgebrauchte, fast geheimnisumwitterte Begriff,
wird deshalb folgendermaßen definiert: Marketing bedeutet Planung, Koordination und Kontrolle aller auf die aktuellen und potentiellen Märkte
ausgerichteten Unternehmensaktivitäten. Durch eine dauerhafte Befriedigung der „Kunden"-Bedürfnisse sollen die Unternehmensziele im gesamtwirtschaftlichen Dienstleistungsprozess verwirklicht werden. Aufgrund dieser
offenen Formulierung lässt sich der Begriff des Marketings auf unterschiedliche Weisen in die wirtschaftliche Praxis umsetzen.

Einmal kann Marketing in die wirtschaftliche Realität umgesetzt
werden, indem die Einrichtung für alle Überlegungen und Handlungen den
Patienten in den Mittelpunkt stellt. Damit wird Marketing zur Unternehmensphilosophie. Um genau zu wissen, welche Wünsche (Bedürfnisse) die
potentiellen Kunden – also die Patienten - haben, und um die Aktivitäten
der Konkurrenz zu kennen, betreiben Einrichtungen eine interne und eine
externe Forschung. Aus dieser Forschung lassen sich Prognosen herleiten.
Wenn die Bedürfnisse bekannt sind, können die Dienstleistungen so gestaltet werden, dass sie für den Patienten den größtmöglichen Nutzen stiften.

Das Marketing-Mix stellt sozusagen den Werkzeugkasten dar, der die
Werkzeuge enthält, die eine Einrichtung einsetzt, um ihre Dienstleistungen
mit möglichst „großem Gewinn" verkaufen zu können. Der erste Bereich des
Marketing-Mixes ist die Dienstleistungspolitik, in welcher alle Entscheidungen, die eine Dienstleistung direkt betreffen, gefällt werden. Dazu gehören

im einzelnen die Qualität und die dienstleistungsbegleitenden Serviceleistungen. Des weiteren wird im Rahmen der Dienstleistungspolitik über die Einführung neuer bzw. die Eliminierung alter Dienstleistungen entschieden.

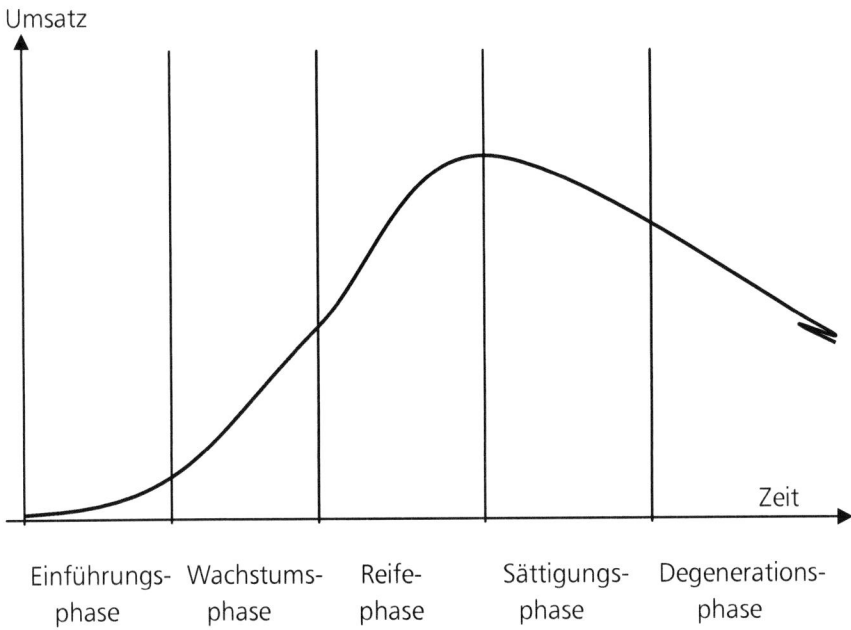

Lebenszyklus einer Dienstleistung

Der zweite Bereich des Marketing-Mixes ist die Distributionspolitik (Verteilung der Dienstleistungen), in dem entschieden wird, über welche Kanäle die Dienstleistungen die Betroffenen erreichen. Der dritte Bereich ist in der Kommunikationspolitik (= Möglichkeiten, dem Patienten sowie Außenstehenden mitzuteilen, dass die Einrichtung interessante Dienstleistungen anzubieten hat) zu sehen. Diese beschäftigt sich hauptsächlich mit der Werbung. Das Ziel der Werbung ist, die Dienstleistungen bekannt zu machen (bspw. Tag der offenen Tür).
Zunächst wird zwischen Anzeige, Prospekt (Werbebrief), Plakat (stationäre Leuchtschrift) und „persönlichen" Gesprächen oder Kundenzeitschrift und

damit über die Form der Werbemittel entschieden. Die Werbemittel können verbaler oder bildhafter (auch akustischer) Form sein.

Nutzen für die Pflegediensteinrichtung: Da jeder Pflegedienstleiter letzten Endes für die Kunden, d. h. die Patienten, arbeitet und auf ihre Gunst angewiesen ist, sind elementare Marketing-Kenntnisse die notwendige Grundlage, um dies zu erreichen. Durch Marketing lernt der Pflegedienstleiter, die Betroffenen zu verstehen, und kann auf dessen Bedürfnisse eingehen.

Pflege-Marketing: Kundenorientierung am Telefon

Soziale Dienstleistungen sind Produkte, die prägnant und kundenfreundlich präsentiert werden müssen, damit sie sich verkaufen lassen. Neben der Qualität des Kernprodukts – der Pflegeleistung – ist auch die Servicequalität entscheidend dafür, welche Stellung der Pflegedienst oder die gesamte Einrichtung eines Trägers am

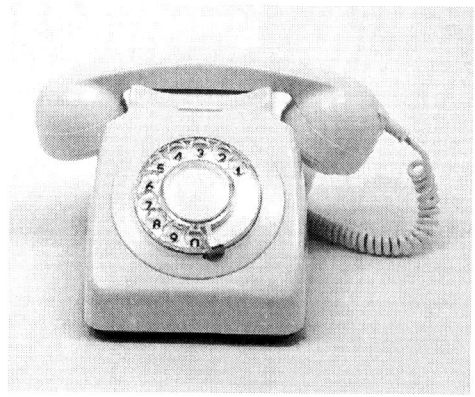

Markt einnimmt. Zu ihr gehören die Elemente von Servicequalität, d. h.

- Erreichbarkeit des Pflegedienstes
- Kundenfreundliche Öffnungszeiten
- Empfang des Kunden am Telefon
- Beratung des Kunden zum benötigten Dienstleistungspaket und dessen Finanzierung
- Feste Ansprechpartner für einzelne Bereiche (Geschäftsführung, Pflegedienstleitung, Einsatzleitung, Zivildienst, Leitung, Hausnotruf etc.)

- Regelmäßige Überprüfung der Kundenzufriedenheit
- Deklarierte Beschwerdeinstanz
- Kundenfreundliches Bearbeiten von Reklamationen

Der „Empfang des Kunden am Telefon" ist folglich nur ein Merkmal von vielen, die die Kundenorientierung beeinflussen. Die Frage, wie telefoniert wird, hängt ab von der Grundhaltung des Personals und davon, ob kundenorientiertes Verhalten wirklich gewollt und gefördert wird. Ein Training zum professionellen Telefonieren ist der leichtere Teil des Gesamtvorhabens. Schwieriger ist es, zu entscheiden, ob sich der Pflegedienst qualifiziertes Personal am Telefon leisten soll oder ob gerade der ans Telefon geht, der in der Nähe ist.

Was für den Kunden gilt, gilt übrigens auch für Kooperationspartner. Zu ihnen besteht ein ähnliches Verhältnis wie zu Kunden. Kooperationspartner empfehlen den Pflegedienst bzw. nehmen ihn in Anspruch – oder eben nicht. Die Entscheidung, in welche Richtung sich die Waagschale neigt, hängt davon ab, wie „kundenfreundlich" der Kooperationspartner behandelt wird.

Das nachfolgende Beispiel über den vergeblichen Versuch eines Kunden, sein Anliegen telefonisch vorzutragen, macht auch deutlich, dass jeder Anrufer Kunde ist: der Patient oder der Angehörige, aber eben auch der Hausarzt, die Mitarbeiterin des Sozialdienstes usw.:

Ein Kunde ruft bei einem Pflegedienst an. Das Telefon klingelt fünfmal. Schließlich meldet sich jemand, der den Eindruck vermittelt, dass er gerade dringenderes zu tun hat, als mit dem Kunden zu telefonieren. Der Mitarbeiter meldet sich gehetzt, genervt und ungeduldig. Er hört nicht richtig zu und unterbricht den Kunden bereits nach dem ersten Halbsatz: „Moment, ich verbinde Sie ...". Nach längerem Warten meldet sich – vielleicht - jemand, dem der Kunde sein Anliegen erneut vorträgt. Jetzt stellt sich heraus, dass er bei einem nicht zuständigen Mitarbeiter „gelandet" ist. Es wird also erneut weiterverbunden. Wieder ist warten angesagt, bis sich schließlich wieder jemand meldet. Nach neuerlicher Erklärung, um welches Anliegen es geht, ergibt sich, dass die zuständige Person an diesem Tag gar nicht im Haus ist. Am besten sei es, wenn der Kunde morgen wieder anriefe...

Das Beispiel verdeutlicht zwei Aspekte. Erstens: Die (Kunden-)Betreuung am Telefon ist häufig ausschlaggebend für das Erscheinungsbild eines ambulanten Pflegedienstes. Zweitens: Alle Betriebsabläufe sind kundenfreundlich zu organisieren. Nur dann hätte ein geschulter Mitarbeiter am Telefon eine Chance, kompetent und freundlich zu sein und zu bleiben. Und: Nur dann lohnt es sich, einen kompetenten Mitarbeiter ans Telefon zu setzen.

Telefon-Kommunikation heute

Von 100 Anrufern

- erreichen 20 % nicht ihren Ansprechpartner
- werden 50 % nicht freundlich begrüßt
- werden 50 % bei Reklamationen abgewiesen
- wissen 75 % weder vor noch nach dem Telefonat, wer zuständig ist
- müssen alle im Schnitt 7 Minuten auf die Vermittlung des richtigen Partners warten

Standard kundenorientiertes Telefonieren

Die Art und Weise wie telefoniert wird, kann darüber entscheiden, ob ein Kunde gewonnen oder vergrault wird. Für Unternehmen wie Pflegebetriebe, Sozialstationen und Hausnotrufdienste, die einen Teil ihrer Leistungen über das Telefon abwickeln, ist das ein überlebenswichtiger Aspekt. Zum professionellen Umgang mit dem Telefon gehören, zumal wenn daran mehrere oder wechselnde Personen beteiligt sind, feste Regeln, die als Standard vorliegen und jedem, der ans Telefon geht, bekannt sein müssen:

1. Das Telefon sollte nicht öfter als zweimal klingeln, bevor jemand abhebt und sich meldet. Prüfen Sie einmal, welche Wirkung es auf Sie selbst hat, wenn Sie es bei einem Dienstleister länger klingeln lassen müssen, bis Sie endlich jemanden an die Strippe kriegen.

2. Ein Anrufbeantworter ist besser als ein verwaistes Telefon, aber nicht gegen eine persönliche Stimme. Es gibt Pflegedienste, die damit punkten, dass sie ganz auf Anrufbeantworter verzichten und rund-um-die-Uhr persönlich zu erreichen sind. Das rechnet sich offensichtlich und moderne Technik macht´s möglich.

3. Verbindliche Telefonzeiten stehen zwar nicht ganz oben auf der Serviceliste, bieten aber immerhin für den Anrufenden eine verlässliche Orientierung. Absolut wichtig: Veröffentlichte Telefonzeiten müssen pedantisch eingehalten werden, sonst sind sie ein idealer Nährboden für die Verärgerung von Kunden.

4. Es gibt tausend und eine Möglichkeit, sich am Telefon zu melden und genauso viele, die Sache bei jedem Anruf systematisch zu verpatzen; zu schnell, zu undeutlich, zu routiniert, zu langatmig oder zu leise sind die häufigsten Fehler beim telefonischen Empfang. Was besser ist, lässt sich theoretisch auf den Nenner bringen: Klar, kurz und prägnant soll die Meldung am Telefon sein. Wie das in der Praxis aussieht, muss jede Pflegedienst-Einrichtung ausprobieren und trainieren. Ein Training im Team macht Spaß und gibt schließlich Sicherheit.

5. Eine verbreitete Unsitte ist es, einen Anrufenden, der sich gerade noch mit seinem Namen gemeldet hat, im nächsten Moment danach zu fragen: „Wie war doch gleich Ihr Name?" Namen ändern sich nicht von einer Minute auf die andere. Wenn man´s nicht verstanden oder behalten hat, ist es richtiger zu fragen: „Sagen Sie mir bitte noch einmal Ihren Namen."

6. Jede Information am Telefon ist eine Service-Leistung: Wenn das kein frommer Wunsch bleiben soll, muss jeder Telefonplatz im Pflegedienst einheitlich mit Telefonzetteln, Stift etc. ausgestattet sein und eine Info-Mappe muss bereitliegen. Darin befinden sich alle Informationen, nach denen Kunden auch fragen (Adressen von Beratungsstellen, Buslinien zur Altentagesstätte etc.), die also nicht direkt den Service des Pflegedienstes betreffen.

7. Eine Auskunft darf nie eine Absage sein, etwa nach dem Motto: „Herr Müller? Ist heute nicht da." Patsch. Kein Wort mehr. Kundenorientierter als darauf zu warten, ob sich der Anrufer noch zur nächsten Frage durchringt, ist es, ihm die „Wünsche mit den Ohren abzulesen" und direkt anzubieten: „Kann ich ihm etwas ausrichten? Soll er Sie

zurückrufen oder kann ich Sie mit Frau Bauer verbinden, die ihn heute vertritt?"

8. Last but not least – doppelt hält besser: Auch wenn Ihre Telefonnummer aus dem Briefkopf hervorgeht, schreiben Sie die Nummer und Ihre Durchwahl einfach noch einmal am Ende jedes Briefes unter Ihren Namen.

Der Mitarbeiter am Telefon ...

- braucht Zeit, um in Ruhe zu telefonieren.
- muss über einen Arbeitsplatz verfügen, der kundenorientiertes Verhalten unterstützt
- sollte das gesamte Leistungsspektrum der Einrichtung (Arbeitsbereiche, Produktpalette ...) gut kennen.
- sollte über aktuelle Projekte, Aktionen und Kampagnen des Pflegedienstes Bescheid wissen.
- sollte alle Personen und ihre Zuständigkeiten in der Einrichtung kennen (etwa: für den Hausnotruf ist Frau Maier zuständig; wenn sie nicht anwesend ist, vertritt sie Herr Bauer ...).
- sollte einen Überblick über die An- und Abwesenheit der MitarbeiterInnen haben. Es ist peinlich, wenn er am Telefon sagt, jemand sei „nicht im Haus", und sich herausstellt, dass der Anrufer vor wenigen Minuten mit dieser Person noch telefoniert hat.
- Nicht zuletzt: Der Mitarbeiter am Telefon muss seine eigenen Befugnisse und Kompetenzen genau kennen. Es muss z. B. geklärt sein, was er am Telefon „versprechen" darf, ob er Beschwerden bearbeiten soll, und wenn ja, wie. Schließlich ist festzulegen, wie Informationen über Telefonate schriftlich dokumentiert, an wen und wie schnell sie weitergeleitet werden. Und: Durch Rückkopplungsschleifen ist abzusichern, dass es keinen Informationsverlust im Bearbeitungsverlauf gibt.

Fehler sind zu 20 % menschlich bedingt und zu vermeiden durch Schulung, Motivation, Qualitätsteams, Qualitätswettbewerbe und Kommunikation

(Mitarbeiterentwicklung); Fehler sind zu 80 % umfeldbedingt und zu vermeiden durch Arbeitsplatzbeschreibung, Führungsanweisung, Selbstprüfung und Gruppenarbeit (Umfeldverbesserung). Ansonsten erfolgt „Die kleine Rache":

> „Sie kennen mich nicht. Ich bin ein netter Kunde. Ich beklage mich nie. Im Restaurant warte ich geduldig, wenn die Kellnerin mit ihrem Freund plaudert und sich keinen Deut um mich kümmert. Im Fachgeschäft nehme ich auf meine Mitmenschen Rücksicht. Wenn mich ein mürrischer Verkäufer bedient, der brummig und gehässig wird, weil ich mir, bevor ich kaufe, mehrere Artikel ansehen möchte, bleibe ich höflich und zuvorkommend. Nie kritisiere ich. Es würde mir nicht im Traum einfallen, wie andere Leute in der Öffentlichkeit eine Szene zu machen. Das ist so albern. Ich bin ein netter Kunde.
>
> Ich will Ihnen aber auch sagen, was ich noch bin. Ich bin der Kunde, der nie wieder zurückkommt. Das ist meine kleine Rache dafür, dass man mich herumschubst. Gewiss, auf diese Weise kann ich meinem Ärger nicht gleich Luft machen, aber auf lange Sicht ist meine Reaktion eine tödlichere Rache. Wer zuletzt lacht, lacht am besten, sagt man. Ich lache, wenn ich sehe, wie Sie wie Verrückte Geld für Werbung ausgeben, um mich zurückzuholen. Dabei hätten Sie mich von Anfang an mit ein paar netten Worten und einem freundlichen Lächeln behalten können."

Kundenorientierung am Telefon lässt sich nicht „mit links" machen. Dazu ist eine systematische Organisationsentwicklung notwendig. Jeder Pflegedienst, erst recht jeder größere Sozialbetrieb, der seine Kundenorientierung am Telefon optimieren will, muss wissen, dass dieses Vorhaben Geld kostet und Priorität über einen längeren Zeitraum braucht. Lohnend ist dies allemal: Mancher Pflegedienst könnte viel von dem Geld sparen, das er in Werbung steckt, wenn er zunächst dafür sorgen würde, dass die vorhandenen Kunden zufrieden(er) sind.

„Mund-zu-Mund-Werbung" zufriedener Kunden und Kooperationspartner ist immer noch eine der effektivsten und preiswertesten Werbestrategien. Erst wenn solche Bedingungen mindestens annähernd geschaffen sind, ist es sinnvoll, Mitarbeiter zu schulen, deren Aufgabe es ist, ans Telefon zu gehen. Sie müssen lernen, die häufigsten Fehler beim Telefonieren zu erkennen und zu vermeiden.

- Es wird verkannt, dass jede Äußerung einen sachlichen und einen emotionalen Inhalt hat. Das Telefonat gerät in eine Schieflage, wenn die emotionale Komponente einer Kundenäußerung nicht ernst genommen oder nicht aufgegriffen wird.

- Am wirklichen Problem wird vorbeigeredet: Der Kunde sagt nicht immer – manchmal weiß er es auch gar nicht auf Anhieb – worum es eigentlich geht. Es besteht dann die Gefahr, dass sich der Telefonist auf ein „Nebengleis" locken lässt.

- Der Telefonist geht nicht angemessen auf die Beschwerde eines Kunden ein. Der ungeduldige oder verärgerte Kunde fühlt sich missverstanden.

- Der Telefonist versucht, eine Beschwerde „wegzuerklären" oder – und das ist noch schlimmer – er „kanzelt den Anrufer ab", etwa mit den Worten: „Da hätten Sie halt genauer sagen müssen, was Sie wünschen!"

- Der Telefonist verstößt gegen die zentrale Regel der Kundenorientierung: „Gegen den Kunden kann man auf Dauer nicht gewinnen." Ein Kunde, der bei einem Schlagabtausch den kürzeren zieht, wird sich einen neuen Anbieter suchen und im Zweifel schlecht über den alten Anbieter reden. Beides schadet extrem – und zwar nicht dem Kunden!

Professionelles Telefonieren

Nach dem Motto „Niemand ist unnütz – er kann immer noch als schlechtes Beispiel dienen", mag die hier aufgezählte „Sündenliste" hilfreich gewesen sein. Professionelles Telefonieren lässt sich aber auch positiv beschreiben. Der geschulte Telefonist hört nicht nur aktiv zu, er denkt zudem und fühlt mit:

- Er achtet auf die Stimme und die Stimmung des Anrufers.
- Er zeigt Verständnis und Interesse.

- Er vergleicht ggf. die Kundenangaben mit den ihm vorliegenden Unterlagen.
- Was sagt der Kunde, was signalisiert er zwischen den Zeilen?

Der geschulte Telefonist beantwortet zudem die Fragen geduldig und geht auf seinen Gesprächspartner ein:

- Welche konkreten Wünsche und Bedürfnisse äußert der Kunde?

- Welche Wünsche sind herauszuhören? Er bemüht sich, die passenden Dienstleistungen seiner Einrichtung dafür anzubieten.

- Er kennt und erkennt die eigenen Kompetenzen und seine Grenzen und vermittelt rechtzeitig weiter an die entsprechende Fachabteilung bzw. an die zuständige Person.

- Er kennt sich in den Strukturen seines Trägers gut aus und weiß, wofür er und seine Kollegen in den einzelnen Fachbereichen zuständig sind.

- Der geschulte Telefonist nimmt den Anrufenden stets ernst.

- Durch sein Verhalten am Telefon vermittelt er dem Kunden Verständnis.

- Er verspricht nur das, was er halten kann.

- Er weiß immer, was sich gerade in seiner Einrichtung tut.

- Er überprüft, ob der Kunde inzwischen zufriedengestellt ist.

- Er fühlt sich dafür verantwortlich, dass er mit seiner Arbeit die bestmögliche Qualität erbringt.

Die Maxime der Mitarbeiters am Telefon lautet wie für jeden Mitarbeiter des Pflegedienstes: „Unser Kunde soll nicht nur zufrieden sein. Er soll von uns und unserer Leistungsfähigkeit beeindruckt und begeistert sein. Er soll die Überzeugung gewinnen, dass wir für ihn der einzig richtige Dienst sind. Wenn uns das gelingt, empfiehlt er uns weiter und vermittelt uns weitere Kunden."

Strategisches Marketing

In Anknüpfung an die Positionsbestimmung und die Entwicklung von Marketing-Zielen sollen hier erste Konkretisierungen zur Zielerreichung aufgezeigt werden. Marketing-Strategien stellen somit das Bindeglied zwischen den Zielen und den operativen Maßnahmen dar. Die Basis der Marketing-Ziele bilden einerseits der Unternehmenszweck, also die Versorgung pflegebedürftiger Menschen in ihrer gewohnten Umgebung, und die obersten Unternehmensziele, wie Substanzerhalt und Liquidität einerseits und die Ergebnisse der Analyse der Marktsituation andererseits.

Marketingziele kennzeichnen somit die gesetzlichen Vorzugszustände, die durch den Einsatz absatzpolitischer Instrumente erreicht werden sollen. Mögliche Zielsetzungen eines Pflegedienstes könnten in diesem Zusammenhang zum Beispiel eine höhere Kundenzufriedenheit, positive Imagebildung oder ein besserer Kontakt zu Ärzten oder der Öffentlichkeit sein.

Die Strategie der Marktdurchdringung zielt auf die Erfassung bestehender Märkte mit tatsächlich vorhandenen Leistungen ab. Dies ist die natürlichste und zweckmäßigste Basisstrategie für viele Organisationen. Sie knüpft an die noch verborgenen Kraftreserven und der bisher auf den gegenwärtigen Märkten angebotenen Leistungen an.

Die Marktentwicklungsstrategie zielt aber auch auf bisher noch nicht bearbeitete Märkte mit bestehenden Leistungen ab. Im Rahmen der Produktentwicklungsstrategie sollte daher systematisch nach neuen Leistungsangeboten gesucht werden (so genannte Innovationen). Unter Diversifikation versteht man die Aufnahme neuer oder bedarfsverwandter Produkte oder Dienstleistungen, die in keinem Zusammenhang mit dem bisherigen Betätigungsfeld des Unternehmens stehen und auf anderen bisher nicht bearbeiteten Märkten angeboten werden.

Im Ambulanten Pflegedienst zeigen sich folgende Strategien als übertragbar:

* **Konkurrenzgerichtete Strategien:** Hier wird zwischen Kostenführerschaft, Abhebungs-, Ausweich-, Kooperations- sowie Rückzugsstrategie unterschieden.

- **Abhebungsstrategie:** Mit dieser Strategie werden eigene Leistungen so konzipiert, dass sie gegenüber dem Konkurrenzangebot Leistungsvorteile aufweisen, zum Beispiel die Spezialisierung einzelner Fachbereiche, Freundlichkeit des Personals. Ziel ist es, aktuelle Kunden von einem Wechsel zu einem anderen Anbieter abzuhalten und potentielle Kunden von der Konkurrenz abzuwerben.

- **Ausweichstrategie:** Sie beinhaltet die Spezialisierung auf eine Kundengruppe, deren Bedürfnisse von der Konkurrenz nicht oder nicht vollständig befriedigt wird (so genannte Strategie der Nischenpolitik, die für kleine Organisationen sinnvoll sein kann).

- **Kooperationsstrategie:** Hierunter ist zum Teil eine Umsetzung und Ergänzung der vorher angeführten Strategien zu verstehen. Kooperationen können im Beschaffungsbereich liegen, in der Öffentlichkeitsarbeit (Aufklärungskampagnen) oder bei der Patientenbetreuung sinnvoll sein. Wichtig ist, dass auf eventuelle Selbstständigkeitseinbußen geachtet wird.

Das operative Marketing

Nachdem die Ziele konkretisiert und auf ihnen aufbauend die Strategien formuliert sind, folgt die Umsetzung in die Praxis. Durch die Anwendung der Marketing-Instrumente wird die grundsätzliche Ausrichtung bestimmt, Schwerpunkte gesetzt und der Umfang der Aktivitäten bestimmt. Die gängige 4-er Systematik mit den Marktgestaltungsprogrammen Produktpolitik, Preispolitik, Distributionspolitik und Kommunikationspolitik entspricht dem Modell des amerikanischen Autors McCarthy, dem Modell der so genannten VIER P´s: product, price, promotion and place. Zwischen den einzelnen Maßnahmen bestehen gegenseitige Abhängigkeiten, die berücksichtigt werden müssen.

Die Produktpolitik hingegen umfasst alle Aktivitäten, die die Gestaltung einzelner Dienstleistungen oder das gesamte Dienstleistungsprogramm betreffen. Für Pflegedienste bedeutet dies, den Bedürfnissen des Kunden ein entsprechendes Angebot an Leistungen anzubieten.

Checkliste: Was Sie brauchen, um Ihre Einrichtung mit Zahlen zu steuern

- Haben Sie ein Planungs- und Kontrollsystem in Ihrer Einrichtung?
- Werden die Ziele Ihrer Einrichtung zeitlich abgestuft festgelegt und Ihre Erreichung kontrolliert?
- Werden Pläne für die einzelnen Organisationseinheiten abgestimmt erstellt?
- Wie wird die Planung koordiniert? Gibt es einheitliche Richtlinien für die Planung?
- Wird die Planung laufend durch Soll-Ist-Vergleich kontrolliert?
- Wie werden Entscheidungen für Investitionen fundiert?

Wie werden Informationen gesammelt, aufbereitet und weitergeleitet?

- Welche Bereiche werden geprüft, gibt es Richtlinien?
- Werden Berichte routinemäßig, bei Abweichungen, bei Bedarf erstellt?
- Wie sieht das Verfahren beim Anfordern neuer Berichte aus?
- Sind Informationsrechte und -pflichten festgelegt?
- Wer sammelt externe Informationen, wie werden sie aufbereitet, wo werden sie gespeichert?
- Kann das Rechnungswesen kurzfristige Überblicke über Liquiditäts- und Ertragslage erstellen?
- Wird eine Betriebsabrechnung durchgeführt?
- Wird eine Kostenträgerrechnung durchgeführt?
- Wird ein Verfahren der Teilkostenrechnung eingesetzt?
- Wird nur auf der Basis von Ist-Kosten abgerechnet, oder werden Standard-/Normal- oder Plan-/Sollkosten ermittelt?
- Gibt es ein Prüfungsprogramm?
- Wird eine Steuerplanung durchgeführt?
- Welche Abrechnungs-, welche Planungsbereiche werden computerunterstützt?
- Welche Vorkehrungen zur EDV-Sicherheit existieren?
- Existiert eine Kosten- und Leistungsrechnung für den Bereich der EDV?
- Wird Ihre EDV budgetiert?
- Wie sieht das Projektmanagement der EDV aus?

Wie gut ist die Organisation Ihrer Einrichtung dokumentiert?

- Gibt es einen Organisationsplan?
- Gibt es Stellenbeschreibungen für die Mitarbeiter?
- Gibt es Zusammenstellungen für die Ablauforganisation?

Welche personellen Voraussetzungen Ihr Controller mitbringen muss

- Fachliche Qualifikation: Studium der Betriebswirtschaftslehre oder Weiterbildung
- Berufsausbildung im kaufmännischen Bereich
- Führungsqualitäten: Teamgeist, kein Kontrolleur der Mitarbeiter

Der Nutzen von Informationsnetzwerken

Die moderne Variante der Funktion eines Marktplatzes finden wir in Informationsnetzwerken. Gerade der zunehmende Bereich der Dienstleistungen braucht solche Netzwerke. Während Sachgüter unabhängig hergestellt und konkret angeboten werden können, müssen Dienstleistungen immer durch Informationen abgebildet und beschrieben werden. Nur so bekommt der Interessent eine Vorstellung von dem, worauf er sich einlässt und bezahlt.

Gerade im Bereich der Dienstleistungen wünschen sich Senioren Informationsnetzwerke, die ihnen die Auswahlentscheidungen transparent und den Zugang angenehm machen. Das Internet ist in aller Munde. Die Jungen Alten sind zwar nicht die größte Benutzergruppe, aber die mit dem größten Wachstum. Es liegt deshalb auf der Hand, dass die Basistechnologie des angebrochenen Jahrzehnts, das Internet, die Begegnung von Angebot und Nachfrage im Sozialen Sektor unterstützen wird.

Das Internet wird bei den „Neuen Alten" in den kommenden Jahren immer mehr an Bedeutung gewinnen, auch hierauf müssen sich die Anbieter einstellen und diesen Bereich entsprechend abdecken. Viele Vorarbeiten zur Schaffung von Transparenz und verlässliche Standards wurden bislang in Qualitätszirkeln geleistet. Diese Früchte können nun für eine offensive Informationspolitik verwendet werden.

Die richtigen Informationen zum richtigen Zeitpunkt und am richtigen Ort entscheiden auch bei der Zielgruppe Senioren und Pflegebedürftige. Dass diese Informationen strukturiert sein müssen, um sie zum Beispiel EDV-technisch verarbeiten, auswerten und vergleichen zu können, versteht sich von selbst. Und dass ein Anbieter die Informationen über sein Unternehmen, seine Leistungen und Produkte nur einmal formulieren möchte, um sie dann für die verschiedenen „Informationsschaufenster" zur Verfügung zu stellen, liegt auch auf der Hand. Denn die Informationsgesellschaft ist kurzlebig und keine Information ist schlechter als eine veraltete. Informationsqualität und Präsentation der Informationen an den Kundenkontaktpunkten sind gefragt.

Checkliste für Ambulante Pflegedienste

<u>Allgemeine Angaben</u>

Name und Anschrift des Dienstes:

Inhaber bzw. Träger:

Rechtsform:

Versorgungsbereich:

Anzahl der Kunden/innen:

In welchem Jahr wurde der Pflegedienst gegründet:

<u>Präsentation</u>

Haben Sie eine Kurzbeschreibung Ihres Pflegedienstes (z. B. Faltblatt, Kundenzeitung)?

[ ] ja   [ ] nein

<u>Geschäftsräume</u>

Anzahl der Räume:

Quadratmeter insgesamt:

<u>Technische Hilfsmittel</u>

Über welche Kommunikationstechnik verfügen Sie?

[ ] Telefonzentrale   [ ] Rufweiterleitung

[ ] Funktelefon   [ ] Anrufbeantworter

[ ] Telefax   [ ] Internet-Adresse

Stehen Ihrer Einrichtung PC´s zur Verfügung?

[ ] ja, Anzahl   [ ] nein

In welchen Bereichen setzen Sie EDV ein?

[ ] Einsatz- und Dienstplangestaltung (Programm)

[ ] Leistungsabrechnung (Programm)

[ ] Pflegedokumentation (z. B. Kundenstammblatt, Überleitungsbögen)

Wie viele Pkw´s (Dienstfahrzeuge, Privatfahrzeuge von Mitarbeitern/innen) stehen Ihrem Pflegedienst zur Verfügung

.... Anzahl der Dienstfahrzeuge

.... Anzahl der für den Dienst genutzten Privatfahrzeuge

Ausstattung

Bestehen für Ihren Pflegedienst Auflagen hinsichtlich der Ausstattung?

[ ] ja   [ ] nein

Leitbild und Stellenbeschreibungen

Haben Sie ein schriftlich formuliertes Leitbild und/oder Pflegekonzept?

[ ] ja   [ ] nein

Haben Sie Stellenbeschreibungen?

[ ] ja   [ ] nein

Schließen Sie Pflegeverträge mit Ihren Kunden/innen ab?

[ ] ja   [ ] nein

Erhalten Ihre Kunden/innen am Ende des Monats eine Abrechnung (z. B. Kopie der Abrechnung mit Pflegekasse)?

[ ] ja   [ ] nein

Wie viele Mitarbeiter/innen sind bei Ihnen mit welcher Qualifikation beschäftigt?

A) Vollzeitkräfte: .... Beschäftigte

.... Altenpfleger/innen

.... exam. Krankenschwestern/-pfleger

.... Krankenpflegehelfer/innen

.... Altenpflegehelfer/innen

.... Familienpfleger/innen

.... Praktikanten/innen, Krankenpflegeschüler/innen

.... Mitarbeiter/innen ohne fachspezifische Ausbildung

.... Mitarbeiter/innen mit sonstiger fachspezifischer Ausbildung, und zwar:

....

B) Teilzeitkräfte: .... Beschäftigte, entspricht .... Vollzeitstellen

.... Altenpfleger/innen

.... exam. Krankenschwestern/-pfleger

.... Krankenpflegehelfer/innen

.... Altenpflegehelfer/innen

.... Familienpfleger/innen

.... Praktikanten/innen, Krankenpflegeschüler/innen

.... Mitarbeiter/innen ohne fachspezifische Ausbildung

.... Mitarbeiter/innen mit anderer fachbezogener Ausbildung, und zwar:

....

Beantworten Sie die Fragen auf Grund folgender Unterlagen:

[ ] Präsentation Ihres Dienstes

[ ] Organigramm der Einrichtung, Leitbild

[ ] Aufstellung über besuchte Fortbildungsveranstaltungen

[ ] Stellenbeschreibungen

[ ] Kopie von Stellenausschreibungen in Zeitungen

[ ] Muster einer Abrechnung mit der Pflegekasse

[ ] Auflagen für Ausstattung (falls zutreffend)

[ ] Muster Pflegevertrag, Satzung des Träger-Vereins

[ ] Formblätter Pflegedokumentationssystem und Überleitungsbogen

[ ] Muster einer Rechnung für Kunden

[ ] Muster Arbeitsvertrag

[ ] Einführungsmappe für neue Mitarbeiter/innen

Aktive Dienstleistung statt passive Auftragsannahme

Egal welche Form gewählt wird, der Anbieter steht zunächst immer derselben Aufgabe gegenüber: Um auf einem Markt aktiv Interessenten und Kunden anzusprechen, müssen Informationen zum Unternehmen und seinen Leistungen (quasi das elektronische Prospekt) vorhanden sein, um diese an den Interessenten weiterzuleiten.

In diesem Zusammenhang ist zuerst die klassische Variante zu nennen: Der Kunde wendet sich direkt an den Anbieter und fragt eine bestimmte Leistung nach. Da inzwischen durchschnittlich 70 Prozent aller Anfragen telefonisch kommen, ist das Telefon Dreh- und Angelpunkt des kundenorientierten Verkaufs. Das Telefon ist oft die wichtigste Verbindung zwischen einem Unternehmen und seinem Kunden und Interessenten.

Das birgt Chancen, aber auch Risiken. Denn auch wenn es noch so leicht aussieht: Professionelle Kommunikation per Telefon ist eine Aufgabe für qualifizierte Könner. Modernes Kundenmanagement verlangt nach ständiger Erreichbarkeit und nach aktuellen und klaren Informationen. Am Telefon hat man weitaus weniger Zeit und damit auch eine geringere Chance, einen Kunden wie einen König zu behandeln.

Im Idealfall hat der Anbieter hier eine Anlaufstelle, die sich genau dieser Aufgabe widmet – die eigene „Dienstleistungsabteilung", das eigene Servicetelefon. Diese Anlaufstelle wird ein immer wichtigeres Instrument, um Kunden zu gewinnen und Kunden zu binden. Dementsprechend muss sie organisiert und strukturiert sein.

Ein anderes Schaufenster ist die öffentliche, unabhängige Beratungsstelle oder das kommerzielle Senioren-Service-Center. In beiden Fällen tritt ein neutraler Mittler zwischen Anbieter und Nachfrager, übernimmt in einem ersten Schritt den Kundenkontakt und leitet diesen an die Anbieter weiter.

Im Bereich der Senioren zwar noch relatives Neuland, jedoch in keinem Fall zu vernachlässigen ist das Internet als Schaufenster. Hier kann der Kunde völlig unverbindlich und zu jeder Zeit Informationen abfragen. Er kann die Leistungen eines Anbieters mit denen eines anderen vergleichen und so im Vorfeld von persönlichen Kontaktaufnahmen eine Auswahl treffen.

Mit den Dienstleistungsabteilungen bei Pflegediensten, den Servicetelefonen, den öffentlichen Beratungsstellen und den Senioren-Service-Centern, aber auch mit den verschiedenen Portalen für Senioren im Internet entstehen Marktplätze für den Austausch von Angebot und Nachfrage im Sozialen. Der Branche fehlt jedoch noch der Antrieb, ihre potentiellen Kunden mit den erforderlichen Informationen und einem entsprechend breiten Angebot auszustatten, damit diese sich angesprochen fühlen und ihre Entscheidung treffen können.

Preispolitik

Die Frage nach dem richtigen Preis ist ein zentrales Thema innerhalb einer Marketingkonzeption. Die Bestimmungsfaktoren für die Festsetzung der Preisforderung sind neben den Kosten und dem Gewinn des Anbieters die Preisforderungen der Mitbewerber. Eine aktive Preispolitik lässt sich im Dienstleistungsbereich „Pflegedienst" fast nicht betreiben. Gesetzliche Bestimmungen schränken den Spielraum dafür weitestgehend ein.

Die Pflegesätze hingegen geben nur begrenzten Spielraum (Dumpingpreise, um in einen Markt zu kommen oder bekannt zu werden, sind für einen begrenzten Zeitraum zwar möglich, hier ist jedoch die Kostenseite stark zu beachten).

Distributionspolitik

Im klassischen Marketing ist unter diesem Begriff die Summe aller Maßnahmen zu verstehen, die durch Gestaltung der Absatzmethoden (z. B. Verkauf einer Dienstleistung über Vertreter), der Absatzwege (Direkt-Verkauf der Dienstleistung) sowie der Absatzorganisation eine Marktbeeinflussung zu erreichen versucht.

Dieser Bereich ist auch im ambulanten Pflegedienst von hoher Wichtigkeit. Hierbei kommt es nämlich wie in der allgemeinen Wirtschaft auf die zieladäquate Anpassung und Vermittlung des Leistungsangebotes gegenüber den bestehenden Umfeldstrukturen an. Es geht darum, potentielle Transaktionspartner erst einmal mit den Leistungen des Pflegedienstes in Kontakt zu bringen. Hier sind vor allem die Mitarbeiter zu sehen, die dem Kunden und seinem jeweiligen Umfeld das spezielle Klima bzw. das Leitbild sowie die Leistungsschwerpunkte unter distributionspolitischen Gesichtspunkten vermitteln.

Kommunikationspolitik

Professionelle Kommunikationspolitik stellt besonders in der ambulanten Pflege ein wichtiges und noch höher zu bewertendes Instrument im Rahmen des Marketings dar, als in der Wirtschaft. Produkt und Preis sind weitgehend vorgegebene Faktoren. Daher muss in der „Kommunikationspolitik" ein besonderer Schwerpunkt liegen.

Besonders geeignet hierfür ist das Instrument Öffentlichkeitsarbeit, deren Ziel es ist, sich bewusst und geplant andauernd um Vertrauen bei Kunden, Ärzten, Krankenhäusern und Behörden etc. zu bemühen. Es ist Aufgabe der modernen Öffentlichkeitsarbeit, Informationen zu sammeln, zu gestalten und zu streuen. Dabei hat die positiv gestaltete Öffentlichkeitsarbeit für die soziale Organisation sowohl Innen- als auch Außenwirkung.

Veränderte Märkte erfordern veränderte Organisationen

Die Bewältigung der Herausforderungen, die sich durch den strukturellen Wandel von Wirtschaft und Gesellschaft ergeben, ist für Organisationen aller Art eine überlebenswichtige Aufgabe. Veränderte Marktverhältnisse, verbunden mit dem Wegfall traditioneller Dienstleistungs- und Arbeitnehmergruppen, erfordern bei Unternehmen eine ständige Suche nach neuen Geschäfts- und Tätigkeitsfeldern.

Organisationen geraten vor dem Hintergrund sich immer weiter verkürzender Dienstleistungszyklen zunehmend unter Anpassungsdruck. Gerade bei der Bewältigung dieser Anpassungsprozesse kommt der Rolle der Führung eine besondere Bedeutung zu. Prinzipiell – und daran hat sich trotz der langen Diskussionen um die Steuerungsfähigkeit von Organisationen nichts geändert – ist strategische Organisationssteuerung nach wie vor als originäre Führungsaufgabe zu betrachten.

Allerdings sollten in diese Aufgabe alle Mitglieder einer Organisation entsprechend ihren Kenntnissen, Fähigkeiten und Gestaltungsmöglichkeiten einbezogen werden. Über die Intensität dieser Einbeziehung wurde und wird allerdings immer noch viel gestritten. Nachdem intensivierte Formen der Mitarbeiterbeteiligung oft nicht den gewünschten Erfolg brachten, wird nun wieder verstärkt eine Renaissance der Führung gefordert.

Denn Erfahrungen zeigen, dass nur eine Kombination beider Ansätze Erfolg versprechend ist: So ist es zum einen für das Management wichtig, seine Entscheidungen auf der Basis ausreichender Kenntnisse über die einzelnen Arbeitsabläufe zu treffen. Zum anderen aber müssen auch die Beschäftigten auf allen Ebenen in die strategischen organisatorischen Ziele eingebunden werden, um den dort stattfindenden Wandel selbst mitgestalten und ihre Verantwortungs- und Entscheidungskompetenz entsprechend einsetzen zu können.

Qualifizierung als Bestandteil der Organisationsentwicklung

Ein möglicher Ansatz, die dargestellten Konfliktlinien in Organisationen zu entschärfen, kann in einer breiten organisationsbezogenen Qualifizierung liegen, die Führungskräfte und Mitarbeiter gleichermaßen einbezieht. Ziel der Qualifizierung ist es, die Mitarbeiter einer Organisation in die Lage zu versetzen, ihre spezifische Funktion innerhalb der Organisation besser und zielgerichteter wahrnehmen zu können.

Qualifizierung ist in diesem Sinn als ein Instrument von Organisations-entwicklung zu verstehen. Die in diesem Zusammenhang zu vermittelnden sozialen Kompetenzen gehören inzwischen zum Grundgerüst von Fähigkeiten, die bei Mitarbeitern mehr und mehr nachgefragt werden. Organisationsbezogene Qualifizierung kann daher durchaus als ein Instrument angesehen werden, das der individuellen, auf die jeweilige Person zugeschnittene Qualifizierung zur Vermittlung von Fachkenntnissen nicht entgegensteht, sondern diese ideal ergänzen kann.

Die genannten Problemfelder in Organisationen können, wie bereits angedeutet, inzwischen nicht mehr nur bei Unternehmen der Privatwirtschaft beobachtet werden, sondern sind ebenso für halböffentliche Sektoren und selbst klassische Bereiche der öffentlichen Verwaltung von Bedeutung. Bei den Bereichen der sozialen und öffentlichen Dienstleistungen wird dies anschaulich: so müssen die im sozialen Dienstleistungssektor tätigen Pflegedienste ihre Dienstleistungsangebote stärker unter Marktgesichtspunkten konzipieren und dabei auch Angebotsbestandteile einbeziehen, die zum Teil über die klassische häusliche Pflege weit hinausgehen. Insofern stellt eine auf die Berücksichtigung dieser Problematik abzielende Qualifizierung als Teilaspekt der Organisationentwicklung für Organisationen unterschiedlichster Art eine Möglichkeit dar, auf die genannten Probleme offensiv einzugehen.

Praktische Ansätze für ein soziales Dienstleistungsmarketing

Den Kunden ins Visier nehmen bedeutet: Der Anbieter muss interessierten Kunden zu einem passenden Zeitpunkt gewünschte Produkte und Leistungen über ein geeignetes Medium anbieten. Ein aktiver – kein passiver Prozess. Das setzt voraus, dass man als Unternehmen seine Zielgruppen kennt und Konzepte und Handlungen darauf abstimmt.

Im Bereich der Pflege kann man grundsätzlich zwei große Zielgruppenbereiche unterscheiden: Kunden mit akutem Pflegebedarf und Kunden, die sich mit dem Thema „Älter werden" beschäftigen und für Informationen offen sind, für sich jedoch keinen aktuellen Bedarf erkennen. Für beide Gruppen müssen unterschiedliche Marketinginstrumente eingesetzt und verschiedene Vorgehensweisen gewählt werden.

Das Ziel heißt: Auslastung der vorhandenen Kapazitäten und Ausschöpfen des vorhandenen Marktpotentials durch aktiven Vertrieb statt passiver Auftragsannahme. Das Ziel heißt aber auch, dem Kunden möglichst alles aus einer Hand zu liefern, ihn umfassend zu bedienen, Service zu bieten. Der Weg hin zu einer zufriedenstellenden Auslastung geht über eine Orientierung hin zu den potentiellen Kunden.

Dieser steht vielfach überhaupt nicht im Blickfeld der Anbieter, er wird bei den meisten Überlegungen schlichtweg vergessen, obwohl gerade hier Potential für die nahe Zukunft steckt. Seine Aufmerksamkeit gilt es zu wecken, sein Verhalten muss gewonnen werden. Eine Aufgabe des Marketings, Aufgabe der Verkaufsabteilung und der Kundenbetreuung.

Qualitätsstandards und Verfahrensweisen sind ebenso wie im Bereich des Pflegeprozesses zu definieren und müssen umgesetzt und gelebt werden. Der Kunde von morgen wird aus dem zuvorkommenden und professionellen Umgang von heute auf die Qualität der Kernleistung Pflege schließen und sich so ein Bild von dem machen, was ihn erwartet, wenn er Kunde wird. Der Kunde wird auf diese Weise seine Entscheidung treffen.

Unabhängig von der gesetzlichen Verpflichtung der Pflegedienste zur Durchführung qualitätssichernder Maßnahmen (vgl. § 80 SGB XI) ist die zentrale Bedeutung der Qualität von Dienstleistungen als strategischer Erfolgsfaktor heute unbestritten. Zeitgemäßes Qualitätsmanagement und Unternehmenserfolg stehen in direktem Zusammenhang. Unter Wettbewerbsgesichtspunkten beeinflusst die Qualität des Angebots maßgeblich die Entscheidung des Kunden, ein Dienstleistungsunternehmen in Anspruch zu nehmen.

„Qualität" bezeichnet allgemein die Beschaffenheit oder Eigenschaft eines Gegenstandes oder einer Handlung. Darüber hinaus steht der Begriff für die Bedeutung Wert oder Güte. Nach der DIN-Norm ist Qualität die „Gesamtheit von Eigenschaften und Merkmalen einer Einheit bezüglich ihrer Eignung, festgelegte und vorausgesetzte Erfordernisse zu erfüllen". Diese beiden Definitionsansätze sind jedoch wenig hilfreich bei der Identifizierung der Dienstleistungsqualität.

Allgemeiner gefasst, kann unter Dienstleistungsqualität der Grad der Übereinstimmung zwischen der erbrachten Leistung und den bestehenden Kriterien für diese Dienstleistung verstanden werden. Die Qualität von Dienstleistungen liegt daher in der Erfüllung der Anforderungen und Ansprüche und dem Erreichen einer möglichst hohen Verwertbarkeit der erbrachten Leistungen.

Ziel eines Dienstleistungsunternehmens muss deshalb ein hoher Grad der Kongruenz zwischen Leistung und den dafür von Seiten der Kunden festgelegten Kriterien bzw. eine markt- und situationsgerechte Leistungs-erbringung und -verwertung sein. Dienstleistungsqualität ist somit eine kontinuierliche Größe.

Qualifizierung der Beschäftigten in ambulanten Pflegediensten

Die ambulante Unterstützung und Betreuung alter Menschen zu Hause steht vor großen Herausforderungen. Auf Grund der demographischen Entwicklung wird in den nächsten Jahren der Anteil alter und pflegebedürf-tiger Menschen an der Gesamtbevölkerung deutlich zunehmen. Prognosen zufolge wächst der Anteil der Älteren (60 plus) bis zum Jahre 2030 auf mehr als ein Drittel der Bevölkerung.

Der verstärkte Zuwachs älterer Menschen in der Gesellschaft ist mit einem steigenden Hilfe- und Pflegebedarf verbunden. Eine anspruchsvolle und auf die Bedürfnisse der alten Menschen zugeschnittene Betreuung kann aber nur dann gewährleistet werden, wenn die bestehenden Dienstleistungs-angebote nicht nur qualitativ besser und breitgefächerter, sondern auch erheblich effizienter erbracht werden. Wichtigster Ansatz, die Betreuung alter Menschen zu Hause zu sichern, ist die umfassende Qualitätsverbesse-rung des Dienstleistungsangebots privater Pflegedienste.

Dies ist allerdings auch bei den privaten Pflegediensten nicht ohne eine umfassende Qualifizierung der Beschäftigten auf allen Hierarchieebenen möglich. Daneben ist auch der Aspekt der Sozialverträglichkeit zu beachten: Wenn es gelingt, Kenntnisse und Fertigkeiten des Personals für Maßnahmen zur Qualitäts- und Effizienzsteigerung zu nutzen, wird dies langfristig zu einer Steigerung des Qualitätsmaßstabs bei sozialen Dienstleistungen generell führen und dazu beitragen, auch in diesem Bereich höhere soziale Standards und gesicherte Arbeitsverhältnisse zu etablieren.

Bis Ausgang der 80er Jahre wurde die professionelle ambulante Pflege nahezu ausschließlich von den Verbänden der freien Wohlfahrtsverbände bereitgestellt. Ende der 80er Jahre setzte mit Schaffung des Sozialgesetzbuches (SGB) ein Gründungsboom privater Pflegedienste ein, der mit Einführung der gesetzlichen Pflegeversicherung einen nochmaligen Aufschwung erhielt. Mittlerweile betreuen nach verschiedenen Schätzungen bundesweit circa 60.000 Beschäftigte in rund 6.000 privaten ambulanten Diensten kranke, behinderte und alte Menschen zu Hause.

Diese Wachstumsdynamik privater ambulanter Pflegedienste und die damit verbundene Beschäftigung ist allerdings vergleichsweise instabil. Zunehmend verschärfter Wettbewerb bestimmt inzwischen das Bild der Pflegelandschaft; so geht jeder fünfte Pflegedienst im Jahre seiner Gründung wieder in Konkurs. Durch die Einführung der Pflegeversicherung erhöhen sich weiterhin die Anforderungen an die Qualität der Anbieter als auch an deren betriebswirtschaftliches Know-how.

Der Trend, in der ambulanten Pflege vermehrt so genannte pflegegeeignete Personen ohne einschlägige Fachqualifikation einzusetzen, mag aus betriebswirtschaftlichen Überlegungen zunächst nahe liegen, um Personalkosten zu senken, wird langfristig aber unweigerlich zu einem Rückgang der Qualität führen. Nicht zuletzt müssen ambulante Pflegedienste durch sukzessiven staatlichen Rückzug der Sozialversicherungträger zunehmend private Finanzierungsquellen der Kunden erschließen sowie neue benachbarte Geschäftsfelder (z. B. Freizeitgestaltung, umfangreiche Beratungs- und Vermittlungsdienstleistungen) eröffnen, die weit über das ursprüngliche Kerngeschäft der häuslichen Pflege hinausgehen.

Zwar ist die fachliche Qualifikation der Beschäftigten relativ hoch, dennoch sind vor allem bei kleineren und mittleren Pflegediensten Qualifizierungsdefizite zu erkennen, die deren Wettbewerbschancen beeinträchtigen können. So verfügen rund 75 v. H. der in der Pflege Beschäftigten in privaten Pflegediensten über einen qualifizierten Abschluss als examinierter Krankenschwester/-Pfleger oder examinierter Altenpfleger/in. Diese in der Erstausbildung erworbenen Qualifikationen beziehen sich jedoch auf Pflegebereiche im engeren Sinne.

Übergreifende Qualifikationen, um Qualitätssicherung oder Schnittstellenmanagement betreiben zu können, fehlen in der Regel und müssen in ergänzenden Fortbildungen erworben werden. Inzwischen werden diese Defizite durchaus erkannt, allerdings hängt der Mangel an pflegeübergreifenden Kenntnissen der Beschäftigten auch damit zusammen, dass kleine private Pflegedienste nur begrenzte Möglichkeiten zur überbetrieblichen Weiterbildung haben.

Da die Mitarbeiter und Mitarbeiterinnen dieser Pflegedienste noch auf keine historisch gewachsene Weiterbildungsinfrastruktur – wie bei den Wohlfahrtsverbänden – zurückgreifen können, ist die Zahl der überbetrieblich wahrgenommenen Fortbildungen eher gering. Die relativ kleine Anzahl der Beschäftigten privater ambulanter Pflegedienste (schätzungsweise durchschnittlich zehn Mitarbeiter pro Dienst) und die pflegespezifische Qualifikation der Beschäftigten machen jedoch den Erwerb von pflegeübergreifenden Qualifikationen umso wichtiger.

Auf Grund der durchschnittlich geringen Betriebsgröße ist nämlich eine Arbeitsteilung zwischen fachlichen und betriebswirtschaftlichen Tätigkeiten kaum möglich. Die Beschäftigten müssen im Alltagsgeschäft in der Lage sein, sowohl die pflegerischen Tätigkeiten – auch in Zusammenarbeit mit anderen am Pflegeprozess beteiligten Berufsgruppen – durchzuführen, als auch betriebswirtschaftliches Denken und Handeln stärker eigenverantwortlich umsetzen.

Eine zukunftsträchtige Sicherung der Beschäftigung erfordert daher einen umfassend angelegten Ansatz der Qualifizierung nicht nur für Mitarbeiter und Mitarbeiterinnen in der Leitung, sondern auch für Mitarbeiter und Mitarbeiterinnen, die vorrangig in der Pflege oder in der Verwaltung tätig sind.

Die Dimensionen der Dienstleistungsqualität

Die Vielschichtigkeit des Qualitätsbegriffes erfordern dessen Operationalisierung, um die Evaluierbarkeit der einzelnen Dienstleistungen gewährleisten zu können. Zur Kategorisierung von Qualität unterscheidet man zwischen Struktur-, Prozess- und Ergebnisqualität, wobei die letztere in direkter Abhängigkeit zur Struktur- und Prozessqualität steht.

Infolge dessen beinhaltet die Strukturqualität die Frage, ob der Pflegedienst von seinen Ressourcen her überhaupt in der Lage ist, die versprochenen Dienstleistungen zu erbringen. Die Prozessqualität umfasst nämlich den eigentlichen Vorgang der Erbringung der Dienstleistung, während sich die Ergebnisqualität auf das Resultat der Dienstleistung, also das Wohlbefinden, den Gesundheitszustand und den Zufriedenheitsgrad des Kunden bezieht. Die Ergebnisebene stellt somit den primären Maßstab für die angemessene oder unzureichende Qualitätsausprägung einer Dienstleistung dar.

Ein weiterer Ansatz, die Dienstleistungsqualität zu beschreiben, sind Kundenbefragungen. Einige Beispiele zur Verdeutlichung:

- **Zuverlässigkeit:** Hierunter wird die Fähigkeit verstanden, die versprochene Leistung verlässlich und präzise zu erbringen.
- **Entgegenkommen:** Die Bereitschaft und Schnelligkeit, dem Nachfrager bei der Lösung eines Problems zu helfen.
- **Souveränität:** Die Fachkompetenz und das Verhalten der Mitarbeiter sowie deren Vertrauenswürdigkeit.
- **Einfühlungsvermögen:** Die Bereitschaft des Anbieters, sich um individuelle Kundenwünsche zu kümmern.
- **Materielles:** Hierzu zählen die Einrichtung und Ausstattung sowie das Erscheinungsbild des Personals und der für die Öffentlichkeit gedachten Informationsmaterialien.

Die Dienstleistung ergibt sich bei diesem Ansatz aus der Differenz zwischen Kundenerwartung und Kundenwahrnehmung.

Kunden mit akutem Bedarf

Von akutem Bedarf kann gesprochen werden, wenn z. B. binnen weniger Tage erforderlich ist, Pflege im häuslichen oder auch in stationärem Bereich zu organisieren. In diesem Fall muss in der Pflegeeinrichtung ein Ansprechpartner zur Verfügung stehen, der alles Notwendige für eine rasche Heimaufnahme oder für die häusliche Versorgung gemeinsam mit dem Angehörigen regelt.

Hier kommt es auf die kurzfristige Erreichbarkeit, eine rasche Reaktion, kompetente Auskünfte und eine reibungslose Abwicklung an. Der Kunde braucht das Gefühl: Hier bin ich willkommen, man erwartet mich – und das trotz der zeitlichen Enge. Latenter, noch nicht ausgeprägter Bedarf nach Dienstleistungen im Bereich Hilfeleistungen und Pflege ist die Auseinandersetzung mit der Hilfsbedürftigkeit im Alter.

Potentielle zukünftige Kunden und ihre Angehörigen sind offen für Informationen, Anregungen und erste Angebote für diesen Lebensabschnitt. Ziel ist es, die Angebote bekannt zu machen und eine positive Grundeinstellung zu erzeugen. Erste Berührungen sollen möglich sein. Bei dieser Zielgruppe kommt der Prozess des Aufbaus einer Kundenbeziehung und der Kundenpflege eine zentrale Bedeutung zu. Ein Begriff, der hierfür steht, ist das so genannte Customer Relationship Management, kurz CRM genannt.

Intention des Qualitätsmanagements

Die Basis für eine umfassende Qualitätspolitik ist ein weit gefasstes Qualitätsverständnis. Diese Zielsetzung lässt sich heutzutage mit Hilfe eines Konzeptes im Sinne des „Total Quality Management" verwirklichen, das die (einzelnen) Elemente vernetzt und somit isolierten Teilkonzepten den Rücken kehrt. In diesem Zusammenhang bezeichnet „Totales Qualitätsmanagement" ebenso wie das Marketing ein Konzept der strategischen Unternehmensführung.

Somit sind beide Konzepte als eine generelle Unternehmensphilosophie zu betrachten. Die Kombination dieser beiden Philosophien kann vielmehr als ideal angesehen werden, da sich deren Inhalte gegenseitig bei der Realisation der Zielsetzung – nämlich die Kunden mit einem ihren Wünschen und Bedürfnissen entsprechenden Dienstleistungsangebot zu überzeugen – unterstützen und ergänzen.

Merkmale des Qualitätsmanagements

Zur Verdeutlichung die übersichtartig dargestellten Charakteristika:

- Qualität ist das oberste, ständig neu zu definierende Ziel einer Einrichtung
- Entwicklung von Zielen
- Kundenorientierung
- Überprüfung von Kundenwünschen
- Vorbildfunktion von Führungskräften
- Integration der Mitarbeiter (Qualitätszirkel)
- Anerkennung von serviceorientiertem Verhalten
- Fort- und Weiterbildung der Mitarbeiter
- Arbeitsabläufe werden optimiert
- Präventive Maßnahmen werden betont
- Qualitätsförderung wird als langfristiger Prozess, der nur über Zwischenschritte zu realisieren ist, verstanden.

Erfolgsrelevante Zielgruppen

Entgegen der Meinung, dass sich die Marketingaktivitäten vorwiegend auf die aktuellen Kunden als Bedarfsträger beschränken, beeinflussen darüber hinaus noch andere Zielgruppen den Erfolg des Pflegedienstes. Von besonderer Bedeutung sind ohne Zweifel die Angehörigen pflegebedürftiger

Kunden. Werden ihre Anforderungen und Bedürfnisse nicht zufriedengestellt, besteht das Risiko einer Abwanderung.

Ihre positiven oder negativen Eindrücke multiplizieren sie in einer Art
Mundpropaganda in ihr soziales Umfeld und beeinflussen damit die Einstellung gegenüber dem Pflegedienst. Daher sollten auch die Angehörigen bedacht werden, da diese in der Regel einen großen Einfluss im Hinblick auf den
möglichen Wechsel zu einem anderen Pflegedienst besitzen. Ähnlich verhält
es sich mit potentiellen Kunden und deren Angehörigen. Überzeugt sie das
Angebot nicht, orientieren sie sich weiter bei einem anderen Anbieter.

Eine weitere Gruppe stellen die niedergelassenen Ärzte dar, die ebenfalls als Multiplikator wichtig sind. Als eine zusätzliche Zielgruppe können
außerdem die Finanzierungsträger betrachtet werden, die sich in erster Linie
aus den Pflege- und Krankenkassen zusammensetzt. Hier sollte der Pflegedienst seine Kompetenz gegenüber dieser Institution verdeutlichen. Erfolgs-
relevant für Pflegedienste sind besonders die Mitarbeiter, die als interne
Adressaten des Marketings eine Schlüsselrolle spielen. Ihr Auftreten und
Verhalten beeinflusst entscheidend den Grad der Zufriedenheit der Kunden.

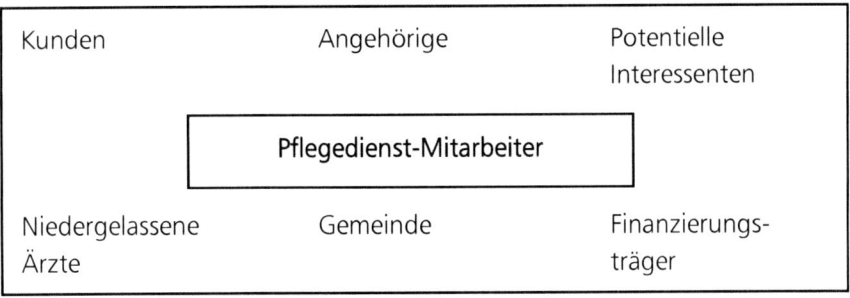

Zielgruppen des Pflegedienst-Marketings

Qualifizierungsschwerpunkte

Wesentlicher Qualifizierungsbedarf besteht vor allem in folgenden Bereichen:

- **Betriebswirtschaftliches Know-how:** betriebswirtschaftliche Grundlagen, Wirtschaftlichkeit aller Betriebsabläufe (z. B. Vermeidung der Durchführung von Doppelarbeiten, optimal geplante Wegestrecken), Organisationsentwicklung, Kostenträgerstrukturen, Wettbewerbssituation, Fortbildungsbedarf, Handlungsstrategien

- **Schnittstellenmanagement intern/extern:** Kooperation und Kommunikation mit anderen an der Pflege beteiligten Berufsgruppen (z. B. Ärzten, Medizinischer Dienst, Sozialamt), Wahrnehmung erhöhter und veränderter Bedarfslagen bei Patienten/Kunden, rechtliche und finanzielle Beratung der Kunden

- **Qualitätsmanagement:** Prozessorientierte Entwicklung interner und externer Qualitätsmerkmale, Qualitätsmanagement auf allen Betriebsebenen (z. B. umfassende Information über und Abstimmung der Pflegeziele), überbetriebliche Qualitätszirkel, Fortbildung

- **Leitbild, Leitbildentwicklung:** Einbeziehung des gesamten Unternehmens in eine Leitbildstrategie (z. B. kurz-, mittel- und langfristige Zielorientierung des ambulanten Pflegedienstes), Leitbild im Verbund mit anderen Dienstleistern

- **Marketing:** Entwicklung einer Marketingstrategie, Einbeziehung des gesamten Unternehmens in eine Marketingstrategie (z. B. Abstimmung über Dienstkleidung, Verhalten gegenüber Kunden), Marketingstrategie im Verbund mit anderen Dienstleistern

- **Kommunikation intern/extern:** Leitung, Führung und Management, Personalentwicklung, Mitarbeiterorientierung (z. B. verstärkte Einbeziehung der Mitarbeiter in Betriebsabläufe), Kundenorientierung, Beschwerdemanagement, Zeitmanagement, Konflikttraining

- **Bedarfsgerechter Technikeinsatz:** Auswahl und Einsatz notwendiger EDV und technischer Pflegehilfen (z. B. Aufbau einer EDV-gestützten Pflegeplanung), Einsatz von Techniken im Betriebsablauf und im Verbund mit Kooperationspartnern

Die Qualifizierung sollte allerdings nicht auf Grundlage fertiger Konzepte durchgeführt, sondern unter Beteiligung der Beschäftigten und gemäß den jeweiligen Bedürfnissen der einzelnen Betriebe entwickelt werden. Auf diese Weise wird auch die Bereitschaft der Beschäftigten zur kontinuierlichen Weiterbildung sowie zu kooperativen Formen der Zusammenarbeit gestärkt. Die Akzeptanz der Beschäftigten für eine organisationsbezogene Qualifizierung wächst zudem, wenn sie an dem Gestaltungsprozess von vornherein beteiligt sind.

Um diesen Prozess anzustoßen, werden in vielen Projekten mittels eines Benchmarkings (Vergleich aller wichtigen Betriebsdaten) und einer Kunden-/Patientenbefragung die Stärken und Schwächen der Pflegedienste identifiziert. Aus diesen Ergebnissen können dann entsprechende Qualifizierungsbedarfe abgeleitet werden, die mit den Beschäftigten diskutiert und in ein Qualifizierungskonzept umgesetzt werden können.

Bereits die partizipative Entwicklung der Inhalte selbst kann als Qualifizierung angesehen werden und sichert so bereits einen grundlegenden Baustein der Organisationsentwicklung innerhalb des Pflegeunternehmens. Für eine erfolgreiche Entwicklung dieses Prozesses ist allerdings ein entsprechendes Engagement der Pflegeleitungen besonders wichtig. In den meisten bislang begleiteten Qualifizierungsmaßnahmen stellte sich nämlich heraus, dass die (freiwillige) Beteiligung der Beschäftigten an der Qualifizierung von der Mitarbeiterorientierung ihrer Leitung abhing.

Je engagierter und mitarbeiterorientierter sich die Leitung innerhalb eines Qualifizierungsprozesses zeigt, desto häufiger und motivierter beteiligen sich auch die Pflegekräfte aktiv an der Qualifizierung und sind zudem gewillt, das erworbene Wissen auch in den Betrieben anzuwenden und weiterzugeben. Doch immer noch gilt im Pflegebereich das allgemeine Vorurteil, dass sich Pflegekräfte nur für den unmittelbaren Pflegedienst, aber nicht für betriebswirtschaftliche Abläufe ihres Betriebes interessieren und hierzu nur schwer zu motivieren sind. Dies mag mit ein Grund dafür sein, warum einige Pflegedienstleitungen entsprechenden Qualifizierungen ihrer Beschäftigten eher kritisch gegenüber stehen. Die Notwendigkeit, Beschäftigte stärker in betriebswirtschaftliche Abläufe einzubinden, verdeutlichen auch folgende Ergebnisse: So bestätigen Beschäftigte in einer durchgeführten Mitarbeiterbefragung, dass sie sich nicht an der Organisation der Dienst- und Pflegepläne beteiligen können. Auf Grund dieser Angaben ist es nicht verwunderlich, dass sich in der gleichen Befragung die meisten Beschäftigten über eine häufige Durchführung von Doppelarbeiten beklagten.

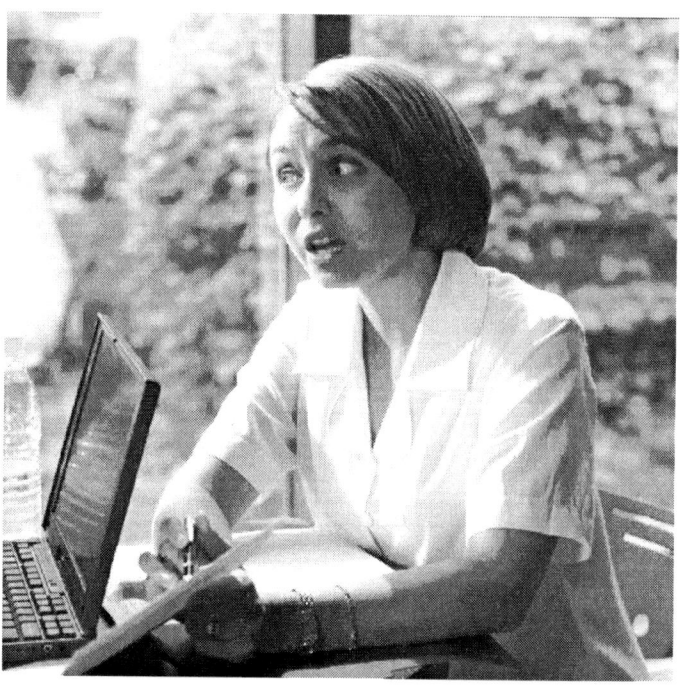

Dies ist ein weiterer Hinweis darauf, dass durch eine konventionelle Aufgabenzuordnung in Pflegediensten deutliche Reibungsverluste hingenommen werden müssen. Denn Pflegekräfte sind durchaus gewillt, sich weit über den Tellerrand ihres ursprünglichen Bereiches zu orientieren. Traditionelle Arbeitsstrukturen in Pflegediensten scheinen allerdings die Möglichkeit zur Weiterqualifizierung der Beschäftigten und zur Übernahme zusätzlicher Verantwortung häufig noch zu blockieren. Dies ist ein deutlicher Hinweis darauf, dass gerade auch die Leitungsebene eines Pflegedienstes mit in die Qualifizierung mit einbezogen werden sollte.

Eine systematische Qualifizierungsplanung kann möglicherweise helfen, bisher bestehende Vorbehalte abzubauen. So sollte die Qualifizierung z. B. so angelegt sein, dass Betriebe ihre Beschäftigten kontinuierlich weiterbilden, ohne den Betriebsablauf durch längere Freistellungen unverhältnismäßig zu beeinträchtigen. Dies ist insbesondere für kleine Unternehmen unter zehn Mitarbeitern von existentieller Bedeutung.

Innerhalb der meisten Qualifizierungsmaßnahmen stellt sich nämlich fast immer heraus, dass viele Pflegedienste zwar Interesse an einer Qualifizierung ihrer Mitarbeiter haben, aber oftmals Engpässe bei deren Freistellung auftreten. Um die Qualität und Effizienz der Fortbildungen zu verbessern, ist es für Pflegedienste daher sinnvoll, den Bedarf kooperativ von Anfang an mit den Mitarbeitern und Mitarbeiterinnen zu planen und auch durchzuführen.

Dieses Verfahren ermöglicht den Betrieben nicht nur, den genauen Bedarf festzustellen und voneinander zu lernen, sondern senkt auch den Qualifizierungsaufwand erheblich. Durch die rechtzeitige Einbeziehung der Mitarbeiter und Mitarbeiterinnen in die thematische Vorbereitung der Qualifizierung kann erwartet werden, dass Beschäftigte auch ein starkes Eigeninteresse entwickeln, an der Qualifizierung teilzunehmen und dieses Wissen später in den Betrieb einzubinden.

Die Marketing-Situationsanalyse im Ambulanten Pflegebereich

Regelmäßige Erhebungen über die aktuelle Unternehmenssituation einschließlich der Marktgegebenheiten bzw. der Umfeldsituation sind für ein erfolgreiches Marketing unerlässlich.

Die Unternehmensanalyse zeigt interne Stärken und Schwächen. Um eine einseitige Beurteilung zu verhindern, sollte ein Stärken-Schwächen-Profil – u.a. aus der Sicht der Unternehmensführung, der Kunden und der Mitarbeiter – erstellt werden. Besonders interessieren hierbei zum einen die Gründe für die positive oder negative Bewertung einzelner Aspekte, wie zum Beispiel organisatorische, personelle, bauliche oder finanzielle Umstände, und die daraus abzuleitenden Anforderungen der Zielgruppen.

Neben dem Leistungsspektrum liegt ein weiteres Augenmerk auf der Ressourcenanalyse. Auf der Basis der Pflege-Buchführungsverordnung lassen sich mit Hilfe der Kosten- und Leistungsrechnung das betriebswirtschaftliche Ergebnis der einzelnen Dienstleistungen und damit die Kostenstruktur und Kapitalausstattung feststellen.

Darüber hinaus sollten die personalpolitischen Aspekte ebenfalls in die Betrachtungen mit einbezogen werden. Im Vordergrund stehen hier Fragen nach Anzahl und Qualifikation der Mitarbeiter, die Fluktuationsrate, dem Qualitätsbewusstsein sowie nach Existenz und Ausmaß der Motivation, marktorientiert zu denken und zu handeln.

Kundenbeziehungen aufbauen und gestalten

Interessenten sind die Kunden von morgen. Sie sollten durch eine gute Kundenbetreuung von der Qualität des Anbieters überzeugt werden. Das bedeutet: Jede Anfrage wird ernst genommen und stößt einen vordefinierten Arbeitsprozess im Unternehmen an. Die Kundenbetreuung nimmt ihren strukturierten Lauf und wird dokumentiert, so dass jederzeit eingesehen werden kann, an welchem Punkt in der Kundenbeziehung das Unternehmen gerade steht und wo man ihn unterstützen kann.

Ein Fall aus dem Alltag: Eine ältere Frau hat in den letzten zwei Jahren einen erhöhten Betreuungs- und Pflegebedarf. Der Hausarzt rät dem Sohn oder der Tochter schon lange, dass sie sich um einen Platz in einem Pflegeheim bemühen sollte, weil dort ihrer Mutter eine intensivere Pflege angedeihen kann. Die Frage ist, wo Informationen über die verschiedenen stationären Einrichtungen einer Region erhältlich sind und wer Auskunft über die Leistungen und Preise der einzelnen Anbieter geben kann:

- Gibt es eine Beratungsstelle, ein Seniorenbüro?
- Gibt es Informationen der Kommune im Internet zu diesem Themenbereich?
- Gibt es eine Übersicht oder sollten die Anbieter gleich direkt angesprochen werden?

Gehen wir von dem Fall aus, dass der Kunde sich direkt mit dem Anbieter in Verbindung setzt, z. B. telefonisch:

- Welcher Service wird hier dem Anrufer zuteil?
- Wann ist die Einrichtung zu erreichen?
- Wer nimmt den Anruf entgegen?
- Wie freundlich wird geantwortet?
- An wen wird der Anruf weiter geleitet?
- Wer ist für Anfragen von Interessenten zuständig?
- Was wird gesagt, wenn nicht weiter verbunden werden kann?
- Welche Auskünfte können direkt am Telefon gegeben werden?
- Welche Informationen über den Anrufer werden aufgenommen?
- Welche Unterlagen können ihm zur Verfügung gestellt werden?
- Wie werden diese Unterlagen verschickt?
- Wer stellt sicher, dass die Informationen, die verschickt werden, aktuell sind und auch den Bedürfnissen des Kunden entsprechen?

Hierbei gilt: Eine Umfeldanalyse soll den regionalen Pflegemarkt transparent machen, um so die Chancen und Risiken für die eigene Einrichtung beurteilen zu können. Zu diesem Zweck wird zunächst die Nachfragerseite im Hinblick auf ihre demographischen Daten, z. B. durch amtliche Statistiken oder Studien von Forschungsinstituten ermittelt. Anhand dieser Daten lässt sich für den Pflegedienst ableiten, wie sich der Anteil der älteren Menschen entwickeln wird (prognostizierter Bedarf) und wo Wohngebiete mit einem hohen Altenanteil zu finden sind.

Aufgabe der Marktanalyse ist es jedoch nicht nur, die Nachfragerseite zu betrachten, sondern auch die Konkurrenzsituation zu untersuchen. Dazu werden in einem ersten Schritt die Konkurrenten mit Blick auf Anzahl, Leistungsspektrum und –tiefe, Leistungsprofil, Marktstellung, möglicher Dienstleistungsqualität und Kooperations- bzw. Wettbewerbsverhalten identifiziert.

In einem zweiten Schritt schließt sich ein Vergleich des eigenen Marktprofils mit den Ergebnissen der Anbieteranalyse, insbesondere der der Hauptkonkurrenten an, um die eigene Position differenzierter einschätzen zu können.

Die Prägung einer Kunden-Beziehung

Es kann immer wieder passieren, dass ein Interessent unangemeldet in eine Einrichtung kommt und sich informieren möchte. Ihre Antworten auf die nachfolgenden Fragen zeigen, ob sie gut vorbereitet sind:

- Gibt es ausgeschilderte Besucherparkplätze?
- Ist der Haupteingang gut zu finden?
- Sieht der Empfangsbereich einladend aus?
- Gibt es eine Rezeption oder einen Empfang?
- Was ist, wenn diese nicht besetzt ist, z. B. abends oder am Wochenende? Fühlt sich der Interessent trotzdem willkommen?
- Liegt vielleicht speziell für diesen Fall Informationsmaterial bereit?
- Wie wird er empfangen? Wird er vom Personal angesprochen?

- Gibt es ein gutes Hausleitsystem, dem er folgen kann, um direkt zur Verwaltung zu finden?
- Wo findet das Informationsgespräch mit einem Kunden statt? Ist es dort möglich, dem Gesprächspartner Kaffee oder Wasser anzubieten? Bietet der Raum die nötige Ruhe und das nötige Ambiente?
- Welche Fragen sollte der Interessent unbedingt beantworten?
- Was sollte er unbedingt von der Einrichtung wissen? Gibt es hierfür einen Gesprächsleitfaden?
- Was sollte ihm vom Haus gezeigt werden, was nicht? Wie sieht die Führung durch das Haus idealer Weise aus?
- Welche Unterlagen können dem Interessenten mitgegeben werden? Sind diese zeitgemäß, vermitteln sie den richtigen Eindruck? Werden dort auch die Fragen beantwortet, die für ihn wichtig sind?
- Gibt es eventuell ein zweites Gespräch, in dem dann auch der Pflege-vertrag zur Unterschrift überreicht wird? Wie sieht dieser Pflegevertrag aus (optisch und auch inhaltlich)? Wie detailliert wird Auskunft darüber gegeben, welche Leistungen enthalten bzw. nicht enthalten sind?
- Bekommt der Kunde eine Liste mit all den Dingen, die er beim Vertragsabschluss erledigen muss? Erhält er auch eine Liste über die Produkte, die das Haus für ihn übernimmt?
- Liegen eventuell schon Formulare bereit, die ihm Wege ersparen?
- Wie wird der Tag des Vertragsabschlusses vorbereitet? Wer kümmert sich um den Begrüßungsblumenstrauß?
- Gibt es ein Fotoalbum mit den Gesichtern und den Namen der Mitarbeiter?
- Gibt es einen Leitfaden für den Pflegedienst, in dem z. B. die Telefon-anlage beschrieben ist, die Öffnungszeiten der Hausbibliothek oder die Gottesdienstzeiten notiert sind?
- Kurzum – wie viel Service wird dem Kunden geboten?

Testen Sie die Zufriedenheit Ihrer Kunden

Für die meisten Pflegeunternehmen wird es zunehmend wichtiger, zu erkennen, wie wichtig die Ermittlung der Kundenzufriedenheit für ein konsequentes Qualitäts-Management ist. Hinzu kommt, dass viele Anbieter die ihrer Meinung nach bessere Qualität der Dienstleistungen kaum noch als Werbeargument und damit als Wettbewerbsvorteil ins Feld führen können. Denn diese Dienstleistungen unterscheiden sich in ihrem Kern oftmals kaum noch. Von daher ist die Qualität der dienstleistungsbegleitenden Leistungen heute von ausschlaggebender Bedeutung.

Anders als bei der Qualitäts-Messung und -Sicherung der Dienstleistung selbst, die sich rein technisch-funktionell vollzieht, geht es bei der Kundenzufriedenheit um die Ermittlung der subjektiven Aspekte. Qualität kann demnach nur das sein, was auch die Kunden als Qualität ansehen. Es dreht sich also um die Erfahrungen der Kunden, die sie mit einem Unternehmen gemacht haben. Und genau danach muss gezielt nachgefragt werden - und zwar systematisch. Stellen Sie von daher alle Aspekte zusammen, die beim Kundenkontakt eine Rolle spielen.

Fragen Sie die Kunden aber nicht nach der 'Qualität' der Beratung oder der Betreuung durch Ihr Pflegepersonal, denn der Qualitätsbegriff ist äußerst vielschichtig und wird von jedem Kunden anders verstanden. Sie sollten deshalb diesen Aspekt in seine Einzelkomponente zerlegen und bspw. Fragen nach der:

- Zufriedenheit mit der Kompetenz des Pflegepersonals
- Zufriedenheit mit den vermittelten Informationen - entsprechen diese den Anforderungen der Kunden?
- Zufriedenheit mit der Fähigkeit des Pflegepersonals, auf spezielle Beratungswünsche einzugehen.

Treffen Sie des Weiteren eine Zufallsauswahl unter allen Kunden, die Sie befragen wollen. Häufig bekommt man jedoch auch noch von gestandenen Pflegedienstleitern zu hören: „Wozu eine Untersuchung über die Zufriedenheit meiner Kunden? Ich weiß doch, was unsere Kunden denken und wo wir schlecht beurteilt werden; ich rede doch täglich mit ihnen. „Dass er mit ihnen redet, kann sicherlich richtig sein - es wäre auch schlimm, wenn die Verantwortlichen keinen Kontakt mehr zur Kundschaft pflegen würden. Aber entsteht dadurch tatsächlich auch ein repräsentatives Bild von der Kundenzufriedenheit?"

Jeder weiß doch von sich selbst: Nach einigen Gesprächen setzt sich ein gewisser Eindruck fest, teilweise wird man den Kunden wieder auf das Thema der vorangegangenen Gespräche hinweisen. Der dann entstandene Eindruck entspricht jedoch kaum dem, was man durch eine Umfrage erhält. Im normalen Kundenkontakt kann man niemals alle Einzelaspekte anspre- chen, die für dessen gesamte Wahrnehmung ausschlaggebend sind. Daher ist es besonders wichtig, eine zufällige Auswahl der Kunden zu befragen, und nicht jene, zu denen eh ein ständiger Kontakt besteht.

Sehen Sie vor allem alle Studien zur Kundenzufriedenheit als ein strate- gisches Instrument an. Denn der eigentliche Nutzen einer Zufriedenheits- analyse liegt in ihrer langfristigen Einsatzmöglichkeit, um sich ständig in die richtige Richtung zu orientieren. Deshalb sollten Sie die Untersuchung nicht als einmalige Befragung, sondern vielmehr als kontinuierliches Messinstru- mentarium betrachten. Auf diese Weise können Sie sich regelmäßig selbst kontrollieren, ob Sie auch auf dem richtigen Weg sind oder wo Schwach- stellen liegen. Erst Beobachtungen über einen längeren Zeitraum liefern Ihnen Aussagen darüber, inwiefern tatsächlich Erfolge durch eine höhere Kundenzufriedenheit verursacht werden.

Bewährt hat sich hierbei ein Abstand von etwa einem Jahr zwischen den Befragungen. Einen wirklichen Vergleich der Beurteilungen haben Sie natürlich nur dann, wenn Sie auch jeweils die gleichen Fragestellungen verwenden. Im Klartext: Wollen Sie eine Untersuchung über die Kundenzu- friedenheit, dann stellen Sie auch nur Fragen zur Kundenzufriedenheit. Diese Aussage hört sich anfangs zwar sehr banal an. Aber: immer wieder werden in Fragekatalogen neben den eigentlichen Fragen zur Zufriedenheit der Kunden auch weitere Themen angesprochen - bspw. das Image des Betriebes im Umfeld der Mitbewerber.

Doch so groß die Versuchung auch sein mag, 'ein paar' andere Fragen mit einzustreuen: Sie sollten sich nicht hinreißen lassen, Marktforschung betreiben zu wollen. Halten Sie stattdessen die Fragen einigermaßen über-schaubar, dann erhalten Sie auch eine Beurteilung, die sich wirklich nur auf die einzelnen Leistungen des eigenen Betriebes konzentrieren. Denn Studien zur Kundenzufriedenheit und bspw. Image-Analysen sind völlig unterschied-liche Untersuchungen und müssen deshalb auch getrennt voneinander durchgeführt werden. Vergessen Sie aber auch nicht, sofort nach Abschluss der Untersuchung Verbesserungsmaßnahmen zu entwickeln und anzugehen.

Dazu ist unbedingt notwendig: Zum einen eine systematische Analyse der Einzelergebnisse und - auf dieser Grundlage - die Entwicklung und Einführung von Aktionsplänen zur gezielten Verbesserung der Leistungen. Zum anderen eine regelmäßige Kontrolle des Erfolges der eingeleiteten Maßnahmen (Sind die richtigen Maßnahmen ergriffen und umgesetzt wor-den? Haben sie den gewünschten Erfolg erzielt? Ist die Zufriedenheit der Kunden in den kritischen Bereichen gestiegen?). Erst wenn Sie diese Fragen mit 'Ja' beantworten können, ist der Zweck der Untersuchung erfüllt.

Wichtig ist dann auch, dass Sie den Prozess der Verbesserungen durch Werbe- und Informationsmaßnahmen begleiten und so Ihren Kunden die eingeleiteten Maßnahmen nahe bringen. Denn durch die vorangegangene Befragung werden die Kunden natürlich in eine gewisse Erwartungshaltung versetzt - nun möchten sie auch spürbare Veränderungen sehen. Denn wenn der Kunde nach der Befragung den Eindruck hat, dass sich nichts verändert hat, dann wird seine Zufriedenheit sinken. Er denkt dann, dass trotz Befragung seine Meinung nicht ernst genommen wurde.

Beziehungsmanagement: Rückkehr von König Kunde

Mit straffen Kostensenkungsprogrammen allein ist der Unternehmensge-winn auf Dauer nicht sicher. Erfolgreiche Unternehmer setzen wieder stärker auf Wachstum - zum Beispiel durch maßgeschneiderte Kundenkommu-nikation. Denn ein Unternehmen darf in all seinen Jahren - und trotz Konkurrenz - nie den Blick für seine Kunden verlieren. Unternehmer ist, wer den direkten Draht zum Verbraucher schätzt, er erkundet Käuferwünsche, gibt Produkt- und Dienstleistungsinformationen und erfreut Kunden mit Präsenten (sog. Relationship-Management).

Ambulante Pflegedienste mit Kundenorientierung gehören allerdings immer noch zu einer Minderheit. Es ist so einfach, und doch tun sich die Betriebe so schwer damit. Pflegedienste, die sich aber um die Wünsche und Bedürfnisse ihrer Kunden kümmern, haben viel größere Gewinnchancen. Die meisten Unternehmen hingegen propagieren das Lean-Management-Konzept, um ihre Kosten in den Griff zu bekommen - und übersehen dabei die Wachstumsreserven, die mehr Kundennähe bringen könnte. Eine konsequente Hinwendung zum Kunden kann 30 Prozent mehr Umsatz mobilisieren - das ist sicher!

Jedem Unternehmer muss heutzutage klar sein: Kein Unternehmen kann sich zum Erfolg schrumpfen. Vielmehr ist das Gegenteil wieder attraktiv. Unternehmerischer Wachstumskurs ist dem Hang zur Magersucht nämlich weit überlegen. Und Wachstum ist dann programmiert, wenn es gelingt, den König Kunden an ein Unternehmen zu binden! Eine Flasche Wein zu Weihnachten reicht dafür jedoch nicht. Gefragt sind vielmehr originelle Einfälle, der Kunde will "hofiert" werden.

Für Ideen, die den Kunden zufrieden stellen, gibt es allerdings auch kein Rezeptbuch. Findige Unternehmer können allerdings guten Service bieten, wenn sie die Grundregeln für Relationship-Management verinnerlichen:

- Marktorientiert agieren, statt nach innen zu blicken;
- Die Kundeninteressen vor persönlichen Nutzen stellen;
- Den Dialog der einseitigen Kommunikation vorziehen;
- Individuelle Lösungen suchen;
- Alle Unternehmensbereiche auf den Kunden fokussieren;
- Bedürfnisse der Kunden kennen, um die Dienstleistungen daran auszu-richten, sowie moderne Instrumente der Kundenbindung aufbauen.

Bei Pflegeunternehmen, die so verfahren, stellt sich der wirtschaftliche Erfolg meist von allein ein, und sie verlieren auch in schlechten Zeiten seltener Kunden. Stattdessen ist in den meisten Unternehmen diese Fähigkeit des Miteinanders schon längst verloren gegangen.

Marketing-Nachhilfe für Pflege-Unternehmen tut Not

Marketing bedeutet für Pflege-Unternehmen, Marktlücken zu erschließen, mehr Kundennähe sowie saubere Arbeit. Stattdessen aber werden die Unternehmen von anderweitigen Sorgen geplagt: Auftragszahlen und Erträge sinken, die Kosten sind viel zu hoch, und die Konkurrenz ist billiger. Und so bleibt die Suche nach Nachwuchs in vielen Fällen erfolglos. Auf der anderen Seite aber fordern immer mehr Kunden Leistungen zu kaum noch kostendeckenden Preisen. Der Verkäufermarkt wird zusehends zum Käufermarkt umfunktioniert.

Zugleich aber ist gerade die so wichtige Wertschätzung vieler Unternehmen in der Öffentlichkeit unerfreulich niedrig, denn immer noch sind viele der Verbraucher mit dem Leistungsangebot unzufrieden bzw. haben ein negatives Bild von den Unternehmen. Der Grund: Marketing ist für viele Unternehmen noch immer ein Fremdwort, nur wenige haben eine erfolgversprechende Strategie. Es fehlt am Wissen, wie man erfolgreich Kunden gewinnt und diese auch umfassend betreut.

Wichtig zu beachten ist hierbei, dass vor jeder Strategie zuerst einmal die Selbsterkenntnis stehen sollte. Denn für den Kunden ist nicht der Preis das Wichtigste, sondern Pünktlichkeit und schnelle Verfügbarkeit. Zudem eine gepflegte Umgebung mit den Kunden, von gutem Benehmen bis hin zu einer eingehenden Beratung. Erst danach folgen Sauberkeit, Ausrüstung, das Preis-/Leistungsverhältnis und die Forderung nach fachlicher Kompetenz. Damit fängt ein aktives Marketing schon bereits beim Erscheinungsbild eines Unternehmens an und hört beim Umgang mit dem Kunden noch lange nicht auf. Patentrezepte für ein optimales Marketing-Gelingen gibt es allerdings nicht.

Lediglich elitäre Produkte bzw. Dienstleistungen anzubieten und unbedingt besser sein zu wollen als die Konkurrenz ist also nicht die richtige Strategie, vielmehr gilt: anders zu sein als die anderen und sich dadurch seine Märkte selbst schaffen. Von daher sind schon einfache Service-Leistungen wie bspw. die Erläuterung über einen Kostenvoranschlag in einem persönlichen Gespräch eine wichtige vertrauensbildende Maßnahme - denn genau, weil es der Erwähnung bedarf, ist sie offensichtlich nicht verständlich. Wichtig ist deshalb zum richtigen Verständnis, zu erkennen, wo das neue Denken ansetzen muss.

Beispiel: Die Abwicklung eines Auftrages, etwa die häusliche Pflege eines Schwerstkranken. Schlimmstenfalls sieht der Fall so aus: Der Pflegedienstleiter schätzt am Telefon die Kosten ab; die Pfleger führen den Auftrag aus und hinterlassen den Kunden in einem beklagenswerten Zustand; am Ende fehlt dann noch die nötige Zeit, den Kunden auch regelmäßig zu pflegen. Die Rechnung kommt dagegen umgehend, mit einem Aufschlag von zehn Prozent auf den Voranschlag, weil das so üblich ist.

Die Alternative hingegen sieht so aus: Der Pflegedienstleiter hat seine Mitarbeiter auf Ordnung und Sauberkeit getrimmt, vielleicht mit Hilfe einer Erfolgsbeteiligung; er erkundigt sich während der Arbeiten regelmäßig beim Kunden, ob alles zu seiner Zufriedenheit verläuft. Wenn der Auftrag abgeschlossen ist, folgt ein herzlicher Dank - ein Ritual, das den kritischen Punkt der Geschäftsbeziehung entkrampfen kann. Wer von beiden wohl wieder einen Auftrag bekommt?

Methoden der Informationsfindung

Dem Pflegedienst bietet sich die so genannte Sekundär- und Primärerhebung an. Bei der Sekundärforschung werden bereits erhobene Daten aufbereitet und analysiert. Dabei kann auf interne Informationsquellen, wie betriebliches Rechnungswesen, interne Statistiken oder frühere Studien und auf externe Informationen, wie amtliche Statistiken, Fachverbandbroschüren oder Veröffentlichungen von Ministerien zurückgegriffen werden.

Die Primärforschung ermittelt die Kundeneinstellungen und -erwartungen. Allerdings müssen diese Daten mit neuen Daten wiederaufbereitet werden. Als Methode kommt grundsätzlich die Kundenbefragung in Betracht.

Hierbei sollten auch die Kenntnisse der Mitarbeiter nicht vergessen werden, die im persönlichen Kontakt mit den Kunden stehen und Rückmeldungen – beispielsweise zum Image des Pflegedienstes – erhalten. Gerade im Hinblick auf ihre Einsicht in die Probleme und Ansprüche der Kunden lassen sich in der Regel frühzeitig das Ausmaß der Unzufriedenheit und neue Bedürfnisse erkennen und somit wichtige Hinweise für eine Verbesserung der Dienstleistungen ableiten.

Zielgruppenansprache durch Dialog-Marketing

Das entscheidende Merkmal des Dialog-Marketings ist zum einen die direkte, zum anderen die individuelle Ansprache einer Zielgruppe. Den Gegensatz hierzu bildet das klassische Analog-Marketing, das Zielpersonen durch Massenmedien unter Inkaufnahme von Streuverlusten anspricht. Dagegen richtet sich das Dialog- oder Direkt-Marketing immer an das einzelne Individuum und gibt diesem somit stets die Möglichkeit zum Response.

Direkt-Marketing umfasst somit all diejenigen Aktivitäten, bei denen Medien bzw. Kommunikationstechniken mit der Absicht eingesetzt werden, eine interaktive Beziehung zu Zielpersonen herzustellen, um sie hierdurch zu einer individuell messbaren Reaktion zu veranlassen. Der wichtigste Erfolgsfaktor bei Direkt-Marketingaktionen ist die Identifizierung der anzusprechenden Zielgruppe. Dies wiederum setzt jedoch eine entsprechende Database im eigenen Unternehmen oder eine Adressenmiete bzw. -kauf voraus. Bei der Auswahl der Zielgruppen hilft eine Segmentierung (siehe Abbildung).

Die Segmentierung zeigt dabei den Weg einer Person, die noch keine Beziehung zum Unternehmen hat, bis hin zum Stammkunden. Dabei sind - je nach Kenntnisstand des Kunden - unterschiedliche Kommunikationsaktivitäten sinnvoll. Bei fehlenden Kenntnissen vermittelt die klassische Medienwerbung oft die ersten Informationen bis hin zum Produktinteresse. Über mehrstufige Direkt-Marketing-Aktionen kann dieses Produktinteresse bis hin zum Kauf bzw. Folgekauf einer Dienstleistung entwickelt werden.

Gehört der Kunde bereits schon zum festen Kundenstamm, so kann dieser ohne langwierige Überzeugungsarbeit mit einstufigen Mailings zu weiteren Bestellungen veranlasst werden. Über diese Stammkunden sollten dann auch möglichst viele, entscheidungsrelevante Informationen in der Kundendatenbank abgespeichert werden.

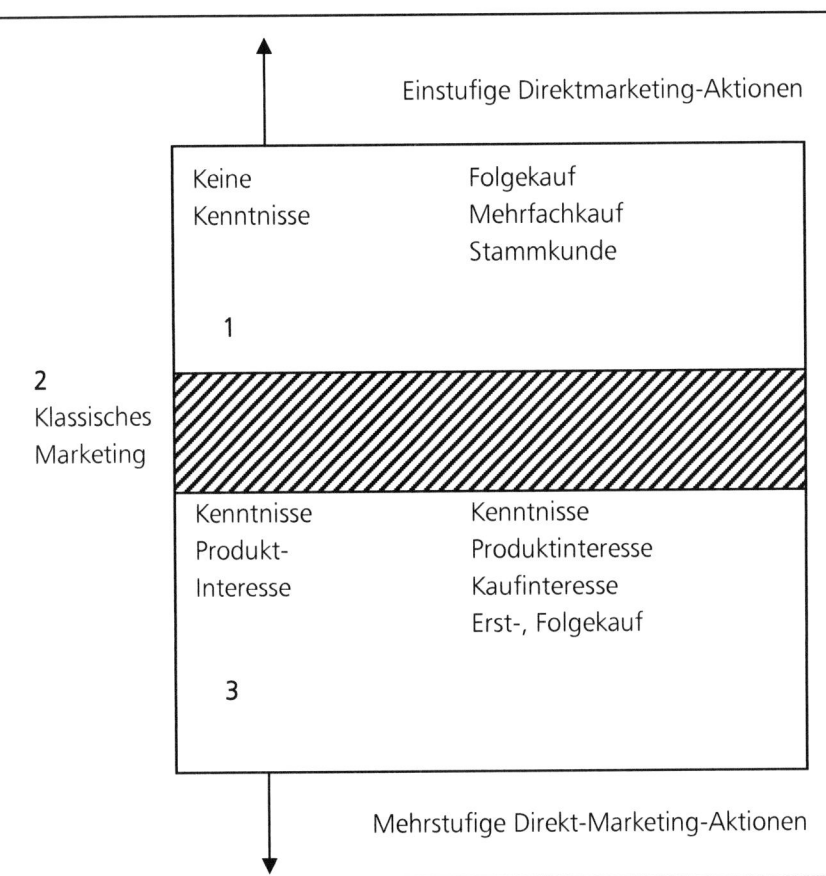

Bei der Wahl der Direct-Mail-Aktionen hängt der Erfolg entscheidend von der richtigen Zielgruppenauswahl ab. Zu den weiteren Erfolgsfaktoren zählen zum einen die Wahl der Dienstleistung, d. h. der einzigartige Verkaufsvorteil dieser Dienstleistung muss deutlich werden. Zum anderen das richtige Timing der Mailings sowie deren Aufbau und Gestaltung. Für die

Gestaltung des Werbebriefs ist deshalb die Dialogmethode zu wählen. Hierbei übernimmt nämlich der Brief die Aufgabe des persönlichen Gesprächs und provoziert Fragen, auf die er gute Antworten bereithält. Ähnlich wie der Verkäufer nicht mit der Tür ins Haus fällt, entwickelt auch der Werbebrief seine Argumentation schrittweise. Die Schwierigkeit des Mailings besteht deshalb darin, die beim Adressaten auftauchenden Fragen zu erahnen und auch an der richtigen Stelle Antworten zu geben. Typische Fragen des Kunden an ein Mailing sind von daher:

- Wer schreibt mir?
- Was will der Absender von mir?
- Woher hat der Absender meine Adresse?
- Was habe ich davon, wenn ich auf das Angebot eingehe?
- Wie viel muss ich bezahlen?
- Was muss ich tun, um das Angebot anzunehmen?

Die wichtigste Kontrollkennziffer für Mailings ist jedoch die Response - oder Rücklaufquote. Zur fortlaufenden Überwachung der Rücklaufquote empfiehlt sich das Führen einer Eingangsstatistik mit der Angabe der absoluten und relativen Häufigkeiten sowie der kumulierten Antworten.

Wer stattdessen das Telefon-Marketing wählt, muss zwischen zwei Varianten unterscheiden. Beim aktiven Telefon-Marketing wählt der Anbieter oder ein beauftragter Dienstleister den Kunden an, beim passiven Telefon-Marketing geht die Initiative vom Kunden aus. Insgesamt aber gilt das Telefon-Marketing als besonders kostengünstige Variante des persönlichen Verkaufs, die eine Chance für Kundenbindung, Vertriebsrationalisierung und Zusatzumsätze bietet. Der Nachteil ist wiederum nur die Möglichkeit der verbalen Kommunikation, denn die Möglichkeit zur Visualisierung wird erst mit der Verbreitung des Bildtelefons bestehen.

Zudem ist Telefon-Marketing in aktiver Form nur innerhalb enger rechtlicher Grenzen zulässig (vgl. § 1 UWG). Unter dem Stichwort "Direct-Response-Marketing" hat in den letzten Jahren das passive Telefon-Marketing an Bedeutung gewonnen. Die Voraussetzungen hierfür hat die Telekom mit der Erweiterung ihrer Sprachmehrwertdienste geschaffen. So registriert das Televotum (Vorwahl 0137) oder TED nicht nur die Zahl der eingehenden Anrufe, sondern kann auch ausgesuchte Anrufe zum direkten Dialog durchschalten. Der Teledialog (Vorwahl 0138) führt die eingehenden Anrufe auf eine Ansage mit einem kundenindividuellen Text.

Der gebührenfreie Service (Vorwahl 0130) wird insbesondere zur Bestellannahme und zur Kundeninformation verwendet. Der Tele-Info-Service (Vorwahl 0190) ermöglicht ein Splitting der Gebühreneinnahmen zwischen dem Netzbetreiber Telekom und dem privaten Programmanbieter. Denn durch das Drücken von Zifferntasten kann der Anrufer bestimmte Informationsbausteine ansteuern. In Zukunft werden auch Help- oder Hotlines über die 0190 abgewickelt.

Interessenten sollten allerdings beachten: Hinsichtlich der Einsatzmöglichkeit von Fax-Anschlüssen zur Durchführung von Direkt-Marketing-Aktionen gelten grundsätzlich dieselben Einschränkungen wie für den Telefonverkauf. Von diesen Medien sollte für Marketingzwecke nur sehr vorsichtig Gebrauch gemacht werden. Denn verärgerte Fax-Besitzer, die ihr Gerät durch Werbebriefe blockiert sehen und noch dazu die Kosten für das teure Thermopapier tragen müssen, sind keine positiven Multiplikatoren.

Heutige Pflege-Unternehmen brauchen einen Perspektivenwechsel

Viele Mitarbeiter neigen heutzutage dazu, Probleme in ihrem Arbeitsumfeld schicksalhaft hinzunehmen, ganz einfach, weil es ja letztlich nicht um ihr eigenes Geld geht. Die Frage "wenn das mein Unternehmen wäre - was würde ich verändern?" kann eingefahrene Wahrnehmungs- und Denkblockaden auflösen und kreative Ideen freisetzen. Adressat dieser Übung kann der einzelne Mitarbeiter sein, eine Gruppe, eine Abteilung, ein Bereich oder das ganze Unternehmen.

Nicht immer reichen lediglich Optimierungen und Modifikationen aus, um das Überleben eines Unternehmens langfristig zu sichern. In vielen Fällen hilft nur eine radikale funktions- und bereichsübergreifende Infragestellung mit den Grundsatzfragen: Warum tun wir das überhaupt? Warum tun wir es gerade so - und nicht anders? Zwei Kriterien sind dabei Prüf-punkte und Richtschnur des Handelns:

1. Von außen nach innen denken

Eine Organisation muss sich konsequent nach dem Prinzip einer durchgän-gigen Prozesskette mit folgenden Herausforderungen ausrichten: Sie muss zum einen vom Bedarf des Kunden ausgehen, zum anderen den diagnosti-zierten Bedarf in Problemlösungen umsetzen, die der Kunde akzeptiert; das Ganze ohne Informations- und Zeitverlust und deshalb mit Hilfe effizien-tester Informatik.

2. Sich nur nach dem produktiven Mehrwert ausrichten

Jede Funktion, jede Stelle und jede Person, die sich an dieser Prozesskette beteiligen will, muss nach ihrem sichtbaren, produktiven Mehrwert beurteilt werden, den sie beitragen kann. Alles, was dieser Prüfung nicht standhält, darf nicht zugelassen bzw. muss aus der Kette entfernt werden. Unproduk-tive Bereiche kosten nicht nur Geld für ihren eigenen Unterhalt, sondern erzeugen weitere unproduktive Tätigkeiten. Und das bedeutet wiederum Zeit- und Informationsverlust - und Ärger.

Ein bewährtes Instrument, die Organisation in regelmäßigen Intervallen herauszufordern, ist die Mitarbeiterbefragung. Hierbei hat eine allgemeine schriftliche Befragung den Vorteil, dass sich alle eingeladen und um ihren Rat gefragt fühlen. Darüber hinaus können in einer Gesamtbefragung die einzelnen Bereiche ihren relativen Stellenwert erkennen und feststellen, wo sie besser oder schlechter liegen als der Durchschnitt des Unternehmens oder andere Bereiche, mit denen sie sich vergleichen wollen. Dieser Vergleich ermöglicht gezielte Entwicklungsmaßnahmen.

Zwei grundsätzliche Aspekte gilt es allerdings generell zu beachten: Erstens, wer gefragt wird, erwartet, dass er in geeigneter Form auch über das Ergebnis der Befragung informiert wird. Zweitens, wer sich nach dem Zustand des Unternehmens erkundigt, muss auch bereit sein zu handeln, wenn der diagnostizierte Zustand danach verlangt. Allerdings darf man sich nicht wundern, wenn Mitarbeiter bei einem nächsten Anlauf mit sehr gebremster Energie reagieren werden.

3. Leitplanken für eine strategische Planung und Führung

Das eigentlich Entscheidende an der Leitbild-Formulierung ist nicht das fertig gedruckte Produkt, sondern die Zeit davor und danach. Gerade nicht das fertige Instrument, sondern vielmehr der Prozess der Entstehung - nicht nur von Leitbildern, sondern auch von Unternehmensvisionen, Leitlinien zur Führung und Zusammenarbeit sowie Managementsystemen - kann einen echten Entwicklungsschub mit sich bringen. Vorausgesetzt allerdings, es gelingt, diesen Prozess als intensiven Dialog zu gestalten.

Menschen aus sehr unterschiedlichen Bereichen und hierarchischen Ebenen kommen während dieser Zeit miteinander ins Gespräch, lernen sich, ihre besondere Situation und Sichtweise kennen und verstehen. Dadurch werden echte Synergien freigesetzt, ohne dass groß darüber geredet werden muss. Ein gemeinsames und verbindliches Managementsystem oder Führungsinstrumentarium - Prozeduren und Instrumente der Mitarbeiterführung, der Bereichs- und Unternehmenskommunikation, der Entscheidungsfindung, der Planung, der Budgetierung, der Ertragssteuerung und des Controllings - stellt für Führungskräfte und Mitarbeiter einen wichtigen Orientierungsrahmen dar. Diese Gemeinsamkeit erleichtert einerseits ein sinnvolles Zusammenwirken innerhalb des Managements und fördert andererseits den Aufbau einer gemeinsamen Unternehmenskultur.

Qualifizierung als ein Instrument der Verwaltungsmodernisierung

Ein ganz ähnlicher Katalog von Qualifizierungsmaßnahmen kann auch für die öffentliche Verwaltung aufgestellt werden, obwohl freilich die Rahmenbedingungen sich völlig von denen der beschriebenen Situation in der privaten Pflege unterscheiden. Ein zentraler Unterschied ist schon allein darin zu sehen, dass der private Pflegesektor allgemein als die Boombranche der letzten 15 Jahre angesehen wird und dem sozialen Dienstleistungssektor deshalb hohe Zuwachsraten in der Erwerbstätigkeitsrate prognostiziert wurden.

Die öffentliche Verwaltung hingegen befindet sich auf dem Rückzug, die Bedeutung öffentlicher Dienstleistungen für die Beschäftigung wird Prognosen zufolge in den nächsten Jahren deutlich sinken. Vor diesem Hintergrund gewinnen Diskussionen um Verwaltungsreformen neue Aktualität. Inzwischen lässt sich insbesondere aus der Erfahrung der Kommunalverwaltungen bereits eine Vielzahl von Aktivitäten anführen, die im Kontext der Reformbedürfnisse angegangen werden müssen.

Damit stellt sich jedoch zugleich das Problem der Koordination dieser Maßnahmen, um einerseits sicherzustellen, dass die einzelnen Aspekte der Reform von den Beschäftigten auch mitgetragen werden können, andererseits aber auch dem Verknüpfungsaspekt verschiedener Einzelmaßnahmen ausreichend Rechnung tragen. Voraussetzung für die Reform der Verwaltung ist dabei eine Verständigung über die Ziele der Organisation, um einen zielgenauen Einsatz der knappen Ressourcen durch ein abgestimmtes Handeln aller Beteiligten zu ermöglichen.

Die staatliche Mittelinstanz in Gestalt der Bezirksregierungen ist derzeit mehr als jede andere Verwaltungseinheit im Kreuzfeuer der Kritik. Auf Grund des Verwaltungsaufbaus in den neuen Bundesländern, der teilweise ohne eine zusammenführende staatliche Mittelbehörde auskommt, stellt sich auch in den alten Bundesländern wieder häufiger die Frage, ob Bezirksregierungen beibehalten oder abgeschafft werden sollten.

Eine grundlegende Anforderung an die Qualifikation besteht in diesem Zusammenhang darin, die Beschäftigten der Bezirksregierung dazu zu bewegen, partizipativ ein gemeinsames Behördenverständnis zu erarbeiten und bestehende Potentiale für Synergieeffekte in der täglichen Arbeit stärker zu nutzen. Die partizipative Entwicklung eines Leitbildes kann in diesem Sinne als gemeinsame Qualifizierungsmaßnahme angesehen werden.

Auf diese Weise lässt sich der – bislang fehlende – Konsens über die Ziele und die für ihre Erreichung grundlegenden Verhaltensweisen allgemein anerkannt vereinbaren. Leitbilder erhalten in diesem Zusammenhang als Belege eines erreichten Konsenses und als Orientierungsraster für abgestimmtes Handeln wieder eine zentrale Bedeutung. Als Leitidee für das Selbstverständnis und für die zukünftige Entwicklung einer Verwaltung dienen sie zugleich der Legitimierung ihrer Tätigkeit in ihrem gesellschaftlichen Umfeld.

Mit der Leitbildentwicklung wird ein breiter Prozess der Mitarbeiterbeteiligung organisiert. Neben einer hierarchieübergreifenden Projektgruppe, die einen Leitbildtext vorlegt, werden zu verschiedenen Schwerpunktthemen eigene Arbeitsgruppen gebildet, um spezielle Bereiche wie Führung, Personalentwicklung, Arbeitsabläufe oder Außendarstellung eingehender zu behandeln. Die Arbeitsergebnisse dieser Gruppen gehen zum einen in den Leitbildtext ein. Zum anderen werden aber auch konkrete Maßnahmen benannt, die zur Unterstützung und Umsetzung dieses Leitbildes angegangen werden müssen.

Ergänzt wird die Arbeit in den Gruppen durch eine Mitarbeiterbefragung, bei der eine Aufzählung von Missständen in der Behörde und eine Sammlung positiver Aspekte angestrebt wird. Darüber hinaus werden in einer Kundenbefragung die Erfahrungen einiger anderer (nachgeordneter) Verwaltungen, Betriebe und Privatpersonen in der Zusammenarbeit mit der Bezirksregierung erfasst und deren Anregungen für die Entwicklung des Leitbildes nutzbar gemacht.

Der aus diesem Projekt entstehende Leitbildtext ist jedoch nicht das eigentliche zentrale Ergebnis dieses Prozesses. Entscheidend ist vielmehr zum einen der Prozess selbst, der zu der Entwicklung dieses Textes führt, und zum anderen die Frage, wie das ausformulierte Leitbild in die Praxis transferiert werden kann. Der Verlauf des Entwicklungs- und Umsetzungsprozesses entscheidet nämlich darüber, ob sich die Mitarbeiterinnen und Mitarbeiter mit dem Leitbild identifizieren und sich für seine Umsetzung engagieren.

Das gemeinsame Verständnis über die Behördenziele und die gemeinsamen Arbeitsweisen sowohl in der Erstellungsphase des Leitbildes als auch im Anschluss daran bei den Bemühungen zur Leitbildumsetzung stellen damit wesentliche Qualifizierungselemente dar, die im Rahmen des Leitbildprojekts umfassend für alle Beschäftigten vermittelt werden können. Insofern kann ein Leitbild, das in einem entsprechend breit angelegten Einführungsprozess implementiert wird, durchaus als ein Qualifizierungskonzept mit zahlreichen Einzelbausteinen angesehen werden.

Produkt "Arbeitsplatz": Die Analyse zwischen Produkt- und Personalmarketing

Personalmarketing darf nicht nur dem schicken Vokabular der jungen Generation von Personal-Managern zugeschrieben werden. Personalmarketing ist vielmehr die Vermarktung des Personalbereiches (Personalarbeit), sog. Image-Bestrebungen, die Personalarbeit proklamieren. Es ist ein Bezug zum Arbeitsplatz, zur Arbeits- und Arbeitsplatz-Gestaltung, seine Zielgruppe der mündige Bürger, der als potentieller Mitarbeiter im Mittelpunkt aller Aktivitäten steht.

Grundlage ist hierfür das enge Angebot an qualifizierten Arbeitskräften, d. h. der sprunghaft wachsende Bedarf an anspruchsvollem Potential. Doch genau diese relativ schwierige Situation bedarf eines neuen Ansatzes und besonderer Maßnahmen, die über die bislang übliche Personalwerbung hinausgehen muss. Personalwerbung dient vielmehr der Problemlösung - ein hochaktueller Ansatz für jegliche Aktivitäten auf dem Arbeitsmarkt. Mit Personalmarketing soll das Produkt "Arbeitsplatz" und die Zielgruppe "potentieller Mitarbeiter" über den Begriff "Personal" miteinander verknüpft werden.

Personalarbeit wird somit über den Begriff "Marketing" eingeleitet - entsprechend der Bekenntnis zur Markt- und Kundenorientierung, ausgehend von der Problematik eines engen Arbeitsmarktes, unterstützt von rührigen Werbe- und Marketing-Agenturen auf der Suche nach weiteren Tätigkeits- bzw. Einnahmefeldern. Eine kreative, gestaltende Ausrichtung der Personalarbeit führt von daher stets zu Marktnähe und Wettbewerb auf dem Arbeitsmarkt. Personalmarketing umschreibt eine Denkhaltung, die die Marktorientierung der Personalpolitik in den Mittelpunkt rückt und von daher auch ein neues Verständnis von der Mitarbeitergewinnung fordert.

Das Arbeitsplatz-Marketing statt dessen bezeichnet das Bemühen, für eine Position im Unternehmen zu werben, den Arbeitsplatz ideal zu besetzen und die Entscheidung für die Stelle und das Unternehmen ständig aufs Neue zu bekräftigen. Und das alles mit dem Ziel einer umfassenden Orientierung an den Bedürfnissen potentieller und aktueller Mitarbeiter, um sie für das

Unternehmen zu gewinnen, sie zu binden und sie zu einer optimalen Leistung zu motivieren.

Hierzu ein Vergleich der Begrifflichkeiten und Aktivitäten

"Produkt"-Marketing	"Personal"-Marketing
Kunde	Mitarbeiter
Kundenorientierung	Mitarbeiterorientierung
Produkt bzw. Dienstleistung	Arbeitsplatz
Produkteigenschaft	Konditionen
Preis	Arbeitsleistung
"Near-sale-service"	Auswahl, Einstellung
"After-sale-service"	Betreuung, Entwicklung
Gewinnmaximierung	Leistungsoptimierung
Produktmanager	Personalmanager
Absatzforschung	Personalforschung

Allerdings muss zwischen Produktmarketing und Personalwesen differenziert werden, denn die Entscheidung des Kunden "Mitarbeiter" für einen Arbeitsplatz ist wesentlich gravierender und auch zukunftsbestimmender als der Kauf irgendeines Produktes (bspw. begrifflicher Vergleich Thematik Umtausch/Rückgabe versus Kündigung). Dennoch ist personalpolitisches Denken und Handeln durchdrungen von der Grundausrichtung der Kunden-"Mitarbeiter"-Orientierung (im Produktmarketing).

Optimales Personalmarketing setzt sich von daher zusammen aus einem Potential-Mix anforderungs- und arbeitsmarktgerechter Bildung von Zielgruppen (des Bewerberpotentials), aus einem Kommunikations-Mix (Public Relations, d. h. Werbung um öffentliches Vertrauen und Personalwerbung), aus einem Rekrutierungs-Mix (auf die Bedürfnisse von Organisation und den Zielgruppen des Bewerberpotentials ausgewählte Beschaffungswege einschließlich des internen Beschaffungsmarktes), aus einem Kontrahierungs- bzw. Konditions-Mix (Gestaltung der Arbeitsvertragsbedingungen, d. h. Gehalt, Zusatzleistungen, Kündigungsfristen, besondere Vollmachten etc.)

sowie aus einem Positions-Mix (arbeitsplatzgerechte Gestaltung des Arbeitsplatzes und seiner Umwelt).

Aus diesen Gründen wirken ständig externe sowie interne Einflussfaktoren auf das Personalmanagement ein, nicht zuletzt bedingt durch die aktuelle Situation auf Grund des Wandels und der Entwicklung in Politik, Wirtschaft und Gesellschaft. Somit werden nicht nur Produkte, sondern vielmehr auch Dienstleistungen austauschbar. Vor allem aber bestimmen in unserer Zeit Können, Einstellung und das Handeln der Mitarbeiter das Profil eines Unternehmens. Diesbezüglich bekommt nicht nur qualitative Personalarbeit einen besonderen Stellenwert, vor allem das Personalmarketing - als Denkart und Ausrichtung - trägt immer mehr zur Gewinnung des richtigen Mitarbeiter-Potentials bei. Die Folge: Die Mitarbeiter werden enger an das Unternehmen gebunden.

Externe Einwirkfaktoren auf das einzelne Unternehmen sowie die Einstellung und Ausrichtung des Managements bedingen zunehmend eine Herausforderung und Chance für eine mögliche Profilierung. Aufgrund des weiter steigenden Bedarfs an Führungskräften und Managern, insbesondere auf Grund unserer Alters-Struktur, müssen Mitarbeiter und Führungskräfte nicht nur als Engpass-Faktor, sondern auch als Erfolgs- und Profilierungsfaktor in die strategischen Überlegungen und Maßnahmen einbezogen werden. Vor allem aber sind die internen Faktoren (s. Abb.) von entscheidender Bedeutung, denn diese können ebenso bremsen wie sie auch Quelle und Grundlage zur Bewältigung der Situation und Gestaltung der Zukunft sein können.

Um die Pflegesituation zu verbessern, müssen Pflegebedarfs- und Personalbemessungsverfahren (wie das so genannte „Plaisir"-Verfahren) eingeführt werden. Nur so sei künftig eine finanzierbare bedarfsgerechte Pflege möglich. Außerdem müssten Zuständigkeiten von Pflege- und Krankenversicherung klar getrennt und bürokratischer Ballast beseitigt werden.

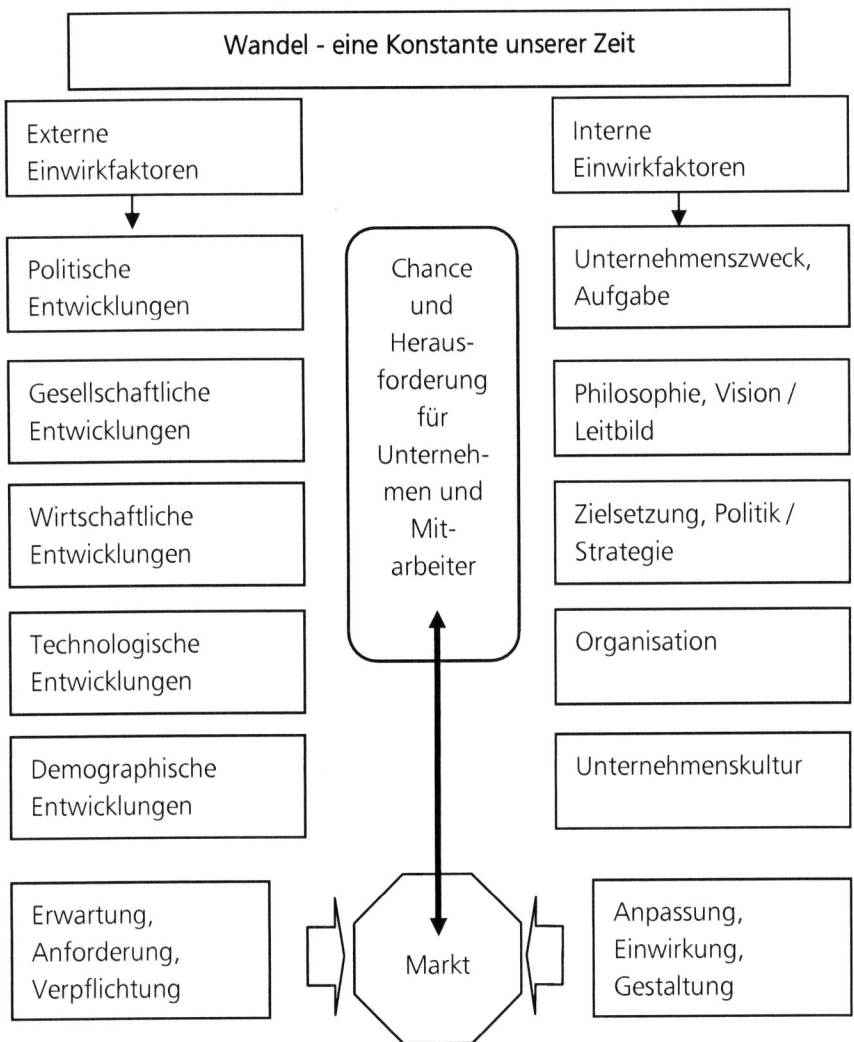

Fazit: Der Wandel ist konstant und wird eher im Tempo der Veränderung zunehmen, die Märkte werden gesättigter, der Wettbewerb zieht an, der Kostendruck steigt, Kunden und Mitarbeiter werden anspruchsvoller, die Zukunft wird unkalkulierbarer, die Ressourcen auf dem Arbeitsmarkt werden geringer, die qualitativen Anforderungen an Mitarbeiter und Management steigen. Strategische Herausforderungen sind nicht nur verbunden mit Chancen, sondern bedingen vielmehr auch veränderte Einstellungen und Handlungsweisen - vom Management bis zum Mitarbeiter.

Moderne und zukunftsweisende Personalarbeit wird ebenso geprägt durch flexiblere Anpassung, innovative Gestaltung der Personalarbeit, Forderung der Identifikation und des Engagements wie die Funktionalität - insgesamt gesehen als Ziel-Voraussetzung für Effektivität und Effizienz. Beim Personalmarketing steht somit immer der potentielle Mitarbeiter mit all seinen Wünschen und Erwartungshaltungen im Mittelpunkt.

Kostenfaktor Angst

Je komplexer unsere Wirtschaft wird, desto weniger versteht der Einzelne davon. Die komplizierten Zusammenhänge werden für den Menschen immer undurchschaubarer - oft fühlt er sich nur noch als Mitarbeiter auf Abruf. Doch gerade diese Verunsicherungsgefühle erzeugen Ängste um die Existenz. Und genau diese Ängste - wenn nämlich Leistung und Engagement sinken - kosten dem Unternehmen bares Geld. Alltagsbeobachtungen, Gespräche und Untersuchungsergebnisse bestätigen dies immer mehr: Die Mehrheit der Arbeitnehmer arrangiert sich nur schwer mit der Entwicklung, als Mensch in einem Unternehmen eine beliebig auswechselbare Größe zu sein.

Sie haben das Gefühl, anonymen Mechanismen und einem System machtlos ausgeliefert zu sein, und reagieren darauf mit deutlichen Verunsicherungsgefühlen. Nicht nur die wachsende Zahl der psychosomatischen Erkrankungen belegt das, sondern auch die zunehmend zu beklagenden psychosozialen Auffälligkeiten in der Arbeitswelt. Beispiele hierfür sind Mobbing, die steigenden mutwilligen Sachbeschädigungen oder der wachsende Alkohol- und Tablettenmissbrauch.

Aber nicht nur die Seele, sondern auch der unmittelbaren Leistungsfähigkeit sind Verunsicherungsgefühle wenig zuträglich. In dem Bewusstsein zu arbeiten, letztlich nicht mehr zu sein als ein jederzeit auswechselbares oder tendenziell überflüssiges Rädchen in einem kalten, seelenlosen und von rein ökonomischen Erwägungen bestimmten Getriebe, blockiert enorm.

Mitreißendes Engagement, aktives, lustvolles und vorbehaltloses Sich-einbringen oder umsichtiges Allgemeinverhalten gedeihen schlecht auf einem Boden, der von Ängsten geprägt ist. Wenn die moderne Arbeitswelt inzwischen auch willig den globalen Gesetzen zu gehorchen scheint: Dem Menschen im Menschen räumen sie, wenn man ihnen völlig freien Lauf lässt, zu wenig Platz ein. Die Folge: Den Mitarbeiterinnen und Mitarbeitern fehlt das Gefühl, gebraucht zu werden, einen Wert an sich und nicht ausschließlich als Funktionsträger zu haben.

Verunsicherung lähmt Handeln

Wenn heute die Wettbewerbsfähigkeit eng an die Schnelligkeit gebunden ist: Diese Schnelligkeit allein, die zunehmend auch zu einem Synonym für Bindungslosigkeit wird, garantiert noch nicht den wirtschaftlichen Erfolg. Klug und nachhaltig kümmert sich ein Betrieb erst dann um seine Wettbewerbsfähigkeit, wenn er sich um sein Selbsterneuerungsvermögen Gedanken macht und wenn er seine Fähigkeit, sich kontinuierlich 'zu häuten', sorgsam pflegt.

Und genau das ist - im Gegensatz zur derzeit vorherrschenden Auffassung - weniger ein finanzielles, organisatorisches oder technisches Problem, sondern ein betriebspsychologisches. Von der inneren Verfassung der Mitarbeiterinnen und Mitarbeiter hängt es ab, ob ein Betrieb in Routine erstarrt oder sich selbst und den Impulsen der Außenwelt gegenüber aufgeschlossen bleibt. Ein Unternehmen bleibt nur dann lebendig, wenn sich die Mitarbeiter während ihrer täglichen Arbeit ganz selbstverständlich darüber Gedanken machen, wie künftig etwas besser getan werden kann.

Aber warum sollte sich jemand solche Gedanken machen und engagiert einbringen, wenn letztendlich Verunsicherungsgefühle sein Denken, Tun und Lassen bestimmen? Aus der Sozialforschung wissen wir: Gibt es zu viele und zu große Unsicherheitskomponenten im Leben eines Menschen, dann fehlt die nötige Sicherheit, die für jede Art eines gedeihlichen Zusammenlebens nötig ist. Beides, Arbeit und Erholung, können nicht ohne ein Mindestmaß an Stabilität und emotionaler Sicherheit gelebt werden. Denn wer schaffen will, muss fröhlich sein.

Somit ist es höchste Zeit, dass eine unbefriedigende Wettbewerbsfähigkeit auch unter betriebspsychologischen Gesichtspunkten gesehen und behandelt wird. Jedoch: Welcher Arbeitnehmer geht heute noch unbelastet von dem beklemmenden Gefühl in die Arbeit, welche 'Überraschungen' ihn denn wohl heute wieder erwarten? Wer widmet bei Besprechungen, in Konferenzen oder im Team denn noch konzentriert und rückhaltlos seine Aufmerksamkeit der Sache und nicht den Überlegungen, wie er sich möglichst bedeckt hält und unangreifbar macht?

Oder: Wann wird denn noch widersprochen, selbst wenn der Widerspruch die einzige Äußerung wäre, die tatsächlich den Interessen des Betriebes dient? Dabei ist gerade der Widerspruch - sofern er nicht reinen Querulanten-Charakter trägt - einer der wichtigsten Impulsgeber für die fließende Selbsterneuerung eines Unternehmens.

Fasst man also die Aspekte des positiven Sinns von Konflikten zusammen, dann kann man auch sagen: Der Widerspruch in jedem System garantiert die Weiterentwicklung. Von daher sollten abweichende Meinungen nicht einfach niedergebügelt werden. Vielmehr sollte diese Meinung als ein wesentlicher Ansatz für die gewinnbringende Nutzung und Weiterentwicklung von Wissen im Betrieb gefördert werden.

Besser ist es von daher, stets eine vertrauensvolle Disput- und Streitkultur aufzubauen, denn sie ist ein ganz wichtiger Schlüssel zu einem modernen Wissensmanagement und bietet damit einen ungehinderten Zugriff auf die wichtigste Ressource im Betrieb. Menschlichkeit ist nämlich mehr als Zeitgeist. Denn eine verunsicherte und stark mit sich selbst beschäftigte Belegschaft kann den Marktauftritt und damit die Ertragskraft eines Unternehmens erheblich erschüttern.

Das ist jedoch keine reine Vermutung oder Gefühlsduselei, sondern eine bewiesene Tatsache, denn der überlegte und menschlich einfühlsame innerbetriebliche Umgang erweist sich als die harte betriebswirtschaftliche Notwendigkeit und ist damit mehr als nur ein Zeitgeist. Vernünftigerweise sollte ein Unternehmen von morgen danach streben, ein symbiotisches Beziehungsgeflecht zu erzeugen. Die Charakteristik einer solchen Symbiose ist es, dass alle Partner zum gegenseitigen Nutzen zusammenwirken und so ein

Betriebsergebnis schaffen, das die unternehmerische Wettbewerbsposition kräftigt.

Es zeigt sich, dass der entscheidende gemeinsame Erfolgsmotor der pflegliche Umgang mit dem Personal ist. Die Mitarbeiter fühlen sich im Unternehmen wohl, und das schlägt sich natürlich auch auf ihre Leistungen nieder - und das wiederum auf die Bilanzen. Und damit wird eine immer noch oft belächelte Karriereformel wieder einmal zur Realität: Erfolg ist Wissen geteilt durch zwei mal Verhalten zum Quadrat.

Vergessene Autorität: Führungskräfte im Spannungsfeld zwischen heute und morgen

Wenn im Bereich der Pflege von Führung gesprochen wird, so beschreibt man damit zwei unterschiedliche Komplexe. Zum einen ist damit der funktionale Vorgang - das Aktivieren und Lenken von Mitarbeitern und ihren Ideen gemeint. Zum anderen umschreibt der gleiche Begriff eine Personengruppe in bestimmten hierarchischen Positionen, in denen eine Führungstätigkeit zugeordnet ist. Die verbale Unklarheit, die dem Begriff Führung innewohnt, kann noch erweitert werden durch die Differenzierung zwischen Managen und Führen.

So gibt es in den Unternehmen sicher viele hervorragende Pflegedienstleiter, die aber bei weitem nicht das Anforderungsprofil einer effektiven Führungskraft besitzen. Es wurde und wird dabei zu sehr auf Wissen und zu wenig auf Gefühl und soziale Kompetenz gesetzt, d. h., technisch-instrumentelles Managen vermag des Menschen zu entbehren, Führen ist ein zwischenmenschliches Thema oder einfach ausgedrückt: Zum Managen reicht das Gehirn - zum Führen sind außerdem Augen und Ohren erforderlich.

Führungskraft ist kein Ausbildungsberuf, denn weder in den praxisnahen Möglichkeiten der Ausbildung noch an den Universitäten kann das für die Führung von Menschen notwendige Wissen und Verhalten vermittelt werden. Zur Lösung der Probleme helfen auch keine theoretischen Ansätze, die Führungskräfte haben sich tagtäglich im praktischen Geschäftsalltag zu bewähren und zu behaupten. In der Vergangenheit war es in den Betrieben häufig so, dass derjenige, der die höchste Fachkompetenz hatte, zum Leiter, zur Führungskraft ernannt wurde. So gab es in den Unternehmen eine Vielzahl von Sachverständigen, aber viel zu wenig Menschenverständige.

Je nach Veranlagung und menschlicher Eigenart gab es bei diesen Führungskräften die unterschiedlichste Anwendung von Führungsstilen: vom despotischen, autoritären, patriarchalischen, kooperativen, partizipativen bis zum partnerschaftlichen Führungsstil. Es wäre jedoch völlig falsch, nunmehr den einen oder anderen Führungsstil für den besten oder effektivsten zu halten, denn dazu liegen bislang keine allgemeingültigen Erkenntnisse vor. Und obwohl heutzutage das "Führen nach Gutsherrenart" sich nicht mehr bewährt, haben die mit negativem Beigeschmack versehenen Führungsstile "Patriarchalisch" oder "Autoritär" es doch vielfach verstanden, Unternehmen vor dem Zusammenbruch zu bewahren.

Wir sollten deshalb keine künstliche Gegensätze zwischen den einzelnen Stilen konstruieren. Denn: Es gibt Menschen, die nur dann reagieren, wenn sie "hart" angefasst werden; andere Zeitgenossen reagieren bereits, wenn man ihnen unterschwellig ein kritisches Wort zuspricht. Insofern ist die Frage nach dem Stil u. U. irreführend, weil man von den zu führenden Personen ausgehen sollte und nicht von der Führungskraft. In den 80er Jahren wurde sehr viel von der Motivation der Mitarbeiter gesprochen. Das naive Vertrauen in die Wirksamkeit von Sozialtechniken, das im Zuge der allgemeinen Technik-Euphorie entstand, ist wohl selten so enttäuscht worden, wie im Falle dieser Mitarbeiter-Motivation.

Denn als klar wurde, dass die zahlreichen Motivations-Konzepte nichts bringen, ging man auf Personalentwicklungs-Programme über und beschwor, als auch dies nicht den gewünschten Erfolg brachte, die Unternehmenskultur. Gemeinsam ist allen diesen Bemühungen, dass sie aus den vielfältigen und eigenständigen Persönlichkeiten der Mitarbeiter gleich berechenbares und störungsfrei disponierbares Personal machen möchten. Ich meine jedoch: Keine Führungskraft kann Menschen motivieren; ob jemand motiviert ist, entscheidet dieser letztlich selbst. Eine Führungskraft kann nämlich durch ihre Verhaltensweise auch nur die Voraussetzungen, die verschiedenen Rahmenbedingungen für motivierte Mitarbeiter schaffen.

Und wie sieht es heute aus? So mancher Mitarbeiter hat bereits innerlich gekündigt. Frei nach dem Motto: "... es gibt auch noch ein Leben nach 17 Uhr ..." Und das alles vor dem Hintergrund bestens ausgestatteter Arbeitsplätze, bequemer Wege, höherer Gehälter - bei reichlich Urlaub, einer sozialen Absicherung sowie zahlloser Weiterbildungsangebote. Und dies, obgleich immer mehr Arbeitsplätze gefährdet sind! Denn die fortschreitende Automatisierung reduziert den Bedarf an Mitarbeitern und auch an Führungspersonal.

Stellenabbau ergibt sich auch daraus, dass Produktionsschritte vielfach wegfallen. Selbst ein Meisterabschluss, ein Techniker- oder Hochschuldiplom bietet heute kaum noch stabile Beschäftigungs-Chancen über ein ganzes Berufsleben hinweg, wenn die Kompetenz nicht regelmäßig aktualisiert wird. Rationalisierungs- und Innovationswettbewerb zwingen nicht nur dazu, Menschen, Organisationen und Betriebe dem neuesten Stand anzupassen, sondern auch die berufliche Kompetenz unterliegt der Erneuerung.

Mit den Qualifikationen von gestern (und heute!) kann man morgen im Wettbewerb nicht mehr bestehen. Die vielfach genannte Aussage vom "lebenslangen Lernen" findet für die Masse der Beschäftigten leider nicht statt. Und für Führungskräfte? Zum veränderten Anforderungsprofil für Führungskräfte zählen heute fachliche Mehrfachkenntnisse, der Blick über den Tellerrand der eigenen Verantwortlichkeit sowie soziale Intelligenz im Umgang mit den unterschiedlichen Fachbereichs-Mentalitäten und allen Mitarbeitern.

In unserer Zeit nimmt eine große Anzahl von Führungskräften, die selten einen normalen arbeitszeitgeregelten Tag absolvieren, das breite Weiterbildungsangebot in Anspruch. Warum wohl? Gibt es doch weder ein Recht auf kontinuierliche Weiterbildung im Beruf noch eine Verpflichtung, durch Weiterbildung zur eigenen Zukunftsvorsorge beizutragen. Jedoch durch Wahrnehmung der Weiterbildungsangebote besteht die begründete Chance, auch noch in der zweiten Lebenshälfte beruflich und als Führungskraft kompetent zu sein. Dabei ist es gar nicht so schwer, Neues hinzuzulernen, es ist viel schwieriger umzulernen! Und doch müssen sich Methoden und Wege einer Führungskraft permanent den veränderten Umständen anpassen.

Führung heißt, dadurch erfolgreich zu sein, dass man seine Mitarbeiter erfolgreich macht! Methoden und Stile spielen dabei eine untergeordnete

Rolle. Auf Grund der Wertvorstellung der Mitarbeiter von betrieblichen Aufgaben nimmt heute die Selbstverantwortung einen hohen Stellenwert ein. Das Problem ist häufig nur, dass die meisten Menschen für die Konsequenzen ihrer Wahlentscheidung nicht verantwortlich sein wollen! Effektive Führung, d. h. Schaffung positiver Rahmenbedingungen, kann dazu beitragen, dass Selbstverantwortung ermöglicht wird - wohlgemerkt - ermöglicht, nicht herbeigemanagt!

Wir erleben jedoch, dass die meisten Führungskräfte auf ihre Methoden versessen und auch nicht fähig sind, gegen ihre natürlichen Anlagen zu handeln. Kaum jemand geht von einem Weg ab, den er jahrelang mit Erfolg beschritten hat. Wenn dann aber die Zeit ein verändertes, angepasstes Verhalten oder Vorgehen fordert, so vermag derjenige, der an seiner erfolgsgewohnten Methode festhält, nicht danach zu handeln und muss folgerichtig scheitern. Die Ursache liegt vielfach darin, dass der Wertewandel der Mitarbeiter schneller vonstatten geht als die Führenden es wahrnehmen. Was können wir also tun?

Ich meine, es ist zunächst einmal wichtig, sich der heutigen Situation überhaupt bewusst zu werden und ohne Angst und Scheu den Dialog mit Gleichproblembehafteten zu suchen. Und natürlich ist es unentbehrlich, die Gegenwart genau zu analysieren. Der schnelle Zugriff und die nicht immer angeforderten — aber zwangsläufig auf uns einströmenden — Informationen haben eine große Auswirkung auf unser Wissen. Alle fünf Jahre verdoppelt sich das Wissen der Menschheit, aber nach drei bis vier Jahren ist die Hälfte davon schon wieder überholt. Das, was wir heute an Fachwissen erworben haben, ist in drei bis vier Jahren Stoff für Historiker. Um mit dieser Dynamik Schritt halten zu können, müssen wir eine neue Einstellung zum Lernen finden.

Erstens müssen wir akzeptieren, dass der Prozess des Lernens eine lebenslange Aufgabe ist! Zweitens müssen wir neue Arbeitstechniken (Selbstorganisationstechniken) entwickeln, die helfen, die für die aktuellen Aufgaben notwendigen Informationen aus der Masse des Angebots und der abrufbaren Möglichkeiten herauszufiltern. Um also Experte zu bleiben und die neuen Informationen zu filtern, bedarf es einer ständigen Neuorientierung und Herausforderung. Im Klartext: Der Umgang mit Informationen wird eine der Hauptaufgaben der nächsten Jahre sein.

Aus Millionen von Quellen in aller Welt werden wir über alle möglichen Kanäle und Medien - wie Lichtquellen, Luftwellen, Datenbanken, Telefondrähten, Fernsehkabel, Satelliten und Druckmaschinen - mit Informationen überschwemmt. Dahinter befinden sich noch viel umfangreichere Informationsvolumen, die in jeder nur vorstellbaren Form - auf Papier, Video- und Tonbändern, auf Disketten, CDs, Filmen und Chips - gespeichert sind und jederzeit abgerufen werden können. Doch wir entdecken, dass diese Informationen in ihrer zunehmenden Fülle keine der wirklich wichtigen Lebensfragen berühren, wenn wir sie nicht zu überlieferten und uns bekannten Werten in Beziehung setzen können.

Die Aufgabe für die Zukunft muss also sein, den ständigen Wertewandel einzuschätzen, die zeitgemäßen Werte zu erkennen, damit wir daraus die Informationen, die wir abrufen oder die auf uns einströmen, in die richtige Beziehungen setzen können. Dabei müssen die Führungskräfte versuchen ihre Individualität, ihre Identität und ihren Selbstwert zu bewahren, um die eigentliche Führungsaufgabe nicht aus den Augen zu verlieren. Ob wir betrieblich nun groß oder klein sind, ob wir einen Konzern leiten, einen Betrieb oder eine Abteilung führen oder einen "Fünf-Mann-Laden" haben: Führung wird verlangt und ist erforderlich. Und es wird immer Resonanz auf gute Führung und immer Konsequenz auf schlechte Führung geben.

Im Führungsalltag ist soziale Kompetenz oft wichtiger als Fachwissen

Als Pflegedienstleiter (Führender) sollten Sie fachliche und soziale Kompetenz aufweisen. Was fachliche Kompetenz ist, weiß jeder. Was aber ist die oft so beschworene soziale Kompetenz? Anders als die fachliche Kompetenz ist sie nicht eine Ansammlung von Wissen oder Fähigkeiten, sondern ein Bündel von Einstellungen und Charakterzügen. Sozial kompetent zu sein bedeutet, sich in angemessener Weise in Gruppen bewegen zu können. Für den Führenden heißt dies:

- sich in die Erlebens- und Vorstellungswelt seiner Mitarbeiter einzufühlen,
- auf seine Mitarbeiter offen zuzugehen,
- für seine Mitarbeiter berechenbar zu sein,
- seine eigene Ansicht selbstsicher zu vertreten und gegenüber den Mitarbeitern zu begründen,
- sich gegenüber allen Untergebenen gerecht und fair zu verhalten,
- nicht nur seine Stärken, sondern auch seine Schwächen genau zu kennen,
- sich und seine Verhaltensweisen ständig zu prüfen und sie - wenn nötig - zu ändern.

Als Führungskraft ist es daher wichtig, dass Sie gleichzeitig auch Ihr eigener Untergebener sind. So werden Sie als Vorgesetzter zum Vorbild für Ihre Untergebenen. Denn neben dem aktiven Führen (Anweisungen, Aufträge oder Anordnungen erteilen) ist das passive Führen genau so wichtig. Damit ist gemeint, dass Sie durch Ihr Beispiel (Vorbildcharakter) Ihre Untergebenen anspornen. Das setzt natürlich ein bestimmtes Persönlichkeits-Profil und ein besonderes Führungsverhalten voraus.

Die Autorität, die der Führende in seine Tätigkeit selbst mit einbringt, ist wesentlich für den Führungsstil. Besonders wichtig sind daher die Selbsteinschätzung und das Selbstverständnis des Führenden. Der preußische König Friedrich II. bezeichnete sich als den "ersten Diener des Staates". Kein schlechtes Bild für Sie und Ihre Abteilungsleiter.

So werden Sie den Ansprüchen des modernen Führens gerecht

- Prüfen Sie, welche Erwartungen Ihre Mitarbeiter Ihnen als Vorgesetzten entgegenbringen.
- Berücksichtigen Sie die Folgen des Wertewandels für das Selbstverständnis Ihrer Mitarbeiter und für deren Führungs-Erwartung.
- Verwechseln Sie Führen nicht mit Manipulieren.
- Sprechen Sie keine Machtworte, sondern überzeugen Sie durch Sachkompetenz.

Mit Verantwortung delegieren

"Delegation" - lange Zeit schien dieses Führungs- und Organisationsprinzip ein Zauberwort modernen Managements zu sein. Dann wurde es plötzlich zum Schlagwort - trotzdem ist es für viele auch heute noch ein Fremdwort. Was bedeutet Delegation von Verantwortung? "Ja, das weiß man doch!" - wird jeder sagen, dem man diese Frage stellt, und man nimmt auch allgemein an, dass jeder die Bedeutung dieses Begriffes kennt. Tatsächlich ist jedoch auch heute noch den Wenigsten völlig klar, was Delegation von Verantwortung eigentlich ihrem Sinn und Wesen nach bedeutet.

Wenn Verantwortung delegiert wird, hat der Mitarbeiter in seinem Bereich das Recht und die Pflicht, selbstständig zu handeln und zu entscheiden. Darin liegt der wesentliche Unterschied zwischen Delegation von Verantwortung und Delegation von Arbeit, bei der der Untergebene lediglich genau festgelegte Aufträge seines Vorgesetzten ohne Ermessensspielraum durchzuführen hat. Für den Mitarbeiter ergeben sich daraus wichtige Konsequenzen: Er muss seinen Delegationsbereich weiter entwickeln, also ständig darüber nachdenken, wie das was heute geschieht, morgen verbessert werden kann - und sich damit unternehmerisch verhalten.

Seinen Vorgesetzten hat er bei allen Entscheidungen, die seinen Delegationsbereich berühren, zu beraten und zu informieren, damit dieser den Überblick über die Entwicklung behält. Außerdem muss er seine Kollegen über alles informieren, was für sie auf Grund ihrer eigenen Aufgabenstellung wichtig zu wissen ist. Auch der Vorgesetzte, der bisher einen anderen Führungsstil gewohnt war, muss sich umstellen. Er darf in den Aufgabenbereich seines Mitarbeiters prinzipiell nicht mehr eingreifen und dort keine Entscheidungen mehr treffen - es sei denn bei akuter Gefahr oder wenn er bei der Kontrolle auf Fehler des Mitarbeiters stößt.

Es entfällt also für den Vorgesetzten das Recht zum ständigen Eingriff "von oben" sowie das so genannte "Durchregieren". Das entbindet ihn aber nicht von seiner Führungsverantwortung. Seine wichtigsten Aufgaben liegen nun darin, den Mitarbeiter mit der notwendigen Sorgfalt auszusuchen oder - falls er keinen Einfluss auf die Auswahl hatte - darauf hinzuweisen, wenn die Stelle nicht richtig besetzt ist; die Mitarbeiter richtig einzuführen und zu informieren; den Mitarbeiter selbstständig handeln und entscheiden zu lassen; ihm Ziele zu setzen und, wo nötig, Richtlinien zu geben; exakte Stichproben- und Erfolgskontrollen durchzuführen.

Damit das System überhaupt funktioniert, ist es zunächst notwendig, die entsprechende organisatorische Basis zu schaffen. Dabei muss folgendes festgelegt werden: Die Aufgaben, die mit einer bestimmten Position verbunden sind und die der Stelleninhaber zu erfüllen hat; die Befugnisse (Kompetenzen), die der Stelleninhaber besitzt, um diesen Aufgaben gerecht zu werden; die Zielsetzung, die mit der Stelle verbunden ist. Das allein aber genügt natürlich nicht. Dreh- und Angelpunkt aller Diskussionen um Delegation ist die Frage nach den personellen Voraussetzungen im Unternehmen und der inneren Bereitschaft der Mitarbeiter.

In diesem Zusammenhang hört man immer wieder das Argument: "Heute will niemand mehr Verantwortung tragen. Den meisten geht es nur ums Geld. Sie wollen möglichst ohne große Anstrengung und ohne inneres Engagement den größten Nutzen aus ihrer Arbeitskraft ziehen." Ebenso skeptisch werden auch die Fähigkeiten der Mitarbeiter eingeschätzt: "Natürlich wäre es schön, wenn man Mitarbeiter hätte, die aus eigener Initiative handeln würden. Aber das kann man doch nur von einem ganz geringen Teil von ihnen erwarten.

Es ist kaum anzunehmen, dass die Mitarbeiter auf den mittleren und unteren Ebenen überhaupt in der Lage sind, selbstständig zu denken und zu handeln. Eine Führung, die diese Forderung erhebt, verkennt die Mentalität der Mitarbeiter auf der mittleren und unteren Stufe. Das allerdings sind Vorurteile. Die Erfahrungen, die ein Großteil der Betriebe in mehreren Jahrzehnten sammeln konnte, beweisen nämlich eher das Gegenteil: Gerade auf der mittleren Ebene wird die kooperative Führung meist mit echter Begeisterung angenommen.

Und auch auf der unteren Ebene sollte man sich nicht davon täuschen lassen, wie sich die Mitarbeiter bei autoritärer Führung verhalten. Trotzdem ist natürlich nicht jeder geeignet und bereit zur Delegation mit Verantwortung. Diese muss bei der Stellenbesetzung beachtet werden. Dabei sollte man berücksichtigen, dass jeder Vorgesetzte - von der Unternehmensspitze einmal abgesehen - eine Doppelfunktion wahrzunehmen hat. Er ist, auch wenn ihm eigene Mitarbeiter unterstellt sind, selbst Mitarbeiter gegenüber seinem Vorgesetzten.

In dieser Eigenschaft muss er die Fähigkeiten besitzen, die von jedem Mitarbeiter erwartet werden, der mit Delegation von Verantwortung geführt wird. Wer deshalb Karriereambitionen hat, muss seinen Berufsweg sinnvoll planen und mit Bedacht angehen. Hier einige Strategie-Punkte im Detail:

- Erweitern Sie Ihr Wissen auf mehreren Fachgebieten;
- Überzeugen Sie kontinuierlich durch nachweisbare Leistungen;
- Verzetteln Sie sich nicht durch Intrigen und dem "Sägen an Stühlen";
- Behalten Sie Ihre langfristigen Ziele stets im Visier;
- Bleiben Sie, was Fachgebiet, Funktion und Ort angeht, flexibel;
- Machen Sie einen glaubwürdigen Eindruck auf Ihre Umgebung;
- Berücksichtigen Sie die Interessen des Teams, mit dem Sie arbeiten;
- Streben Sie nicht zu viele Ziele auf einmal an, um voranzukommen;
- Machen Sie sich nicht durch Besserwisserei und Arroganz unbeliebt;
- Sorgen Sie für eine fundierte Aus- und Weiterbildung;
- Legen Sie keinen übertriebenen Ehrgeiz an den Tag;
- Beweisen Sie Zähigkeit und Ausdauer, wenn Sie ein Ziel verfolgen;
- Neigen Sie nicht zu maßloser Selbsteinschätzung;
- Wechseln Sie aus Frustration nicht vorschnell Ihre Stelle;
- Vermeiden Sie allzu großen Opportunismus, um weiterzukommen.

Wer zur Spitze durchstößt, hebt sich vom Mittelmaß ab. Hier die entscheidenden Merkmale, welche Eigenschaften den Aufsteiger auszeichnen:

- Soziale Kompetenz (Menschenkenntnis, Teamorientiertheit, Kommunikationstalent, Motivations- und Integrationsfähigkeit);
- Integrität, Fairness, Glaubwürdigkeit;
- Entscheidungsfreude, Durchsetzungskraft, sinnvolle Risikobereitschaft;
- Kreativität, Fähigkeit zu visionärem Denken;
- Begabung zum Generalisten, fachübergreifende Kenntnisse;
- Fachkompetenz (optimale Ausbildung, solide Berufserfahrung, Interesse an Weiterbildung);
- Belastbarkeit - in physischer wie in psychischer Hinsicht;
- Außergewöhnliche Einsatzbereitschaft;

- Aufgeschlossenheit allen Belangen der Umwelt gegenüber, Toleranz;
- Positive Lebenseinstellung, Humor, Gelassenheit in Krisensituationen.

Die Führungsregeln sollen der Führungskraft einen Rahmen geben zur einheitlichen Durchführung der Führungsaufgaben: Zielsetzung: was? Planung: wie? Durchführung: wodurch? Kontrolle: wie viel? Sie sehen daraus: Ein Unternehmen hat verschiedene Ziele, die erreicht werden sollen. Nur, wenn Sie die Zielsetzung kennen, können Sie Ihre Mitarbeiter richtig führen.

Jedem Mitarbeiter stehen Arbeits- und Hilfsmittel zur Verfügung, damit er seine Fachaufgaben erfolgreich erledigen kann: z. B. Telefon, Schreibmaschine, Formulare usw. Ebenso stehen der Führungskraft Mittel zur Verfügung, mit denen sie ihre Führungsaufgaben erfüllen kann: die Führungsmittel. Dies bedeutet: Genau wie die Mitarbeiterin im Büro ihre Schreibmaschine richtig einsetzen muss, so sollen auch die Führungskräfte die Führungsmittel richtig einsetzen. Die Führungsmittel sind ebenso Hilfsmittel zur Erreichung der Ziele im Führungsbereich, wie es die Hilfs- und Arbeitsmittel im Fachbereich sind.

Nun wird von jedem Mitarbeiter erwartet, dass er seinen Funktionsbereich, also die Aufgaben, die er erfüllen muss, kennt. Für die Führungskräfte werden die Fachaufgaben in der Funktionsbeschreibung zusammengestellt. Für jede Führungskraft gibt es eine Funktionsbeschreibung. Die Funktionsbeschreibung enthält u. a. die Fachaufgaben, die in einem Funktionsbereich erfüllt werden müssen; die Rechte und Pflichten, die sich daraus ergeben; die Informationen, die die Führungskraft benötigt bzw. an andere weitergeben muss.

"Grau ist alle Theorie ...?" Immer wieder hören wir dieses Argument, dass sich das Delegationsprinzip theoretisch zwar sehr logisch anhöre, in der Praxis aber nicht funktioniere. Dabei übersieht man oft, dass dies nicht am Prinzip liegt, sondern an den Fehlern, die in der Praxis gemacht werden. Wenn der neue Führungsstil z. B. nur als notwendiges Übel betrachtet wird, kommt es schnell zu Komplikationen. Dann wird nicht das delegiert, was unter sachlichen Gesichtspunkten richtig wäre, sondern nur das, woran dem Vorgesetzten am wenigsten gelegen ist.

Oft wird auch der Mitarbeiter, dem man Aufgaben und Kompetenzen übertragen hat, mit Misstrauen betrachtet. Es wird als selbstverständlich vorausgesetzt, dass er diese Aufgaben doch nicht so gut wahrzunehmen versteht, wie dies der Vorgesetzte tun würde. Ständige Eingriffe in den Delegationsbereich des Mitarbeiters sind die Folge. Diese Einstellung bleibt nicht ohne Auswirkung auf den Mitarbeiter.

Die Reaktionen haben wir wahrscheinlich alle schon erlebt: Der Mitarbeiter wird unsicher und begeht daher Fehler - und der Vorgesetzte sieht sich in seinem Misstrauen bestätigt. Der Mitarbeiter wiederum spürt den Widerwillen des Vorgesetzten, kommt ihm entgegen und bittet ihn in Fällen um seinen Rat und seine Entscheidung, in denen er dies unter keinen Umständen tun dürfte. Die Delegation wird durch ständige Rückdelegation in Frage gestellt. Liegt das nun am Prinzip - oder an der falschen Einstellung?

Viele Vorgesetzte glauben, dass ihre Autorität durch die Delegation von Verantwortung gefährdet wird. Dabei übersehen sie, dass die Autorität eines Vorgesetzten in der Wirtschaft von heute nicht mehr darauf beruht, dass er alle Entscheidungen selbst trifft. Wichtig ist vielmehr, dass er nur die für ihn als Stelleninhaber spezifischen Aufgaben wahrnimmt und im übrigen so führt, dass die ihm unterstellten Mitarbeiter im Rahmen ihrer Delegationsbereiche ihre Fähigkeiten entfalten können. Auch die Befürchtungen des Vorgesetzten, der delegierte Bereich könne ihm entgleiten oder er würde den Überblick verlieren, sind eigentlich unbegründet.

Informationsgespräche sowie Stichproben- und Erfolgskontrolle geben ihm die nötige Sicherheit. Mit der allgemeinen Feststellung, dass er nur über die große Linie der Gesamtentwicklung orientiert zu sein braucht, ist ihm allerdings wenig geholfen. Notwendig ist vielmehr, dass bei jeder Stelle genau festgelegt wird, worüber der Mitarbeiter seinen Vorgesetzten informieren muss. Wenn der Vorgesetzte in diesem Rahmen seine Führungspflichten erfüllt, dann funktioniert das Delegationssystem - und die so genannte "Handlungsverantwortung" liegt beim Mitarbeiter.

Damit aber kann man den Vorgesetzten auch nicht mehr für alles verantwortlich machen, was auf den „unteren Ebenen" geschieht. Sonst würde man die Haftung für Zufall (§ 833 BGB) auf das Verhältnis von Vorgesetzten und Mitarbeitern übertragen. Das aber wird wohl niemand wollen - denn § 833 BGB regelt normalerweise die Haftung des Tierhalters.

Die Notwendigkeit eines Operations Research im Marketing

Organisationen benötigen eine Fülle von aktuellen, genauen und leicht abrufbaren Marketing-Informationen, wenn sie intelligente Marketing-Entscheidungen fällen sollen. Die Art und Weise, in der die Organisation relevante Marketing-Informationen sammelt, verarbeitet und verteilt, kann als das Marketing-Informationssystem der Organisation bezeichnet werden. Bei diesem System spannt sich der Bogen von sehr primitiven bis hin zu hoch entwickelten, komplizierten Systemen, die jedoch im allgemeinen aus vier Hauptkomponenten bestehen.

Die erste Komponente des Marketing-Informationssystems eines Unternehmens ist das interne Abrechnungssystem, das Daten über frühere Aufträge, Umsätze, Kosten usw., gegliedert nach Produkten, Verkaufsgebieten, Vertretern und Kundentypen enthält. Größere Unternehmen verfügen über hoch entwickelte Systeme dieser Art. Die zweite Komponente bildet das Marketing-Nachrichtensystem der Organisation, das von den Bemühungen der Pflegedienstleiter ausgeht, sich über Entwicklungen auf den Märkten und in der Makro-Umwelt sowie über die Kunden, Konkurrenten usw. zu informieren.

Jeder Pflegedienstleiter hat hierbei seinen eigenen Stil bei der Sammlung von ihn interessierenden Fakten; die Organisation kann jedoch mittels konkreter Schritte den Fluss der Marketing-Informationen formalisieren und verbessern. Die dritte Komponente ist das Marketing-Forschungssystem der Organisation, das sich mit den formalen Verfahren befasst, die eine Organisation zur Sammlung bestimmter, zur Lösung eines Marketing-Problems benötigter Informationen benutzt.

Die Marketing-Forschung selbst besteht hierbei aus fünf Schritten: der Problemdefinition, dem Entwurf des Forschungsprojektes, der eigentlichen Datenbeschaffung, der Datenanalyse sowie der Berichterstattung. Spezialisten für Marketing-Forschung wissen, wie Informationen gesammelt werden können (Verwendung von sekundärstatistischem Material, Beobachtung, Experimente oder Befragungen) und welche Forschungsinstrumente und

Stichprobenpläne die Erhebung von objektiven, zuverlässigen und relevanten Daten ermöglichen.

Die letzte Komponente ist das Operations Research-System, in dessen Rahmen formale mathematische Techniken zur Entwicklung optimaler Lösungen für wiederkehrende Marketing-Probleme behandelt werden. Unternehmensforscher haben in den Bereichen der Neuprodukte, der Preisbildung, der Werbung, des Managements des Verkaufsstabs und der Planung des Marketing-Mix zahlreiche nützliche Modelle entwickelt. Einige dieser Modelle werden gegenwärtig von großen Unternehmen aktiv eingesetzt; vereinzelt beginnen sich auch andere Organisationen dafür zu interessieren.

Rechtzeitige Korrekturmaßnahmen innerhalb des Marketing-Plans

Die Vorzüge der Marketing-Planung und der Marketing-Kontrolle können nur dann wirksam werden, wenn die Organisation eine adäquate und zuverlässige Basis in Gestalt von Marketing-Informationen erarbeitet hat. Ein Unternehmen kann bspw. nur dann einen guten Marketing-Plan zur Erzielung eines höheren Kundenaufkommens entwickeln, wenn ausreichende Informationen über die Charakteristika von Kunden und Nichtkunden dieses Unternehmen, die Wahrnehmungen und Einwände der Nichtkunden und deren Empfänglichkeit für Beeinflussungsversuche vorhanden sind.

Deshalb brauchen diese Unternehmen zur Planung der Marketing-Aktivitäten zahlreiche Informationen. Als Ausgangspunkt für die Festlegung von Zielmärkten und die Entwicklung eines wirksamen Marketing-Mix für einen jeden dieser Zielmärkte bedürfen sie aktueller, genauer und adäquater Informationen. Will eine Organisation sicherstellen, dass ihre Marketing-Anstrengungen wirksam sind, so ist ein System der formalen Planung und Kontrolle unerlässlich. Beim Entwurf eines Planungssystems befasst sich die Organisation deshalb mit den Fragen, **was** geplant werden soll, **wer** die Planung durchführen soll und **welche** Einzelheiten der Plan enthalten soll.

Alle Kontrollsysteme weisen hierbei vier gemeinsame Elemente auf. Zunächst muss eine Anzahl eindeutiger, quantitativer Ziele vorhanden sein.

Zum zweiten müssen die gegenwärtig erzielten Ergebnisse gemessen und mit den geplanten verglichen werden. Als drittes Element fungiert die Diagnose der Ursachen für etwa bestehende Abweichungen. Den vierten Bestandteil des Kontrollsystems bilden schließlich Korrekturmaßnahmen, die auf Grund der vorhergehenden Ursachenanalyse eingeleitet werden, um das System wieder unter Kontrolle zu bringen. In einer Organisation, die nach dem Prinzip 'management by objectives' arbeitet, weiß jedes Mitglied, was im Verlauf des bevorstehenden Jahres von ihm erwartet wird.

Diese Kontrolle erfordert jedoch, dass jeder Vorgesetzte von Zeit zu Zeit die Leistungen aller ihm Untergebenen überprüft, um festzustellen, ob sie die ihnen gesetzten Ziele erreichen. Er setzt sich also mit denjenigen in Verbindung, die unter dem erwarteten Leistungsniveau liegen, versucht die Ursachen hierfür klarzustellen und ihnen zu helfen. Somit besteht das Kontrollsystem also aus regelmäßigen Bewertungen spezifischer Leistungsvariablen, die von dem jeweiligen Vorgesetzten durchgeführt werden.

Die Sicherung der Kontinuität

Für den längerfristigen Aufbau von Kundenbeziehungen kommen auch andere Aspekte des Marketings in Betracht. Denn die Zukunft liegt nicht im Verkauf einer Dienstleistung, sie liegt vielmehr im Verkäufer. Der Kunde kauft nur da, wo er sich wohl fühlt. Für den Verkäufer der Dienstleistung heißt das: Beziehungsmanagement statt Verkaufstechniken.

Die Produktpaletten in fast allen Branchen werden sich immer ähnlicher, in den einzelnen Kategorien gibt es kaum noch Unterschiede bei der Dienstleistung und in der Qualität. Auch die früher vorhandenen Preisunterschiede existieren kaum noch. Die Dienstleistung hängt deshalb meist von der Beziehung zwischen Kunde und Dienstleister ab. Der Kunde wird in der Regel dort kaufen, wo er sich gut beraten, willkommen und wohl fühlt.
Für den Dienstleister der Zukunft heißt das: Wie schaffe ich es, zu meinen (potentiellen) Kunden diese gute Beziehung aufzubauen? Wie gelingt es, trotz Alltagsstress und Hektik, mit Motivation und Begeisterung den Kunden zu beraten? Beziehungsmanagement statt Verkaufstechniken, dieses Schlag-

wort birgt den Schlüssel zum Erfolg in sich. Doch was heißt Beziehungsmanagement? Beziehungsmanagement ist die Fähigkeit, die Welt des Kunden zu betreten, Gemeinsamkeiten zu entdecken und zu pflegen – eine Ebene also, um Gleichartigkeit und Gleichberechtigung herzustellen. Wenn es um zwischenmenschliche Beziehungen geht, gibt es zwei wichtige Komponenten: Sympathie und Vertrauen, für deren Wachstum jeder bereits in der Kontaktphase eine wertvolle Basis schaffen kann.

Dienstleistungsmarketing ganz einfach: Kundenfragen erkennen und Antworten vorbereiten

Auf viele Fragen müssen im Sinne der Qualitätssicherung im Prozess eines guten Customer Relationship Managements Antworten gefunden und in die Unternehmensstrategie integriert werden. Wichtig und zentral im Bereich der Kundengewinnung und Kundenbetreuung ist, dass den Verantwortlichen die erforderlichen Informationen zur Verfügung stehen, dass Arbeitsprozesse durch Hilfsmittel unterstützt und gestützt werden und dass Vorgänge strukturiert dokumentiert werden, damit sie an anderer Stelle wieder als Informationsquelle zur Verfügung stehen.

Diese Strukturen und Verfahren erleichtern es den Mitarbeitern, die an sie gestellten Anforderungen zu erfüllen. Der Aufbau und das Implementieren eines Customer Relationship Management ist deshalb nicht nur eine Sache von Strukturen und Standards, es muss den Menschen, den Mitarbeitern, die es täglich umsetzen sollen, in Fleisch und Blut übergehen. Nur wenn diese Sache zur persönlichen Haltung wird, hat das Unternehmen die Chance, aktiv Kunden zu überzeugen - und nicht zu überreden!

Phase I: Die Gesprächsvorbereitung

Wie wichtig es ist, sich vor einem wichtigen Gesprächstermin in einen guten Zustand zu bringen, ist Ihnen sicher bekannt. Denn das, was Sie ausstrahlen, kommt zu Ihnen wieder zurück. Wenn Sie sich das Ziel des Gesprächs überlegt haben, proben Sie das Vorgehen mental und überlegen Sie, wie Ihr

Gegenüber wohl argumentieren wird. Bei einem Erstgespräch besorgen die Kunden sich möglichst viele Informationen über das Unternehmen, dessen Dienstleistungen, Angebote und Mitarbeiter.

Auch das aktuelle Branchengeschehen kann für Sie wichtige Punkte für einen erfolgreichen Kontaktaufbau beinhalten. Überlegen Sie aber genauso sorgfältig, was der Gesprächspartner über Sie und Ihr Unternehmen denkt. Hatte er früher schon einmal Kontakt? Wie ist die Geschäftsbeziehung verlaufen?

Phase II: Der Kontaktaufbau

Bei den meisten Dingen auf dieser Welt gibt es zwei oder mehrere Chancen. Wenn Sie zum Beispiel Ihr Umsatzziel nicht geschafft haben, dann versuchen Sie es so lange, bis Sie es erreichen. Nur bei einer Sache gibt es eben keine zweite oder mehrere Chancen. Beim ersten Eindruck gibt es nur eine einzige Chance! Und jeder kennt die berühmten Fragen: „Was sage und tue ich, nachdem ich Guten Tag gesagt habe? Rede ich von mir oder meinem Kunden? Was ist für ihn von Interesse? Wie ist mein Ton? Meine Gestik, Mimik, meine Körpersprache? Wie gehe ich auf ihn zu? Wie sieht es aus mit einem kleinen Lächeln?" – und vieles mehr. Probieren Sie es selbst.

Einen positiven Eindruck hinterlasse ich, indem ich mit dem Kunden über ihn rede. Nicht über mich oder mein Produkt, sondern über die Interessen des Kunden. Zuhören und echtes Interesse sind in der heutigen schnelllebigen Zeit wertvolle Eigenschaften.

Phase III: Die Gesprächsführung

Wenn Sie sich zurückerinnern, wird es Menschen in Ihrem Leben gegeben haben, mit denen Sie völlig im Einklang waren. Ein Partner, ein Freund, ein Familienmitglied oder auch sonst jemand. Kann es sein, dass das Gefühl dadurch entstand, weil beide den Eindruck hatten, sich besonders gut zu verstehen, gleich zu „schwingen", gleich zu denken? Diese Übereinstimmung bedeutet die Fähigkeit, die Welt des anderen zu betreten. Es bedeutet, ihm das Gefühl zu geben, dass er verstanden wird und dass eine Verbindung zwischen ihnen besteht.

Als guter Verkäufer einer Dienstlistung sollten Sie in der Lage sein, diese starke gegenseitige Verbindung herzustellen. Doch wie fängt man das an? Einfach, indem man Gemeinsamkeiten schafft oder entdeckt. Dazu gibt es viele Möglichkeiten, gleich ob durch Beruf oder Hobby, durch ähnliche Erfahrungen oder anderes. Finden Sie deshalb während des persönlichen Gesprächs mit dem Kunden Ansatzpunkte, die Sie auch vertreten oder mögen.

Vielleicht haben Sie zu einem Thema gleiche Ansichten oder unterstützen dieselben Einrichtungen. Die Möglichkeit, Nähe beziehungsweise Gemeinsamkeiten mit dem Kunden zu schaffen, ergibt sich aus dem persönlichen Gespräch mit dem Kunden. Es ist ein bisschen mehr wie Small-Talk, es ist fast wie das Gespräch mit einem Freund. Wenn Sie beim Kunden sind, sehen Sie sich um.

Wo hängen Auszeichnungen, Urkunden für besondere Leistungen, Meisterstücke, persönliche Bilder und Ähnliches, worauf Sie Ihren Kunden ansprechen können? Welche Leistungen/Ergebnisse hat Ihr Kunde erreicht, die anerkennenswert sind? Schärfen Sie Ihren Blick auf diese Dinge und sprechen Sie Ihren Kunden darauf an.

Wer erfolgreich in der Pflege arbeiten will, muss Menschen mögen. Aber Menschen sind nicht immer bequem. Sie haben alle ihre Ecken und Kanten, jeder ist anders. Das sollte Sie aber nicht beunruhigen, sondern eher erfreuen. Mögen Sie einfach Ihre Kunden. Wer das nicht kann, sollte sich überlegen, ob er nicht in einem anderen Bereich arbeiten will. Wenn Sie aber im kundenorientierten Dienstleistungsbereich arbeiten, dann sollten Sie auf Menschen zugehen können, sie mit all ihren Eigenschaften akzeptieren und beraten. Sie müssen ganz einfach Menschen mögen.

Kalter Krieg - oder: Die Dramaturgie der Konfliktbildung

Ein unkontrollierter Konflikt verläuft typischerweise in vier klar unterscheidbaren Phasen: die Sachfrage am Anfang, die Auseinandersetzung auf moralischer Ebene, die symmetrische Eskalation sowie dem Kalten Krieg.

1. Die Diskussion

Auch wenn am Schluss keiner mehr weiß, dass es sie jemals gegeben hat, am Anfang gibt es sie immer: die Sachfrage - den Diskussionsgegenstand, der im Rahmen eines zunächst durchaus partnerschaftlichen Dialogs zu unterschiedlichen Meinungen führt.

2. Die Überlagerung

Im Verlaufe der Diskussion entsteht eine kritische Situation: Argumente der einen Seite werden von der anderen nicht akzeptiert. Man stellt das, was gesagt wird, in Frage. Man unterstellt der anderen Seite Eigennutz, Taktik und - in der Konsequenz - Unaufrichtigkeit. An diesem Punkt gerät die Auseinandersetzung auf die moralische Ebene. Die Sachfrage wird überlagert von verdeckten Interessen, von Wert-, Beziehungs- und Personenfragen. Emotionen kommen ins Spiel.

3. Die Eskalation

Man fühlt sich nicht ernst genommen oder angegriffen, reagiert mit Wut und Empörung und geht zum - wie man glaubt - berechtigten Gegenangriff über. Und exakt das gleiche geschieht auf der Gegenseite. Die Kommunikation mit dem Partner wird abgebrochen. Man versucht, dem Gegner Schaden zuzuführen, sucht dafür nach Verbündeten.

Der Konflikt gerät in eine heiße Phase. Es kommt zu einer sog. symmetrischen Eskalation. Beide Seiten schaukeln sich gegenseitig hoch und leiden zugleich unter selektiver Wahrnehmung: Sie registrieren nur noch, was ihr Vorurteil über den Konfliktpartner bestätigt - und blenden systematisch alles aus, was diesem widerspricht. Durch jeden Schritt der einen Seite fühlt sich die andere legitimiert, noch massiver zurückzuschlagen. Im Vordergrund steht nun das aktuelle Verhalten der jeweils anderen Seite, nicht mehr die ursprüngliche Sachfrage. Der Kampf generiert sich selbst.

4. Die Verhärtung

Früher oder später kommt es zur Abkühlung - sei es, weil eine Seite gewonnen und ihre Interessen durchgesetzt hat, sei es, weil aufgrund der Kräfteverhältnisse eine Pattsituation entstanden ist, aus der sich ein labiles Gleichgewicht entwickelt hat, ein Zustand des "Kalten Krieges". Nicht nur in der Politik, sondern auch im Arbeitsbereich ist dies eine sehr häufige Situation. Sie kann Jahre oder gar Jahrzehnte überdauern - ein ständiges Konfliktpotential für die Zukunft.

Die Aufrechterhaltung dieses festgefahrenen Zustandes kostet unerhört viel Zeit, Geld und Nerven. Außerdem ist die Gefahr eines offenen Ausbruches nie ganz gebannt. Die Konfliktparteien sind aber selbst oft nicht in der Lage, aus der eskalierten Situation auszusteigen, weil jeder befürchtet, sein Gesicht zu verlieren. Aber das Umfeld hat gelernt, die Situation zumindest in kaltem Zustand einigermaßen zu stabilisieren.

Die Grundvoraussetzungen für eine Konfliktregulierung

Jeder Konflikt hat seine Geschichte. Der Weg, der in die Irre geführt hat, muss gemeinsam ein Stück weit zurückgegangen werden, bevor man ohne Gefahr eines Rückfalles miteinander einen neuen Weg in die Zukunft gehen kann. Doch was muss dabei konkret geschehen? Zwei Dinge sollten hierbei befolgt werden: Zuallererst muss die direkte Kommunikation wieder hergestellt werden, d. h., die Kontrahenten müssen an einen Tisch gebracht werden. Zum anderen muss unbedingt versucht werden, den Dialog zu kontrollieren.

Hierbei sollte eine neutrale Seite die Interaktionen zwischen den Konfliktparteien vor allem in der ersten Phase sorgfältig begleiten und sicherstellen, dass das gesprochene Wort nicht anders verstanden wird, als es gemeint ist. Ohne fremde Hilfe würden sich die Konfliktparteien auf Grund der nach wie vor wirksamen selektiven Wahrnehmung innerhalb kürzester Zeit wieder gegenseitig missverstehen und sich in einem Streit verstricken. Deshalb gilt jetzt der Grundsatz: Emotionen offen legen und die Vergangenheit bewältigen.

Das wiederum bedeutet: Die Parteien müssen der anderen Seite verständlich machen dürfen, welche Umstände, Situationen oder Ereignisse bei ihnen Frustration, Enttäuschung oder Wut ausgelöst haben - und warum. Nur wenn dies geschieht, kann nämlich jeder seinen eigenen - gewollten oder ungewollten - Anteil am Konfliktgeschehen erkennen und akzeptieren lernen. Dies wiederum ist Grundvoraussetzung dafür, dass er den anderen nicht weiterhin als alleinigen "Schuldigen" betrachtet.

Nur wenn die enttäuschten Erwartungen, die Gefühle der Kränkung und der Verletzung auf allen Seiten offen ausgesprochen werden, lässt sich der Druck der gestauten Emotionen senken und der Konflikt auf seinen Ursprung, nämlich die realen Bedürfnisse und Interessen, reduzieren. Dies wiederum bedeutet: Es müssen beiderseits tragbare Lösungen ausgehandelt werden.

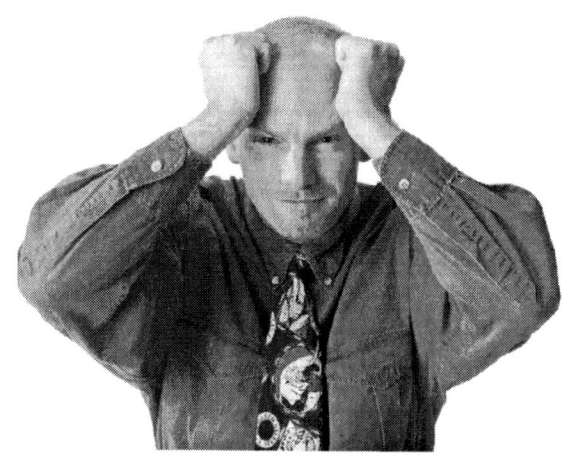

Wenn der Schutt weggeräumt ist, geht es darum, gemeinsam eine dauerhafte Lösung des Problems zu erarbeiten. Entscheidend ist hierbei: Es darf keinen "Verlierer" geben. Die Lösung muss also die Interessen beider Seiten berücksichtigen. Aber die Lösung selbst ist nur das eine, sie partnerschaftlich auszuhandeln das andere. Das Einüben von Zusammenarbeit ist von daher in sich selbst ein wichtiger Schritt der Konfliktverarbeitung. Denn erst hier wird auch faktisch vom Konflikt Abschied genommen.

Kundenbeziehungen aufbauen und gestalten

Es ist Aufgabe des Dienstleisters, sich in die „Seele" des Kunden hineinzudenken. Wichtig ist, dass Sie sich die Mühe machen, dem Kunden zu verdeutlichen, welchen Nutzen Sie ihm bieten können. Der Kunde kauft nur, wenn er einsieht, was er davon hat und was er damit anfangen kann.

Der Stellenwert der persönlichen Beziehung zum Kunden ist zwar allen bewusst, an der Umsetzung und Einschätzung dieses Potentials jedoch mangelt es allzu oft. Es reicht heute nicht mehr aus, seinen Pflegekräften nur neue Strategien und neue Dienstleistungen an die Hand zu geben, ebenso wenig stellt eine bessere Fachausbildung sicher, dass mit dem Kunden mehr Geschäfte zu Stande kommen.

Viele Dienstleistungssteigerungsprogramme sowie Konzeptionen neuer Vertriebswege sind technische Verfahrenswege und sagen noch nichts über eine gute und angemessene Kommunikation mit dem Kunden aus. Es reicht heute eben nicht mehr aus, nur qualifizierter Berater zu sein. Zum wesentlichen Erfolgsfaktor im Wettstreit um Marktanteile ist das Beziehungsmanagement geworden – nämlich die Kunst, dem Kunden nahe zu sein.

Kundenzufriedenheit entsteht durch Tuchfühlung mit dem Kunden. Oftmals stehen heute beim Aufbau einer Kundenbeziehung die Anzahl der Kundenkontakte und die Kundenzuordnung als wichtigste strategische Überlegung im Raum. Doch dies allein ist zu wenig. Sicher sind Fachwissen sowie die Häufigkeit der Kundenkontakte für den Berater wichtig, aber dies ist nur die Einstiegsbasis für ein Erfolg versprechendes Vertrauensverhältnis.

Das Ziel erreicht man oft über andere Wege. In einem der meistgelesenen Managementbücher aller Zeiten „Auf der Suche nach Spitzenleistungen" von Peters/Watermann ist eine Studie amerikanischer Unternehmen veröffentlicht. Geforscht wurde nach dem „Geheimrezept" für Unternehmenserfolge. Die Quelle der größten Kundenzufriedenheit liegt in der Tuchfühlung mit dem Kunden.

Es herrscht allgemein Einigkeit darüber, dass es dem Kunden nicht so sehr auf eine objektive, vielleicht sogar messbare Beratungsleistung ankommt. Der Erfolg einiger Unternehmen liegt einfach darin begründet, dass deren Mitarbeiter eine besondere Nähe zu den eigenen Kunden aufgebaut haben – nicht mehr, aber auch nicht weniger!

Beziehungsmanagement braucht eine Struktur

Heute sollen Kundenberater nicht nur auf fachspezifisches Denken – „Wie argumentiere ich?" – ausgebildet, sondern an eine zukünftige Denkweise herangefahren werden – „Wie kann ich in die Haut des Kunden schlüpfen?" Beziehungsmanager und Pflegedienstleiter zu sein heißt deshalb auch, selbst Kundenverantwortung zu übernehmen. Dies beginnt ganz einfach mit einem freundlichen Gesicht und einem höflichen, aufmerksamen Verhalten, und das nicht nur zu den netten und lieb gewordenen Kunden, sondern zu all Ihren Kunden.

Dieser Umdenkprozess wird untermauert durch den Prozess der Veränderung unserer Werte. Was früher Hierarchie war, heißt heute Team. Was früher Disziplin war, nennt man heute Selbstbestimmung. Das Wort Karriere heißt heute Persönlichkeitsentfaltung und Effizienz wird durch Kreativität ersetzt, genauso wie Kundenberater und Verkäufer durch Beziehungsberater. Der Beziehungsmanager als kundenorientierter Verkäufer von Produkten und Dienstleistungen hat heute die vielfältigsten Aufgaben.

Die Welt der Kunden entdecken: Das persönliche Verhältnis zwischen Kunde und Verkäufer ist angesichts der immer stärker werdenden Konkurrenzsituation einer der wichtigsten Erfolgsfaktoren für eine vertrauensvolle Geschäftsbeziehung. Beziehungsmanagement bedeutet, die Verkäufer-Kunden-Beziehung selbst engagiert aktiv zu gestalten und nicht mehr wie in vielen kleineren Unternehmen dem Zufall zu überlassen.

König Kunde kennen lernen

Für Pflegedienste ist es aufschlussreich zu wissen, auf welchen Wegen Kundinnen und Kunden akquiriert werden. Bei der Auswertung von durchgeführten Befragungen stellte sich heraus, dass 81,3 Prozent der Kunden ihren Pflegedienst über persönliche Empfehlungen auswählten. Die Streuung bei den einzelnen Pflegediensten lag zwischen 72,4 und 92,9 Prozent.

Durch Werbeaktionen wurden nur 7,4 Prozent aller Befragten auf den Pflegedienst aufmerksam. Kundenakquisition über Werbemaßnahmen scheint nach diesen Zahlen die Ausnahme zu sein. Hier wurden vor allem Vermittlungen durch Ärzte, Krankenhäuser, Angehörige sowie die unmittelbare Nachbarschaft des Pflegedienstes angegeben. Direkt aus dem Telefonbuch entnahmen nur 1,6 Prozent der Kunden die Adresse ihres Pflegedienstes. Den hohen Anteil der persönlichen Empfehlungen kann man nicht nur als räumliche Orientierung auf den ortsnahen Stadtteil, sondern auch als Qualitätsindikator der Dienste interpretieren.

Der Dienst Pflege und mehr ...

Pflegedienste können über ihr ursprüngliches Aufgabengebiet hinweg vielfältige Dienstleistungen rund um die Pflege anbieten, vor allem auch im hauswirtschaftlichen Bereich. Dass bei ambulanten Pflegediensten jedoch noch vorrangig ausgesprochene Pflegeleistungen nachgefragt werden, zeigen folgende Zahlen: Von allen angebotenen Dienstleistungen wurde die medizinische Pflege mit 83,4 Prozent am häufigsten in Anspruch genommen.

Die Streuung bei den einzelnen Diensten lag allerdings zwischen 60 und 97,1 Prozent. Mit 61,9 Prozent ebenfalls überdurchschnittlich waren tägliche Hilfen wie die Unterstützung beim Aufstehen, Waschen und Anziehen. Dagegen wurden hauswirtschaftliche Dienstleistungen wie Putzen, Spülen und Kochen sowie Begleitung nur bei einer kleinen Minderheit durchgeführt. Unter Sonstiges wurden neben medizinischer Pflege und hauswirtschaftlichen Dienstleistungen noch Begleitung und Gespräche genannt.

Ein Drittel der Kunden bräuchte einen „Hausnotruf", denn wer auf Pflege angewiesen ist, benötigt zusätzliche Dienstleistungen, die über reine

Pflegeleistungen hinausgehen. Darum wurden die Kunden gefragt, welche zusätzlichen Angebote für sie noch wünschenswert wären. So gaben über die Hälfte aller Befragten an, noch hauswirtschaftliche Hilfen wie Einkaufen, Putzen und Wäsche zu benötigen (Streuung über alle Dienste: 30 bis 66,7 Prozent). Ähnliches gilt für Friseur und Fußpflege sowie Essen auf Rädern, die für knapp die Hälfte aller Kunden hilfreich wären. Immerhin 30 Prozent der Kunden bräuchten noch einen Hausnotruf.

Dienstleistungslücke Hauswirtschaft

Vor allem im hauswirtschaftlichen Bereich existiert offensichtlich eine Dienstleistungslücke, die für ambulante Pflegedienste auch wirtschaftlich noch einen hohen Stellenwert einnehmen könnte. Sollte ein Dienst diese Tätigkeit nicht selbst anbieten, kann sie vermittelt oder gemeinsam mit anderen Diensten offeriert werden. Relativ wenig Kunden haben den Wunsch nach einem Wohnungsumbau. Möglicherweise besteht – wie auch bei Pflegediensten – noch ein Informationsdefizit über die gesetzlichen Förderungsmöglichkeiten eines altengerechten Wohnungsumbaus.

Unter Sonstiges führten die Kunden noch Bedarf bei Hilfen für Anträge, Fahrten zu Ärzten, Behörden und Apotheken sowie Massagen auf. Die Bereitschaft, selbst zu zahlen, ist vorhanden! Da nicht alle Dienstleistungen über Sozialversicherungsträger abgerechnet werden können, ist es aufschlussreich zu wissen, ob Kundinnen bereit sind, für zusätzliche Leistungen zu bezahlen. Hiervon war der größte Anteil (16,5 Prozent) in der Lage, bis zu 25 Euro im Monat auszugeben.

8,7 Prozent der Kunden würden bis zu 50 Euro, 6,5 Prozent bis zu 100 Euro und immerhin 5,6 Prozent über 100 Euro bezahlen (Streuung über alle Dienste: 11,1 bis 61,1 Prozent). Diese Zahlen zeigen also noch ein erhebliches erschließbares Marktpotential für Pflegedienste auf.

Der Besuch des Pflegedienstes ist wichtiger Bezugspunkt

Ein entscheidender Indikator für die Qualität der Dienstleistungen ist die Zufriedenheit der Kunden. Diese ist nicht nur für sie, sondern auch für die Wettbewerbsfähigkeit der Dienste wichtig. Da die persönliche Empfehlung die wichtigste Marketing- und Akquisitionsform für die Dienste ist, gewinnt die Zufriedenheit zusätzliche Bedeutung. Die Zufriedenheit wurde daher anhand mehrerer Indikatoren ermittelt.

Kunden empfinden den Hausbesuch des Pflegedienstes sehr unterschiedlich. Immerhin freuen sich 63,3 Prozent der Befragten, wenn das Personal des Dienstes kommt. Für gut die Hälfte aller Befragten gehört der Besuch des Pflegedienstes mindestens zum Tagesablauf (hier waren mehrere Antworten möglich). Nur eine absolute Minderheit gab an, dass sie den Besuch als störend empfindet.

Diese Zahlen weisen darauf hin, dass das Pflegepersonal über seine Pflegetätigkeit hinaus einen wichtigen sozialen und kommunikativen Bezugspunkt im Leben Pflegebedürftiger darstellt. Allerdings nimmt die Freude über den Besuch des Pflegedienstes mit der Dauer der Pflegezeit ab. Bei den Langzeitkunden überwiegt wohl im Laufe der Zeit die Gewöhnung an den Pflegedienst.

Pflegekunden sind mitunter ständig auf Hilfe angewiesen. Tritt ein Notfall ein, kann eine schnelle Erreichbarkeit lebenswichtig sein. Mit der Erreichbarkeit des Dienstes in Notfällen waren 84,1 Prozent der Kunden zufrieden. Immerhin 14,6 Prozent der Kunden dauerte die Erreichbarkeit im Notfall zu lange. Nur eine Minderheit war allerdings mit der Erreichbarkeit ganz unzufrieden. Von daher sollte die Beratung intensiviert werden. Denn umfassende Kundenberatung ist einerseits ein wichtiger Service- und Marketingfaktor, andererseits auch für das Erkennen weiterer Kundenbedarfe erforderlich.

Nicht zuletzt können bei einem Beratungsgespräch zusätzliche Dienstleistungen verkauft werden. So überrascht, dass sich nur 82,8 Prozent der Kunden beim ersten Besuch des Pflegedienstes umfassend informiert gefühlt haben. Über das Nötigste beraten wurden 14,9 Prozent der Kunden. Allerdings gaben nur 2,3 Prozent an, bis heute nicht richtig beraten worden zu sein. Zu einer umfassenden Erstberatung der Kunden gehört auch die Beratung darüber, welche Kosten der Pflege von der Kasse übernommen werden.

Dass der Kampf durch den Finanzierungsdschungel weder für Kunden noch für Pflegedienste immer einfach ist, zeigen folgende Antworten: Nur 55,2 Prozent der Kunden gaben an, dass der Pfleger ihnen genau erklärt hat, welche Kosten übernommen werden. 14,7 Prozent bekamen eine eher oberflächliche Erklärung, und sogar 30 Prozent der Kunden sagten aus, dass ihnen die Kostenerstattung nicht erklärt wurde.

Auch mit der Hilfe beim Pflegeantrag waren nur 58,5 Prozent der Kunden zufrieden. Allerdings kann der Pflegeantrag und die Erklärung der Kostenerstattung schon im Vorfeld durch Ärzte oder Krankenhauspersonal erfolgt sein, so dass der Pflegedienst letztendlich nicht die alleinige Verantwortung für mangelnde Beratung trägt.

Beschwerden sind Indikator für die Qualität

Ein wichtiger Indikator für Qualitätsorientierung der Dienste können auch Beschwerden von Kunden sein. Knapp ein Viertel hat sich schon einmal bei seinem Pflegedienst beschwert. Die Anzahl der Beschwerden muss nicht unbedingt auf die Qualität des Pflegedienstes schließen. Auch eine besondere Ermunterung des Pflegedienstes beim Kunden, sich zu beschweren, wenn etwas nicht in Ordnung ist, kann zu einer höheren Anzahl von Beschwerden führen.

Entscheidend ist, ob sich danach etwas ändert. Hier gaben 71,7 Prozent der Kunden an, dass sich etwas verändert hat. Allerdings gaben 15 Prozent an, dass Beschwerden konsequenzenlos geblieben seien. In einer offenen Frage wurden Kunden aufgefordert, frei zu äußern, was sie an ihrem Pflegedienst besonders loben oder kritisieren wollen. Über drei Viertel der Kunden äußerten sich in der freien Meinungsabfrage sehr positiv über den entsprechenden Pflegedienst. Der Pflegedienst und das Personal wurden als ausgesprochen kompetent, hilfsbereit, freundlich, mitfühlend, sauber und pünktlich bewertet.

Knapp ein Viertel der Kunden, und dies zieht sich über fast alle Dienste hinweg, äußerte Kritik. Die Kritik bezog sich auf mangelnde Sauberkeit, unfreundliches, wenig kompetentes, unpünktliches oder häufig wechselndes Personal, mangelnde Beratung, hektische Pflege sowie schlechte Erreichbarkeit des Dienstes am Wochenende. Anlässe für eine Steigerung der Kundenzufriedenheit sind daher gegeben.

Um die Zufriedenheit der Kunden mit dem individuellen Stellenwert unterschiedlicher Leistungen zu vergleichen, wurden Pflegekunden gefragt, auf welche Leistungen sie in der Pflege besonderen Wert legen und wie zufrieden sie jeweils mit diesen Leistungen sind. Dabei stellte sich heraus, dass fast alle Kunden (92,3 Prozent) mit dem Pflegedienst insgesamt zufrieden sind. Diesem außerordentlich hohen Grad an Gesamtzufriedenheit stehen allerdings auch fast 8 Prozent weniger zufriedene Kunden gegenüber, die Anlass für entsprechende Anstrengungen zur Steigerung der Kundenzufriedenheit sein müssen.

Eine wichtige Informationsgrundlage für solche Anstrengungen kann durch die Auswertung von Einzelzielen geschafft werden. Den größten Wert legen die Kunden auf die Qualität der Pflege sowie auf Freundlichkeit und Sauberkeit der Pflegekräfte. Den geringsten Stellenwert bei den Kunden besitzen der Einsatz der gleichen Pflegekraft sowie Informationen über andere Unterstützungsmöglichkeiten.

Zufriedenheit misst sich an der Pflegequalität und der Freundlichkeit

Zusätzlich zu dieser Beschreibung wurde analysiert, in welchem Maße die einzelnen Indikatoren zur Gesamtzufriedenheit beitragen. Die Ergebnisse zeigten, dass zwei Drittel der Gesamtzufriedenheit der Pflegekunden allein durch die Pflegequalität sowie die Freundlichkeit des Personals erklärt werden können. Alle anderen Kategorien nehmen einen deutlich untergeordneten Stellenwert für die Gesamtzufriedenheit ein, was gleichwohl nicht bedeuten muss, dass sie unwichtig wären.

Zusammenfassend lässt sich aber feststellen, dass die Kunden mit ihren Pflegediensten sehr zufrieden sind. Allerdings kann dies nicht dahingehend interpretiert werden, dass für die Pflegedienste kein Verbesserungsbedarf bestünde. Ein Anteil von insgesamt acht Prozent weniger zufriedener Kunden muss Anlass für entsprechende Anstrengungen sein, die Kundenbindung zu erhöhen und die Zufriedenheit weiter zu steigern. Von daher sind Kundenbefragungen noch immer ein geeignetes Mittel zur Qualitätsentwicklung.

Kundenbefragungen bei den privaten ambulanten Pflegediensten haben gezeigt, dass dieses Instrument auch im Geschäftsfeld alte und behinderte Menschen ein sehr geeignetes Mittel des Qualitätsmanagements ist. Die Auswertung der Fragebögen zeigt, dass auf diesem Weg wichtige Informationen zu erhalten sind, die es den Pflegediensten und ihren Beschäftigten ermöglichen, sich besser auf die Kundenwünsche einzustellen:

- Die Befragung hat gezeigt, dass sie ein geeignetes Mittel des Qualitätsmanagements ist.
- Der Fragebogen wird von den Kunden angenommen und verstanden.
- Die Auswertung ermöglicht den Pflegediensten eine Verbesserung ihrer Dienstleistung.
- Wichtig für die Einrichtung ist die tatsächliche Veränderung, ausgelöst durch die Ergebnisse.

Marketingkontrolle

Entsprechend anderen Managementfunktionen unterliegen auch die Marketingaktivitäten einem Kontrollprozess, d. h., alle marktbezogenen Prozesse müssen kontinuierlich und systematisch überprüft und beurteilt werden. Hierbei erfolgt ein Vergleich der anvisierten Ziele und festgelegten Standards mit den aktuellen Werten (Ist-Zustand), vorwiegend mit Hilfe der Jahresplan-, der Aufwands- und Ertrags-, der Strategie- sowie der Effizienzkontrolle, um bei Abweichungen frühzeitig adäquate Korrekturmaßnahmen einleiten zu können.

Wer nicht wirbt, der stirbt

Mit der richtigen Werbung mehr verkaufen, so sollte das Motto eines jeden Unternehmens lauten. Wer hingegen falsch wirbt, hat das Nachsehen. Damit Werbung jedoch erfolgreich wirken kann, muss sie zu Unternehmen, Produkt und Zielgruppe passen. Doch noch immer betrachten viele ambulante Pflegedienste Werbung als reines Glücksspiel nach dem Motto: Hier mal eine Anzeige und dann wieder dort eine, und dann mal schauen, was am Ende dabei herauskommt. Funktioniert diese Methode dann nicht, wechselt man das Medium oder verändert das Motiv. Stellt sich nach diesen 'unendlichen Mühen' dann immer noch kein Verkaufserfolg ein, dann degeneriert man die Werbung zur reinen Geldverschwendung.

Dabei ist gerade das Gegenteil der Fall: Werbung hilft, den Umsatz zu steigern. Aber nur, wenn diese sich nicht lediglich in Einzelmaßnahmen verliert, sondern vielmehr als Teil des gesamten Unternehmenskonzeptes gesehen wird. Je besser also das Unternehmenskonzept, desto besser auch das Werbekonzept. Denn es gibt zahlreiche Pflegedienste, deren Ideen und Produkte nicht unbedingt neu sind, die aber trotzdem gut laufen. Einen großen Teil dieses Geschäftserfolgs macht das gut durchdachte Unternehmenskonzept aus, das in der Werbung erfolgreich transportiert wird.

Wer wirbt, sollte also zuerst analysieren, worin sich die eigene Geschäftsidee von der des Mitbewerbers unterscheidet. Danach lohnt es sich zu überprüfen, wie sich auch die Werbung von der Konkurrenz abheben könnte - das ergibt sich aber dann meist von selbst. Wichtig ist es vor allem, einen Etat für die geplanten Werbemaßnahmen aufzustellen. Die Handelskammern raten hierbei kleineren und mittleren Unternehmen, zirka zwei bis drei Prozent des Umsatzes in die Werbung zu investieren, beim Unternehmensstart sogar noch etwas mehr.

Da die meisten der kleineren Unternehmen ihr Geld zusammenhalten müssen, kommt eine Werbeagentur für die Konzeption und Abwicklung kaum in Frage. Hier muss der Unternehmer selber ran, was aber auch von Vorteil sein kann: Er kennt sein Unternehmen und die Produkte am besten. Wenn er sich dann noch in die Kunden, also die Zielgruppe, hineinversetzen kann, könnte ein gutes Werbekonzept daraus werden. Dies ist wichtig! Denn nur wenn Werbung auch die Zielgruppe wirklich erreicht, kommt es zum gewünschten Verkaufserfolg.

Hier gilt es also zunächst einmal, die Kundenstruktur zu hinterfragen: Welche Wünsche und Bedürfnisse haben die bestehenden oder potentiellen Kunden? Welche Motive können sie zum Kauf der Ware animieren: eine Lösung für ein Problem zu finden, Geld zu sparen oder vielleicht mehr Sicherheit durch besondere Qualität zu erlangen? Befinden sich die Kunden im regionalen Umfeld oder leben sie überregional in unterschiedlichen Stadtteilen? Des Weiteren wird zwischen Kundentypen unterschieden, also ob die Produkte und Dienstleistungen an private oder gewerbliche Kunden verkauft werden. Danach richtet sich dann insbesondere auch die Art der Kundenansprache.

Wer also über seine Zielgruppe nachdenkt, dem fallen bestimmt die richtigen Schlüsselbegriffe ein. Wer hingegen nur in Werbung investiert, weil der Mitbewerber ebenfalls wirbt, der sollte es lieber gleich lassen. Wer dann auch noch dieselben Medien belegt und die eigene Werbebotschaft nicht sauber herausarbeitet, braucht sich nicht zu wundern, wenn die Kunden diese Werbung nicht von der des Mitbewerbers unterscheiden können.

Werbeziele gibt es viele. Von daher ist es immer sinnvoll, über seine eigenen, ganz speziellen Werbeziele nachzudenken. Sie können sich bspw. an den Gesamtzielen für das eigene Unternehmen orientieren: Soll im nächsten Jahr mehr für die Bekanntheit der Firma getan werden, weil mehr Anbieter auf den Markt getreten sind? Für Jungunternehmer hingegen kann es ein wichtiges Werbeziel sein, die Präsenz auf dem Markt anzukündigen, um überhaupt erst einmal potentielle Kunden anzulocken. Oder ist es an der Zeit, das Image aufzupolieren? Ein guter Grund, wenn die gesamte Branche einen schlechten Stand in der Öffentlichkeit hat oder etwas besonders Positives im Unternehmen bewegt wurde.

Genauso können sich Werbeziele auf Produkte beziehen und müssen deshalb von Zeit zu Zeit verändert werden - je nachdem, welches Ziel höchste Priorität hat. Wurde bspw. ein neues Produkt entwickelt oder eine besondere Dienstleistung, können die Kunden darüber informiert werden, damit die Nachfrage angekurbelt wird. Dies gilt natürlich auch für den Fall, wenn über Preisaktionen informiert oder der Kundenkontakt durch einen

'Tag-der-offenen-Tür' intensiviert werden soll. Das Werbeziel ist dabei abhängig von der Art der angebotenen Dienstleistung und deren Bedarf bei der jeweiligen Zielgruppe.

Wird hingegen eine austauschbare Dienstleistung vertrieben, für die ein ständiger Bedarf existiert, muss das Werbeziel heißen, sich klar im Markt zu positionieren und vom Mitbewerber durch einen realistischen Zusatznutzen zu unterscheiden. Ist die Dienstleistung austauschbar, wird aber nur von Zeit zu Zeit gebraucht, muss das Ziel der Werbung sein, dass sich der Kunde im Bedarfsfall an das Unternehmen erinnert. Wer dann seine Zielgruppe erfasst und die Werbeziele in Bezug auf Dienstleistung und Unternehmenssituation definiert hat, der muss nun die richtige Werbeform wählen. Diese wiederum hängt von der Kundenstruktur ab.

In der eigenen Region lebende Privatkunden erreicht der ortsansässige Unternehmer am besten über Anzeigenblätter (wird am häufigsten von Familien gelesen) oder in der Tageszeitung. Diese erreicht einen großen Kreis von Lesern und bietet sich daher bei der Werbung für Produkte und Dienstleistungen an, für die ein ständiger Bedarf besteht. Ist der Kundenkreis allerdings begrenzt, muss man bei diesem Medium mit Streuverlusten rechnen. Auch über Lokalradio und Kino können Sonderaktionen beworben werden. Bei der Verkehrsmittelwerbung gilt: Verbraucher achten viel eher auf bewegte Bilder als auf statische. Überregional angesiedelte Kunden erreicht man hingegen am besten mit Werbebriefen.

Direktmarketing ist gerade bei kleineren Unternehmen stark im Kommen, weil klassische Werbung teuer und mit großen Streuverlusten verbunden ist. Werbebriefe – so genannte Mailings - bieten sich aber auch diejenigen für Unternehmen an, die ihre Zielgruppe mit ganz speziellen Interessen ansprechen wollen. Somit kann durch die geschickte Kombination der verschiedenen Werbemedien - in Abstimmung mit den gesetzten Zielen - ein Unternehmen sich selbst und seine Dienstleistungen am besten vermarkten. Als Grundlage hierzu dient dann noch ein Werbeplan, der sämtliche Termine für die Werbeaktionen beinhaltet. Mit diesem Mittel fällt es dann um so leichter, die Kunden gezielt für das eigene Geschäft zu gewinnen.

Marketing- und Marktfeldstrategien

Auf der Basis der abgeschlossenen Versorgungsverträge erfolgt die langfristige Realisation der Unternehmenszielsetzungen. Die Marketingstrategien liegen in der Auswahl der bearbeitenden Marktfelder.

Marktfelder bezeichnen Angebot-Nachfrage-Sektoren, in denen ein Unternehmen bestimmte Leistungen anbietet oder künftig anbieten will. Anhand der von ANSOFF 1966 entwickelten „Produkt-Markt-Matrix" können durch die Gegenüberstellung der alten und der neuen Produkte bzw. Dienstleistungen mit jeweils alten und neuen Märkten für ein Unternehmen generell vier verschiedene marktfeldstrategische Optionen aufgezeigt werden:

	Gegenwärtiges Produkt bzw. Leistungsangebot	Neues Produkt bzw. Leistungsangebot
Gegenwärtige Märkte	1. Marktdurchdringungsstrategie	1. Produktentwicklungsstrategie
Neue Märkte	2. Marktentwicklungsstrategie	2. Diversifikationsstrategie

Produkt-Markt-Matrix nach ANSOFF[1]

Auf Grund der durch den Versorgungsvertrag nach § 72 SGB XI erfolgten Zulassung des Ambulanten Pflegedienstes bildet der Markt der ambulanten Krankenpflege das grundlegende Marktfeld und somit den Ausgangspunkt der weiteren Betrachtungen.

Auf der Grundlage dieser marketingstrategischen Urzelle ergeben sich im Kontext der Produkt-Markt-Matrix von ANSOFF für das Unternehmen Ambulanter Pflegedienst die folgenden Möglichkeiten, über die Ausdehnung des bisherigen Marktfeldes „Ambulante Kranken- und Altenpflege" die Existenz der Einrichtung abzusichern:

---

[1] Quelle: www.marketingteacher.com/lessons/lesson_ansoff.htm

Marktdurchdringung

Hierbei wird versucht, eine Absatzsteigerung zu realisieren, in dem mit dem vorhandenen Angebot das latente Potential des gegenwärtigen Marktes aktiviert wird. Um diese Zielsetzung, also verstärkte Inanspruchnahme der Dienstleistungen über die Gewinnung neuer Kunden zu erreichen, müssen die Aktivitäten im Bereich der Öffentlichkeitsarbeit forciert und vor dem Hintergrund der Auswirkungen des Images der Einrichtung eine beständig hohe Qualität der Dienstleistungen angestrebt werden.

Marktentwicklung

Dabei wird versucht, das bisherige Leistungsangebot auf neue Märkte auszudehnen. Beispiele hierfür sind pflegerische Zusatzangebote wie Verhinderungspflege, Spezialpflegen, Urlaubsangebote oder Fahrdienste. In diesem Zusammenhang sollte beachtet werden, dass ein Ausbau des Leistungsangebotes stets adäquate personelle Maßnahmen nach sich zieht.

Angebotsentwicklung

Diese Strategie basiert auf der Überlegung, für den gegenwärtigen Markt neue Dienstleistungen zu entwickeln. Neben der Schaffung von echten Neuheiten bietet sich als Alternative eine Programmerweiterung durch das Angebot zusätzlicher Dienstleistungsvarianten. Dieser Gedanke ist jedoch auf dem Pflegemarkt schwer umzusetzen. Ein Ansatz wäre evtl. ein Urlaub mit Pflegebedürftigen oder eine Erweiterung der Serviceleistungen wie z. B. Medikamentenbesorgungen.

Diversifikation

Diese Strategie ist dadurch gekennzeichnet, dass neue Dienstleistungen in neuen Märkten angeboten werden. Hier sollte ein Pflegedienst tätig werden, wenn die Anzeichen für einen gesättigten Pflegemarkt sprechen. Dabei könnte ein Pflegedienst eine Kurzzeitpflege gründen, die hauswirtschaftliche Versorgung ausbauen oder ein Essen-auf-Rädern-Angebot überdenken.

Die Präferenz-Strategie

Infolge der Wettbewerbsintensität ist der Pflegedienst gezwungen festzulegen, wie der Pflegemarkt zugunsten des Dienstes beeinflusst und damit die Nachfrage stimuliert werden kann. Auf Grund der normierten Pflegekosten stellt diese Strategie eine realistische Vorgehensweise dar.

Über den Aufbau von Qualitäts- und Leistungspotentialen wird versucht, Kunden für die Einrichtung zu gewinnen und einen Wettbewerbsvorsprung zu erreichen. Hierbei ist ein Zusammenhang von einer Dienstleistungsqualität mit einem hohen Serviceniveau wichtig. Entscheidend für den Erfolg dieses Ansatzes ist, dass die von den Kunden erwartete und gewünschte Qualität stets erreicht bzw. übertroffen wird. Das bedeutet, dass das individuelle Eingehen auf den Kunden und auf dessen Bedürfnissen in jeder Hinsicht im Vordergrund des Leistungsprozesses steht.

Den Mitarbeitern kommt somit innerhalb der Präferenzstrategie eine besondere Bedeutung zu, da sie nicht nur im Kontakt mit den Kunden die Dienstleistung erbringen, sondern darüber hinaus von diesen als fester Bestandteil der Dienstleistungen identifiziert werden.

Kunde und Konkurrenz

Nicht der Kunde, sondern die Konkurrenz wird immer mehr zum Alptraum. Die Produktivität steigern, heißt die Antwort der Unternehmen eines Hochlohnlandes wie Deutschland auf den gnadenlosen globalen Wettbewerb. Das bedeutet für jeden Unternehmer, entweder immer schneller zu rationalisieren oder neue Produkte und Dienstleistungen auf den Markt zu bringen. Meist beides.

Das EURO-Land verschärft den Hyperwettbewerb zusätzlich. Nur Innovationen als Basis für profitables Wachstum können das noch leisten. Und diese entstehen meist nur noch durch die Vernetzung verschiedener Bereiche. Doch aufgepasst: Damit sind nicht nur technische Neuerungen angesprochen, sondern vielmehr alle Vorgänge in einem Unternehmen. Mehr als Business Reengineering ist erforderlich.

Dies gilt insbesondere im „geht-nicht-Land" Bundesrepublik. Außergewöhnliche Leistungen sind kein Zufall – sie sind die Folge fundierter Erkenntnisse. Denken Sie von daher einmal nach: „Was ist Ihr strategischer Wettbewerbsvorteil? Müssen Sie mehr als eine Sekunde überlegen, sieht es schlecht aus! Denken Sie auch bei Unternehmen wie Daimler-Chrysler, BMW, Aldi oder Sony so lange nach? Wahrscheinlich nicht!

Was ist nun Wettbewerb unter diesem Aspekt? Das erklärt man am besten anhand einer Fabel von den zwei Löwenjägern. Als plötzlich der Löwe auftaucht, zieht der eine Löwenjäger seine Running-Hoses an. Auf die Frage des anderen, warum er dies tue, er könne doch nicht schneller laufen als der Löwe, kommt die Antwort: „Das ist nicht das Problem, ich muss nur schneller laufen als du!"

Sie können daran erkennen: Nicht auf die absolute Leistung kommt es an. Schneller und Besser sein als der andere, auf das kommt es im Wettbewerb an. Stellen Sie sich daher folgende Fragen:

- Heben Sie sich im Wettbewerb wirklich positiv ab?
- Sind Ihre Produkte anders?
- Sind Ihre Preise anders?
- Ist Ihr Unternehmen anders?
- Sind Ihre Mitarbeiter anders?
- Sind Ihre Dienstleistungen anders?

Haben Sie sich aber auch schon die Frage gestellt, warum Kunden ausgerechnet bei Ihnen kaufen, wenn Sie nicht wirklich anders sind?

Wenn die Konkurrenz falsch spielt

Die eigenen Produkte und Dienstleistungen gut verkaufen, ist schon schwierig genug. Greift die Konkurrenz dann noch zu unfairen Maßnahmen, um sich Vorteile zu beschaffen, weiß manch einer nicht mehr aus noch ein. Doch es gibt Abwehrstrategien, wenn Ihre Mitbewerber zu unfairen Mitteln greifen. Mitbewerber sind jedem Unternehmer ein Dorn im Auge. Argwöhnisch werden Produkte und Dienstleistungen beäugt, um die Vor- und Nachteile der eigenen Firma mit denen der Konkurrenz zu vergleichen. Schließlich denkt jeder darüber nach, wie er die unliebsamen Mitbewerber überflügeln kann. Denn wer verfügt schon über eine monopolähnliche Stellung am Markt? Der Kampf um Kunden und Marktanteile lässt Verschnaufpausen nur selten zu. Wer mit seinen Mitanbietern in Konkurrenz steht, sollte allerdings auf der Hut sein. Denn viele scheuen auch vor unfairen Methoden nicht zurück. Da ist es gut, die am häufigsten benutzten Tricks zu kennen, denn für jedes unfaire Verhalten lässt sich eine Gegenstrategie entwickeln, um sich zur Wehr zu setzen.

Reklamationen ausschlachten, kooperieren statt kämpfen

Vorsicht, wenn die Konkurrenz sich unter Kunden von Ihnen umsieht, die mit Ihren Produkten nicht zufrieden waren. Die Reklamationen Ihrer Kunden werden dann potentiellen Kunden der Konkurrenz unter die Nase gerieben. Wird der Fall überzeugend vorgetragen, kann die Konkurrenz die Käufer schnell abspenstig machen. Das ist ein wirkungsvoller psychologischer Trick, denn wer will schon etwas kaufen, mit dem andere unzufrieden waren?

Unzufriedene Kunden können also gefährlich werden, wenn die Konkurrenz davon Wind bekommt. Deshalb sollten Sie sich besonders um diese Kunden kümmern. Da Sie Überläufe nicht unterbinden können, ist es besser, auf den Mitbewerber zuzugehen und mit ihm zu kooperieren. Auch wenn es viel Mühe kostet, ist Waffenstillstand in diesem Fall die einzig erfolgversprechende Strategie.

Unternehmensverbindungen beeinflussen, Vertrauen schaffen

Jedes Unternehmen ist abhängig von seinen Marktpartnern. Wenn ein Mitbewerber versucht, die Beziehungen Ihres Unternehmens zu Lieferanten, der Bank oder wichtigen Kunden zu beeinflussen, dauert es mitunter lange, bis Sie die Auswirkungen spüren. Systematisch versucht er, all Ihre Beziehungen nach außen zu durchtrennen. Er kann beispielsweise auf Ihre Vorlieferanten einwirken, die Lieferungen einzustellen. Die Lieferanten werden damit erpresst, dass man sich selbst in Zukunft nicht mehr von ihnen beliefern lassen würde, wenn sie ihre Lieferungen an Ihr Unternehmen nicht einstellen.

Neben den Lieferanten spielen aber auch die Banken eine ganz wichtige Rolle für die Unternehmensexistenz. Daher wird auf die Hausbanken häufig Druck ausgeübt, keine weiteren Kredite mehr einzuräumen. Im schlimmsten Falle können Ihnen sogar laufende Kredite gekündigt werden. Versuchen Sie in diesem Fall, Vertrauensbeziehungen aufzubauen. Dazu gehören häufige Gespräche mit den Partnern oder Abmachungen, die auf jeden Fall eingehalten werden müssen. Einen Lieferanten können Sie zur Not wechseln, aber wenn Sie merken, dass die Beziehungen zu Ihrer Bank gefährdet sind, muss sofort gehandelt werden. Denn: Finanzierungsfragen sind Überlebensfragen, zu denen es Vertrauen auf beiden Seiten bedarf. Und dieses Vertrauen muss dann meist auch in mühevoller Kleinarbeit aufgebaut werden.

Bestechung oder: Wenn Geschenke winken

Ein erprobtes Mittel, sich einen Vorteil vor dem Mitbewerber zu verschaffen, ist die Bestechung. Neben einmaligen Aufwendungen werden Bestechungsgelder teilweise wie Provisionen gezahlt, die bei Auftragserteilung fällig werden. Oder sie werden als Sachleistungen in Form von Bestechungsgeschenken gezahlt, von Fernsehern und Computern bis hin zu Urlaubsreisen. Doch bedenken Sie: Ohne handfeste Beweise lässt sich gegen Bestechung nichts machen, selbst wenn Sie sicher sind, dass Ihre Konkurrenten Einkäufer und Kunden bestechen.

Mit direktem Beschuldigen erreichen Sie nichts, außer dass für Sie nie wieder ein Auftrag abfallen wird. Indizien dafür, dass ein Kunde bestochen ist, sind folgende: Er ist nicht zu erreichen, Sie werden abgewimmelt. Er kritisiert Ihr Angebot ständig. Er hält Sie hin und versucht, seine ablehnende Haltung mit Ausreden zu rechtfertigen. Der Kunde sagt offen: "Ihr müsst mehr tun. Die Konkurrenz schläft nicht." Dadurch signalisiert er, dass er empfänglich für Vitamin B ist.

Verleumdung - Verteidigen um jeden Preis

Verleumdungen sind von alters her eine wirksame Strategie im Kampf mit dem Feind. Und je sensibler Menschen für ein Thema gemacht werden, desto weitere Kreise ziehen die Beschuldigungen. In der Regel werden die Beschuldigten dessen irgendwann überdrüssig, dann verfehlen die Behauptungen ihre beabsichtigte Wirkung. Das Schlimme an Verleumdungen ist jedoch, dass man nur hie und da einige Andeutungen zu hören bekommt. Der Urheber hingegen ist nur schwer zu ermitteln.

Wer Glück hat, wird von seinen Kunden darauf angesprochen und kann sich, wenn die Behauptung unwahr ist, direkt verteidigen. Was aber ist zu tun, wenn die Kunden sich zurückziehen, keiner da ist, der sich die Unschuldsbeteuerungen anhört? Mit sofortigen Dementis erreichen Sie häufig gerade das Gegenteil: die Verleumdungen verfestigen sich. Empfehlenswert ist in diesem Fall, sofort einen Anwalt aufzusuchen. Dieser sollte denn auch Erfahrung in Wettbewerbsfragen haben und auch bereit sein, sich wirklich für seinen Mandanten einzusetzen. Suchen Sie zudem das direkte Gespräch mit dem Kunden. Geht er Ihnen aus dem Weg, bitten Sie ihn schriftlich um einen Gesprächstermin. Suchen Sie aber dennoch einen Anwalt auf, der Sie berät.

Verstöße gegen das Wettbewerbsrecht - nervenzehrende Prozesse

Teuer kann es für Sie auch werden, wenn die Konkurrenz Ihnen einen Verstoß gegen das Wettbewerbsgesetz nachweisen kann. So ist beispielsweise im Rabattgesetz genau definiert, in welcher Höhe Endkonsumenten ein Preisnachlass für Dienstleistungen und Waren des täglichen Bedarfs gewährt werden darf. Gleiches gilt für Anpreisungen in Anzeigen.

Selbst bei geringsten Verstößen können Sie abgemahnt werden. Ohne einen guten, auf das Wettbewerbsrecht spezialisierten Anwalt geht es deshalb kaum noch. Hat es ein Konkurrent auf Sie abgesehen, kann er Sie - wenn er es darauf anlegt - mit Klagen eindecken, die Sie handlungsunfähig machen. Unterschreiben Sie deshalb nicht voreilig Unterlassungserklärungen, die Sie von der Konkurrenz bekommen. Denn wenn Ihnen mehrere Verstöße nachgewiesen werden können, steigen die Vertragsstrafen schnell in astronomische Höhen. Wenn Sie nicht unterschreiben, verklagt der Konkurrent Sie meist unmittelbar und die Gerichte nehmen sich der Vorwürfe an.

Gerüchte verbreiten: Verdorbenes Material in Nahrungsmitteln

Unzählige Beispiele belegen es: Wird das Produkt einer Marke schlechtgemacht, wird der Verbraucher schnell hellhörig. Steht dann noch die eigene Gesundheit auf dem Spiel, wird der Kunde bei den Produkten, die er kauft, vorsichtig. Die Auswahl ist ohnehin groß genug. Die Gerichte können jedoch nicht nur auf die Qualität Ihrer Dienstleistungen, sondern auch auf Ihre Zukunftsabsichten abzielen. Wird Ihnen ein drohender Konkurs angehängt, haben Sie einen besonders schweren Stand. Gerade wenn Sie Dienstleistungen anbieten, die umfangreichen Service benötigen oder bei denen die reibungslose Durchführung ein entscheidendes Kriterium bei der Kaufentscheidung ist.

Bei Gerüchten gibt es jedoch generell zwei Strategien, nach denen verfahren werden kann. Entweder Sie halten still und warten darauf, dass die üblen Nachreden sich von alleine totlaufen. Oder Sie reagieren sofort und dementieren die Gerüchte mit Nachdruck. Besser ist, Sie reagieren sofort, obwohl Ihnen das als ein Schuldeingeständnis ausgelegt werden kann. Sollten Sie dafür allerdings ein überzeugendes Argument vorbringen können, sollten Sie auf jeden Fall sofort dementieren.

Preise unterbieten - die Dracula-Strategie

Ein Unternehmen, das seine Dienstleistungen zu nicht konkurrenzfähigen Preisen anbietet, hält sich nicht lange am Markt. Deshalb pendeln sich die Preise für ähnliche Dienstleistungen in der Regel auf einem Niveau ein. Schlimm wird es, wenn ein Konkurrent versucht, Sie ständig zu unterbieten. Wenn er versucht, Ihre Kunden abzuwerben mit dem Argument, er werde auf jeden Fall günstiger anbieten, egal was sie bei Ihnen zahlen. Solch ein Verstoß gegen die Preislistentreue ist natürlich schwer nachzuweisen. Von daher der Tipp: Wenn ein Konkurrent versucht, Sie über den Preis systematisch auszubluten, wenden Sie sich an Ihre Mitkonkurrenten.

Auch wenn diese nicht direkt betroffen sind, können Sie so Stärke demonstrieren. Versuchen Sie, an schriftliche Unterlagen zu gelangen, dann haben Sie eine rechtliche Handhabe gegen den Konkurrenten. Die Liste unfairer Tricks ist lang und schwarze Schafe gibt es unter den Konkurrenten in der Regel immer. Wer auf Gefahren gleich reagieren kann, demonstriert genau die Stärke, die die Konkurrenz abschreckt. So lassen sich Angriffe bekämpfen, ohne selbst zu unfairen Methoden zu greifen. Um jedoch erst gar nicht in den Strudel von Korruption und Gerüchten zu gelangen, gilt es, ständig auf der Hut zu sein.

Hier einige Strategien, mit deren Hilfe Sie sich wirksam gegen unfaire Angriffe der Konkurrenz schützen können: Machen Sie die persönliche Beratung zu einem Ihrer Schwerpunkte. Wenn Ihr Kunde erkennt, dass Sie seine Probleme lösen können, dann wird er auf Sie vertrauen. Seien Sie vor allem dankbar für jede Reklamation und bauen Sie ein funktionierendes Beschwerdemanagement auf. So fühlen sich Ihre Kunden langfristig gut bei Ihnen aufgehoben, auch wenn sie einmal mit Ihnen unzufrieden sind.

Bauen Sie vor allem stabile, langlebige Beziehungen zu Ihren Kunden auf. Kunden, die Sie kaum kennen, lassen sich leichter verunsichern, wenn es zu Differenzen kommt. Wer jedoch über Jahre Geschäfte macht, weiß das zu schätzen und wird nicht jedes Wort auf die Goldwaage legen. Legen Sie sich auch eine Kartei über Ihre Hauptmitbewerber an. Das ist Ihre Waffe im Konkurrenzkampf. Darin sollten Sie alle negativen Vorfälle und Kundenreklamationen Ihrer Konkurrenten auflisten, von denen Sie hören. Bauen Sie sich Informationsquellen auf und gewinnen Sie so einen Vorsprung im Wettbewerb. Fragen Sie sich dazu, welche Informationen Sie von Ihren Kunden benötigen, woher Sie sie bekommen können und welche Informationsquellen Sie sich dafür aufbauen müssen. Das erfordert zwar Arbeit, zahlt sich aber aus.

Werten Sie dazu alle Veröffentlichungen über Ihre Kunden aus, verfolgen Sie laufende Projekte, gehen Sie zu Kongressen und Tagungen, um Kontakte zu knüpfen und führen Sie eigene Tagungen für Ihre Kunden durch. Versichern Sie sich der Loyalität Ihrer Mitarbeiter. Ein unzufriedener Mitarbeiter ist anfällig dafür, von der Konkurrenz für miese Tricks gewonnen zu werden. Ihre Mitarbeiter müssen wissen, dass Sie ihnen vertrauen. Ein Vertrauensverhältnis lässt sich jedoch nicht auf Kontrolle aufbauen, es beruht vielmehr auf Lob und Anerkennung.

Kooperieren Sie mit Ihren Konkurrenten. Suchen Sie von vornherein eine freundschaftliche Zusammenarbeit und scheuen Sie sich nicht, Ihr Wissen und Ihre Strategien weiterzugeben. Denn oft sind nicht Informationen an sich wichtig, sondern das Wissen darum, sie erfolgreich umzusetzen. Reagieren Sie vor allem offensiv, wenn sich ein Mitbewerber auf Sie eingeschossen hat. Erzählen Sie anderen davon. Reden Sie aber nur dann über die Schwachstellen des Konkurrenten, wenn Sie mit Zeugen für Ihre Behauptungen aufwarten können.

Kooperationsstrategie

Die Unternehmensführung kann entscheiden, das Dienstleistungsangebot selbst zu erbringen oder einzelne Leistungen durch externe Dienstleistungsunternehmen erbringen zu lassen (Make-or-buy-Entscheidung) und somit eine Kooperation eingehen. Unter Kooperation versteht man in diesem Zusammenhang die systematische Zusammenarbeit mit anderen, konkurrierenden Unternehmen unter Beibehaltung der eigenen Selbstständigkeit.

Allgemein bietet sich dem Pflegedienst die Möglichkeit der schriftlich oder mündlich vereinbarten Zusammenarbeit mit den anderen Anbietern auf dem Pflegemarkt (horizontale Kooperation) oder mit Unternehmen aus anderen Branchen (vertikale Kooperation). In der Regel kann der Wettbewerbsdruck reduziert sowie Synergieeffekte durch gemeinsame Marketingmaßnahmen erzielt werden.

In der Betriebswirtschaft versteht man unter Marketing, dass sich sämtliche betriebswirtschaftliche Erwägungen in einer Denkhaltung verfestigen, bei der alles betriebliche Wollen und Können auf den Markt ausgerichtet wird. Und dieser Markt – nichts anderes – befindet über den Nutzen jeder Maßnahme. Der Dominanzcharakter des Marketings bestimmt also nicht bloß Art, Weise und Richtung, in der Unternehmen ihre Ziele verfolgen. Er definiert sogar ihre jeweilige Eigenart und ihren Daseinszweck und entscheidet damit über das Schicksal des ganzen Unternehmens.

In Zukunft wird Marketing alles und alles Marketing sein. Die Würfel fallen an der Dienstleistungsfront – mögen Entwickler, Finanzspezialisten, Personalmanager und Kreative den kundengerechten Marktauftritt noch so tüchtig vorbereiten. Ob Werbung ansonsten das an Umsatz, Rendite und Imagegewinn bringt, was sich Werbetreibende seit jeher von ihr versprechen, das stand schon immer etwas in den Sternen. Denn eindrucksvollen Erfolgen stehen fast immer auch gigantische Flops gegenüber.

Selbst Fachleute können sich oft nicht darauf verständigen, woran es gelegen hat. Heute gibt es mehr schlechte Werbung als je zuvor, häufig für unverschämt teures Geld – und sie verkauft nichts. Nicht zuletzt auch deshalb, weil es den Werbetreibenden – meist aus fehlendem Know-how – nicht gelingt, eine Dienstleistung auch tatsächlich zu differenzieren, richtig zu positionieren und den spürbaren Unterschied herauszustellen. Häufig sind die Werbebotschaften auch noch völlig austauschbar – verschenktes Geld.

Die Statistik hat ermittelt, dass mehr als 1.600 Werbebotschaften Tag für Tag auf den Verbraucher niedergehen. Die Streuverluste so mancher Botschaft sind immens. Eben auch deshalb, weil sie zum Empfänger erst gar nicht durchdringt. Doch Werbeerfolg muss errechenbar und nachprüfbar sein. Das spart eine Menge Geld. Mit neuen Erkenntnissen lassen sich bereits im Vorfeld die maximalen Medien anhand vielerlei Merkmale ermitteln, anstatt an den hergebrachten Kontaktkosten bzw. Tausenderpreisen.

Prüfen Sie von daher einmal, welche Methodik Ihre Fachleute anwenden. Anzeigen, Prospekte, Web-Seiten oder Werbefilme machen ist einfach. Schwierig ist es, die Menschen richtig anzusprechen und eine Kaufentscheidung herbeizuführen. Dazu gehört umfassendes Spezialwissen. Denn nicht Insellösungen (Stückwerk), sondern das Zusammenspiel all Ihrer Stärken bringen deutliche und nachhaltige Leistungssteigerungen für Ihr gesamtes Unternehmen.

Marketing ist das, was das Unternehmen intern und extern sagt und tut. Auch ein Formel-1-Rennen wird schließlich nicht nur auf Grund eines starken Motors und einer flott gestylten Karosserie gewonnen, sondern durch eine große Zahl entscheidender Faktoren (technische und menschliche, Konkurrenten, Umfeldbedingungen usw.), die berücksichtigt, koordiniert und optimal aufeinander abgestimmt wurden (packaging) – ansonsten besteht keine Chance vorne mitzufahren.

Nur unter dieser Voraussetzung ist der betriebene Aufwand gerechtfertigt – nur dann. Damit das gewährleistet werden kann, sind die richtigen Werkzeuge und Methoden anzuwenden, bspw. Benchmarking.

Angebotspolitik

Der Pflegedienst muss, um sich im Pflegemarkt zu behaupten und den unterschiedlichen Bedürfnisstrukturen sowie den Ansprüchen alter und

pflegebedürftiger Menschen entsprechen zu können, ein attraktives Dienstleistungsangebot vorhalten.

Um potentielle Kunden für sich zu gewinnen und die Wünsche der
momentanen Kunden zufrieden zustellen, ist der Pflegedienst gefordert, ein
durch den Kunden individuell abrufbares Angebotsprogramm zusammen zu
stellen, das den pflegebedürftigen Menschen bei der Führung eines – den
individuellen Umständen entsprechenden – normalen Lebens unterstützt
sowie eine kompetente und flexible, die Persönlichkeit respektierende Versorgung verdeutlicht.

Vorteile im Wettbewerb durch effektiven EDV-Einsatz - Was ein gutes Programm leisten sollte

Nahezu alle namhaften Softwarehersteller bieten sog. Office-Lösungen an.
Da allerdings der Begriff "Office" nicht exakt definiert ist, versteht jeder
Hersteller darunter genau das als "Büro-Lösung", was er im Angebot hat.
Deshalb gilt vorab zu klären, ob der vorhandene PC auch über die entsprechende Hardware-Ausstattung verfügt, damit die gewünschte Office-Lösung
auch eingesetzt werden kann. Ansonsten ist nämlich der Ausbau der Hardware notwendig.

Bei der Office-Lösung selbst gilt es hingegen zu prüfen, welche Funk-
tionsmerkmale in der eigenen Praxis unabdingbar sind. Office-Lösungen
müssen nämlich mindestens die Funktionsbereiche Textverarbeitung mit
Adressverwaltung, Tabellenkalkulation und Grafik/Präsentation abdecken
können. Wird die Lösung in einer vernetzten Umgebung (PC-Netz) eingesetzt, muss sie zusätzlich die elektronische Post für die reibungslose
Kommunikation bieten.

Insgesamt sollten die einzelnen Module wie Textverarbeitung und Tabellenkalkulation einer Office-Lösung einheitlich aufgebaut sein. Das bedeutet
folgendes: Ist der Anwender bereits mit einem der Anwendungsprogramme
vertraut (bspw. Textverarbeitung), wird er sich auch schnell in den anderen
zurechtfinden. Auch eine identische Bedienung und Tastenbelegung ist
notwendig, so dass die wichtigsten Komponenten der Bedieneroberfläche

sowie die am häufigsten benötigten Befehle in den Modulen auch sofort ausgeführt werden können.

Für den Nutzen einer Office-Lösung ist allerdings nicht nur die Breite der angebotenen Funktionalität entscheidend, sondern vielmehr auch deren Tiefe. Denn von einer modernen Office-Lösung kann erwartet werden, dass sie in allen Modulen mit der Leistungsfähigkeit von Einzelpaketen vergleichbar ist. Ein weiteres Qualitätsmerkmal ist die Verfügbarkeit von einmal eingegebenen Daten in allen Modulen. Dadurch entfällt nämlich die Mehrfacheingabe identischer Informationen. Wurde bspw. eine Adressenbank angelegt, so muss diese problemlos ohne jegliche Konvertierung in der Textverarbeitung als auch in den anderen Modulen zur Verfügung stehen.

Kosten und Flexibilität

Die Möglichkeit zur gemeinsamen Nutzung von Druckern durch Einzelbenutzer und ganze Abteilungen macht die Bereitstellung, Wartung und Erweiterung einzelner Drucker mit spezifischen Leistungsmerkmalen für bestimmte Arbeitsplätze überflüssig. Durch die Verfügbarkeit leistungsstarker Drucker im Netzwerk haben theoretisch alle Anwender Zugriff auf die neuesten und besten Drucktechnologien.

Installation

Viele Hersteller bieten bereits netzwerkfähige Drucker an, die durch eine intuitive Konfigurations-Software so einfach wie echte Plug & Play-Geräte integriert werden können.

Management

Ausgefeilte Management- und Überwachungs-Tools nach Pflege- und defacto-Standards ermöglichen eine weitgehende Automatisierung der Verwaltungsvorgänge, so dass sich die Mitarbeiter auf ihre eigentlichen Aufgaben konzentrieren können.

Standort

Durch den Anschluss der Drucker über intelligente Schnittstellenkarten statt direkt an Datei- und Drucker-Server können die Drucker dort aufgestellt werden, wo sie gebraucht werden und leicht zugänglich sind. Dies erhöht nicht nur die Effizienz und Produktivität der Benutzer, sondern erhöht auch ihre Zufriedenheit.

Leistung

Netzwerkdrucker arbeiten mit Netzwerkgeschwindigkeit und sind nicht durch die begrenzte Leistung der Server und der Parallelschnittstelle eingeschränkt. Die potentiell 10fache Steigerung der Druckgeschwindigkeit eliminiert Engpässe und Wartezeiten am Drucker und hat nur eine minimale Auswirkung auf die Leistung des Netzwerks und der Server.

Unterstützung verschiedener Plattformen

Vernetzte Druckerumgebungen bieten den Benutzern die Möglichkeit, jeden beliebigen Drucker unabhängig vom Betriebssystem des Netzwerks oder Rechners zu nutzen. Die bei den meisten Netzwerkdruckern integrierte automatische Umschaltung macht die Vielseitigkeit möglich.

Mit Controlling zum Erfolg

Auch heute noch ist Controlling in kleinen und mittleren Pflegebetrieben ein Fremdwort. Bedauerlich - denn gerade die steigende Komplexität unternehmerischer Entscheidungen bedingt einen geänderten Informationsbedarf. Aufgrund der immer schnelleren Innovationszyklen sowie den enormen Auswirkungen zunehmender Globalisierung sind die Unternehmen mehr denn je auf aktuelle und qualitativ hochwertige Daten angewiesen.

Dies muss zwangsläufig für Unternehmen zum Umdenken führen, und der Grund liegt auf der Hand: Vor allem die Hausbank, die vielfach ihre weitere Kreditvergabe von einem aussagekräftigen Berichtswesen abhängig macht, fordert als treibende Kraft ein ordnungsgemäß durchgeführtes Controlling. Doch gerade kleine, innovative Pflegeunternehmen tun sich in diesem Bereich häufig schwer mit derartig gestellten Anforderungen. Vielmehr wird dieser ganze "Papierkram" als eine lästige Zeitverschwendung empfunden. Aus diesem Grund wird diese Zeit auch vielfach für bessere Produktentwicklung und Kundenakquise verwendet.

Aus der Sicht vieler Unternehmen nicht unbedingt falsch – wird hier jedoch übersehen, dass Controlling seine Informationsfunktion für das Unternehmen gerade bei Entscheidungen unter Unsicherheit erfüllt, und dies trifft auf immer mehr Entscheidungen zu. Somit kann Controlling in seiner Funktion als Warnsystem jederzeit rechtzeitig Hinweise auf etwaige drohende Liquiditätsengpässe sowie deren Ursache, Dauer und Höhe liefern. In diesem Fall kann dann auch die Pflegedienstleitung frühzeitig Maßnahmen zur Sicherstellung der Liquidität treffen.

Geht es dann noch um Kreditverhandlungen mit der Bank, profitiert letztendlich jedes Unternehmen von derartigen Informationen, da sie dem Kreditinstitut zeigen, dass es aktiv vorausschauend und handelnd seine Zukunft gestaltet und damit das Vertrauen in die Firma gestärkt wird. Zusätzlich helfen diese Informationen auch der Bank, um das Risiko einer Kreditgewährung besser einschätzen zu können. Zurückzuführen ist dies auf die zunehmende Bedeutung der Betriebswirtschaft. Um so problematischer ist es von daher, wenn die Leitung vieler Unternehmen nicht kaufmännisch, sondern lediglich technisch ausgerüstet ist. Denn in den meisten Fällen ist das Verständnis für betriebswirtschaftliche Zusammenhänge nur schwach ausgeprägt.

Doch gerade in Zeiten schrumpfender Margen sowie eines immer stärkeren Preis- und Kostenwettbewerbs kommt heute kein Pflegedienst mehr umhin, sich verstärkt mit betriebswirtschaftlichen Fragestellungen auseinander zusetzen. Von daher gehören Planung, Kontrolle und Steuerung zu den Hauptaufgaben des Controllings. Denn Planung - als "geistige Vorwegnahme künftiger Ereignisse" - zwingt den Unternehmer, Zukunftserwartungen und Ziele zu konkretisieren sowie auf ihre Auswirkungen auf den Unternehmenserfolg abzuprüfen.

Kontrolle hingegen bedingt einen Vergleich der Plan-Werte mit den jeweiligen Ist-Werten - was häufig vernachlässigt wird - eine Abweichungsanalyse sowohl der negativen als auch der positiven Abweichungen. Vor allem aber die kritischen Abweichungen stellen Alarmsignale für den Controller dar. Im Zuge der Steuerung ist dann letztlich zu entscheiden, ob und welche (Gegen-)Maßnahmen auf Grund der vorliegenden Informationen ergriffen werden müssen. Als Grundlage hierfür dienen die aus Planung und

Kontrolle gewonnenen Erkenntnisse, mit denen das Unternehmen letztendlich gesteuert wird.

Als Basis für ein ausgefeiltes Controlling-System dient ein schrittweise auszubauendes Berichtswesen, das der Pflegedienstleitung ständig aktuelle und relevante Daten als Grundlage unternehmerischer Entscheidungen liefert. Beim Aufbau des Berichtswesens selbst hat das Unternehmen grundsätzlich freie Hand. Allerdings sollten die wichtigsten Grundbestandteile nicht fehlen: nämlich neben einem unternehmensindividuellen Kennzahlensystem auch eine monatliche Erfolgsrechnung mit einem Plan-/Ist-Vergleich sowie eine Liquiditätsplanung.

Häufig ist jedoch beim Aufbau des Berichtswesens der Fehler zu beobachten, dass nicht ausreichend Zeit für die Auswahl der Daten und die Datenaufbereitung verwendet wird. Denn nicht eine "Zahlen-Wüste" ist am Ende Ziel, sondern vielmehr eine gut lesbare Darstellung, die eine schnelle Erfassung relevanter Informationen ermöglicht. Und genau dies unterscheidet ein gutes Berichtswesen von einem schlechten.

Wer von daher nicht unbedingt eine "selbstgestrickte" Excel-Lösung entwickeln will bzw. wer der Meinung ist, nicht genügend wirtschaftliches Fachwissen zu besitzen, der hat jederzeit die Möglichkeit, auf eine Vielzahl guter vorhandener EDV-Lösungen zurückzugreifen. Hierbei ist jedoch darauf zu achten, dass der Anwender auch durch ein ausgefeiltes Planungs- und Analyseinstrument Schritt für Schritt zu einem aussagefähigen Berichtswesen geführt wird.

Der richtige Preis – das ewige Problem

Viele Unternehmen tun sich schwer, ihre inneren Stärken in Wettbewerbsvorteile am Markt umzusetzen. Der Wettbewerb spielt sich im Dreieck „Eigenes Unternehmen, Kunde, Konkurrenz" ab. Alle drei Eckpunkte muss man gleich gut kennen, um in diesem strategischen Dreieck erfolgreich zu sein. Häufig konzentrieren sich marketingorientierte Unternehmen auf den Kunden mit dem Ziel, diesen weitestgehend zufrieden zu stellen. Durchaus zählt dies zu den wichtigsten Unternehmenszielen, aber nicht der Kunde, sondern die

Konkurrenz wird im globalen Wettbewerb immer mehr zum Alptraum. In diesem Zusammenhang muss der Wettbewerbsvorteil drei hochgesteckte Kriterien erfüllen:

- er muss wichtig für den Kunden sein
- er muss vom Kunden wahrgenommen werden
- er muss dauerhaft sein.

Besitzt Ihr Unternehmen einen solchen Wettbewerbsvorteil? Wenn nicht, sollten Sie schleunigst etwas dagegen tun. Meist wimmelt es nur so von Konkurrenten. Demzufolge wird ein Unternehmen langfristig nur überleben, wenn es zumindest einen strategischen Wettbewerbsvorteil besitzt. Grundvoraussetzung hierfür ist allerdings, dass Sie Ihre Konkurrenten kennen.

Viele Unternehmen stellen heute die Kundenorientierung in den Vordergrund und betreiben Kundenforschung, aber nur etwa die Hälfte der Unternehmen betreiben Konkurrenzforschung. Und in beiden Fällen sind zwar viele Informationen vorhanden, werden jedoch in den Unternehmen nicht professionell aufbereitet und verwertet.

Trotz hoher Konkurrenz gibt es auch heute noch genügend Chancen, strategische Wettbewerbsvorteile zu schaffen. Allerdings erfordert die Durchsetzung konzentrierte Konzentration auf ein bis maximal drei strategische Wettbewerbsvorteile. Alles andere endet meist in Mittelmäßigkeit. Dabei ist für den Erfolg nicht nur die technisch-objektive, sondern auch die subjektive Wahrnehmung des Kunden entscheidend, denn nichts ist vergänglicher als der Wettbewerbsvorteil von gestern.

Vor allem die Fähigkeit, sich schneller anzupassen und zu lernen wird langfristig entscheidend sein, denn der immer schnellere Wandel muss gemanagt werden. Dies erfordert immer mehr Managementwissen und immer mehr Managementerfahrung. Dabei werden zwar oft die Großen von den Kleinen gefressen, häufiger aber die Schnellen die Langsamen. Besonders jedoch werden die großen und schnellen Unternehmen die kleinen und langsamen Firmen ins Aus befördern. Das zeigt sich immer häufiger, ist aber nicht gottgegeben.

Auf was kommt es also an? Nicht auf die absolute Leistung, sondern vielmehr darauf, eben besser und schneller als der andere zu sein. Eine große Herausforderung für jedes Unternehmen, denn viele Projekte gehen nur deshalb schief, weil es am nötigen Werkzeug und der Kombination aus exakter Analyse, Abstimmung und psychologischem Wissen fehlt. Maßnahmen, die unter dem modischen Begriff „Business Reengineering" gehandelt werden, reichen alleine nicht aus, weil lediglich Geschäftsprozesse den Anforderungen des Marktes und den Bedürfnissen der Kunden entsprechend neu überdacht und gestaltet werden. Für diesen Fall muss das Marketing-packaging stimmen.

Günstige Marketing- und Unternehmensberatung durch Studenten

Welches Unternehmen kann wohl auf eine Unterstützung bei der eigenen Werbung und Marketingaktivitäten verzichten? Mit zunehmendem Outsourcing verschiedener Aufgabenbereiche wird auch meistens die Marketingabteilung derart verkleinert, so dass unter Umständen nur noch eine Person (häufig der ehemalige Werbechef) für sämtliche Aktionen verantwortlich ist. Natürlich muss sich dann auch niemand wundern, wenn die internen Aktivitäten letztendlich nicht zum gewünschten Erfolg führen.

Deshalb werden häufig noch zusätzlich externe Berater bzw. Agenturen beauftragt, um die Dienstleistungen möglichst schnell und zu den höchsten, akzeptierten Preisen unter das Volk bringen. Doch selbst wenn die professionellen Empfehlungen teilweise zum Erfolg führen sollten, beinhaltet diese Lösung leider auch unangenehme Begleiterscheinungen. Denn die entstandenen Beratungskosten zehren nicht selten am verfügbaren Budget des betrachteten Unternehmens und mindern somit auch die momentane Liquidität.

Neu gegründete Pflegedienstunternehmen können zudem in den seltensten Fällen über größere Werbebudgets verfügen, weshalb sich immer wieder Absatzschwierigkeiten ergeben, da die Kundschaft über das Angebot des Unternehmens nur unzureichend informiert ist und die internen

Entscheidungsträger die anzusprechende Zielgruppe nicht genau definieren können. Da jedoch jede vernünftige Geschäftsführung (außer Führungskräfte öffentlicher Unternehmen mit anderen Zielsetzungen) nach dem Minimal-Prinzip arbeitet (maximaler Input sollte zu maximalem Output führen), ist die Suche nach günstigeren Lösungen durchaus anzustreben.

Wer stellt jedoch Fachwissen und Know-how zu deutlich geringeren Preisen zur Verfügung? Die Wahl wird hierbei nur auf Marketing-Studenten fallen können, weil diese zum Teil bereits das theoretische Fachwissen sowie Erfahrungen in diesem Bereich mitbringen. In den 80er-Jahren gründeten Studenten hierfür an einigen Universitäten den eingetragenen Verein "Marketing zwischen Theorie und Praxis e.V." sowie den "Bundesverband Deutscher studentischer Unternehmensberatungen", kurz BDSU genannt.

Mit Hilfe dieser Vereine sollte die Praxislücke, welche ein Universitätsstudium zweifellos hinterlässt, durch entsprechende Projektarbeiten geschlossen werden. Es handelt sich hierbei jedoch keineswegs um einen lockeren Studentenstammtisch, sondern vielmehr um eine verzweigte Organisation engagierter Personen, die professionellen Ansprüchen durchaus genügen möchten und auch können. Auch Unternehmensrepräsentationen und Referate von Repräsentanten international führender Unternehmen finden regelmäßig auf Initiative der Vereine für die Studentenschaft statt.

Doch auch kleinere niedergelassene Unternehmen können den Service des Vereins für ihre Zwecke nutzen, indem sie bspw. Studien oder Gutachten in Auftrag geben. Die Betriebe können auf diese Weise vom Know-how der Studenten profitieren, während diese durch die Tätigkeit ihre Kenntnisse erweitern (learning by doing). Beide Seiten ziehen also ihren Nutzen aus der Geschäftsbeziehung.

Natürlich ist die Preisgestaltung der studentischen Initiative nicht mit professionellen Beratern zu vergleichen. Doch für relativ bescheidene Beträge wird schon recht ordentliche Arbeit geleistet, die sich mancher Kleinbetrieb sonst überhaupt nicht leisten könnte. Dabei sehen sich die studentischen Anbieter keineswegs als Konkurrenz der Profis, sondern vielmehr als sinnvolle, preiswerte Ergänzung des Marktangebots der Beratungsbranche. Gerade neuen Unternehmungen mit oft schwacher Kapitalausstattung ist deshalb eine Nutzung dieses Services zu empfehlen, weil eine durchgeführte

Beratung nicht gleich ein großes Loch in die Kasse reißt. Ein äußerst nützlicher Nebeneffekt ergibt sich zudem aus der breiten Unterstützung des Vereins von Seiten der Wirtschaft: Vereinsmitglieder können oft bei anstehenden Projekten die Kapazitäten der fördernden Mitglieder (Dienstleistungsbetriebe, Finanzinstitute, Werbeagenturen etc.) nutzen, d. h. der Auftraggeber kann indirekt über Kapazitäten verfügen, die er im Rahmen eines "normalen" Auftrages teuer bezahlen müsste. Außerdem sind Studenten in ihrer Problemlösung unkonventioneller und versuchen den zu beratenden Unternehmen nicht immer die "Standardlösung" zu verkaufen.

Vor allem bei kleineren und mittleren Unternehmen haben sich studentische Beratungsvereine zu einer ernsthaften Konkurrenz zu den etablierten Consultingfirmen entwickelt. In fast jeder größeren Uni-Stadt (Kiel, Hamburg, Münster, Leipzig, Chemnitz, Frankfurt, Saarbrücken, Nürnberg, Mannheim, Freiburg, München) existiert eine Niederlassung der Beratungsvereine (MTP e.V., BDSU). Interessenten müssen sich jeweils nur in den Fachschaftsbüros für Volks- und Betriebswirtschaftslehre informieren, oder sie wenden sich direkt an den "Bundesverband Deutscher studentischer Unternehmensberatungen" (BDSU), Adelungenstraße 41, 64283 Darmstadt, Tel. 06151/295754, Internet-Adresse: http://www.th-darmstadt.de/diverses/bdsu/title.htm

Das pflegerisch-betreuerische Leistungsprogramm

Das Pflegerisch-betreuerische Leistungsprogramm wird im Wesentlichen durch die Vorgaben des SGB XI geprägt und gilt allgemein als das wichtigste Kernleistungsprogramm des Pflegedienstes. Es beinhaltet sowohl die so genannte Grundpflege, die die Hilfen zur Körperpflege, Ernährung und Mobilität und die Betreuung umfasst, als auch die Behandlungspflege.

Der Umfang der Leistungserbringung richtet sich nach dem Gesundheitszustand bzw. dem Hilfe- und Pflegebedarf sowie den Wünschen des Kunden. Da der Inhalt der Pflegeleistungen gleich gestaltet ist, kann das Qualitätsniveau der Pflege im Hinblick auf die Profilierung gegenüber den Mitbewerbern als der zentrale Erfolgsfaktor angesehen werden. Entscheidend ist also, wie gepflegt wird und welchen Ruf die Einrichtung in der Öffentlichkeit genießt.

Insbesondere die bei den Mitarbeitern vorherrschende Grundhaltung bzw. das Selbstverständnis ist somit von grundlegender Bedeutung. Um ein gleichbleibend hohes Niveau bei der Qualität der Dienstleistungsverrichtung zu erzielen, ist deshalb eine Handlungsorientierung für die Mitarbeiter in Form eines Pflegeleitbildes erforderlich, das wiederum durch ein einheitliches Pflegeverständnis eine konstante Pflegequalität gewährleisten soll und gleichzeitig die Grundlage weiterer qualitätssichernder Maßnahmen bildet.

Das Unternehmensleitbild wird von daher als der bewusst gestaltete, schriftlich fixierte Teil des Selbstbildes einer Organisation verstanden, in dem sich das gewünschte Verhalten gegenüber Kunden, den Mitarbeitern und der Umwelt ausdrückt.

Warum brauchen wir Unternehmensleitlinien und ein Pflegeleitbild?

Angesichts der kontroversen Diskussion über den Einsatz von Unternehmensleitlinien und Pflegeleitbildern soll im Folgenden untersucht werden, welche Argumente für ihren Einsatz sprechen. Als gewinnorientiertes Unternehmen sollte ein moderner ambulanter Pflegedienst seine Leitlinie aus verschiedenen Gründen formulieren:

1. Entscheidungshilfe für den Patienten

Werden Ziele und Leitlinien eines ambulanten Pflegedienstes im Rahmen der Öffentlichkeitsarbeit z. B. in Broschüren und Informationsblättern formuliert, so kann der Patient einschätzen, ob er sich mit diesen Zielen identifiziert und die Leistungen des ambulanten Pflegedienstes in Anspruch nehmen möchte. Der Patient erkennt an den Leitlinien, ob die Behandlung seinen Wünschen und Vorstellungen entspricht, ob der ambulante Pflegedienst also z. B. Wert auf Kompetenz und Qualifikation seiner Mitarbeiter legt.

2. Corporate Identity

Intern bewirkt eine gemeinsame Zielfestlegung eine Stärkung der Corporate Identity der Mitarbeiter. Die Mitarbeiter fühlen sich – unabhängig von ihrer hierarchischen Stellung – als wichtiger Bestandteil des Ganzen, sie erkennen, dass das komplexe Unternehmen Pflegedienst ohne den einzelnen Mitarbeiter nicht funktionieren kann. Dadurch werden die interne Kommunikation und der Teamgeist verbessert, die Mitarbeiter werden motiviert, sich zu engagieren, und die Arbeitsleistung steigt.

3. Position am Markt

Darüber hinaus erfolgt durch die Formulierung eines Leitbildes eine klare Positionierung am Markt, was in Verbindung mit zufriedenen Kunden zu einer positiven Berichterstattung in den Medien führt. Dadurch, dass sich die Mitarbeiter mit dem Unternehmen identifizieren, steigt ihre Arbeitszufriedenheit und direkt auch ihre Leistung, was wiederum bewirkt, dass sich ihre positive Ausstrahlung auf ihre Arbeit und somit auf das Unternehmen überträgt. Letzten Endes hat man also durch zufriedene und motivierte Mitarbeiter zufriedene Personen, die die Leistungen des ambulanten Pflegedienstes bei Bedarf immer wieder in Anspruch nehmen und auch weiterempfehlen werden; die Marktposition des ambulanten Pflegedienstes festigt sich, denn zufriedene Kunden sind die besten Werbeträger!

4. Qualitätssicherung

Unternehmensleitlinien sind auch eine Maßnahme zur Qualitätssicherung. Erst wenn ein Unternehmen seine Ziele definiert, kann es die Einhaltung dieser Ziele auch überprüfen und somit eine gleichbleibende Qualität der Dienstleistungen garantieren. Wenn ein Ziel zum Beispiel lautet, alle Menschen ungeachtet ihres Glaubens und ihrer Hautfarbe gleich zu behandeln, verpflichtet dies die Mitarbeiter, sich entsprechend zu verhalten. Tut ein Mitarbeiter dies nicht, kann der Pflegedienstleiter ihn zum Umdenken veranlassen oder sich von ihm trennen; die Qualität der Dienstleistung ist aber gesichert.

5. Das Pflegeleitbild

Um ein einheitliches Verständnis von Pflege zu gewährleisten, ist es sinnvoll, ein Leitbild für den Pflegebereich zu formulieren. Hierbei sollten die Art der Pflege, also z. B. „aktivierende Pflege, bei der der Patient in die Pflege mit einbezogen wird", aber auch das zugrunde liegende Menschenbild definiert werden. Theorien und Modelle der Pflege bieten hierfür eine breite Grundlage; allerdings sollte man bedenken, dass es „die" Pflegetheorie nicht geben kann. Es hat nämlich wenig Sinn, Aussagen wie „Wir pflegen nach dem Modell vom unitären Menschen nach Martha Rogers!" in einem Leitbild zu formulieren, denn Modelle und Theorien können meist nur für einen Teilbereich der Pflege angewandt werden. Vielmehr ist es sinnvoll, sich aus den Theorien und Modellen die Komponenten herauszusuchen, die man für sein Pflegeleitbild verwenden möchte.

Hierbei kann ein Pflegeleitbild selbstverständlich nur einen Handlungsrahmen darstellen, einen theoretischen Hintergrund als Orientierungshilfe anbieten – die Pflegetätigkeiten selbst an sich werden immer in Pflegestandards vermittelt. In jedem Fall aber werden die Mitarbeiter durch ein Leitbild dazu angeregt, ihr Verständnis von Pflege, den Umgang mit dem Patienten, aber auch mit den Kollegen kritisch zu hinterfragen.

Der Mensch im Mittelpunkt

Der Leitspruch eines ambulanten Pflegedienstes sollte auf einer festen Überzeugung basieren. Im Mittelpunkt aller Handlungen muss von daher der Mensch stehen. Der Mensch als Individuum ist ein

- fühlendes Wesen,
- handlungsorientiertes Wesen,
- kontrollierendes Wesen,
- reagierendes Wesen,
- soziales Wesen,
- vernünftiges Wesen,
- wahrnehmendes Wesen,
- zeitorientiertes Wesen,
- zielgerichtetes Wesen,

das ein Recht auf Wissen über sich selbst hat. Ein Recht hat, an Entscheidungen mitzuwirken, die sein Leben und seine Gesundheit beeinflussen. Ein Recht hat, Gesundheitsfürsorge zu akzeptieren oder abzulehnen.

Da der Mensch aber nicht nur isoliert als Individuum gesehen werden kann, ist auch immer das soziale Umfeld in die Überlegungen mit einzubeziehen. Denn ganzheitliche Pflege umfasst Körper, Psyche und das soziale Umfeld eines Menschen und achtet auf deren wechselseitige Beziehungen. Für einen ambulanten Pflegedienst hat dies folgende Bedeutung: Beim Erfassen der Pflegebedürftigkeit muss auf Störungen oder Defizite auf allen drei Ebenen geachtet werden.

Bei der Planung und der Ausführung von Pflegetätigkeiten werden nämlich alle drei „Ansatzpunkte" ausgenutzt, damit sich der Patient so wohl wie möglich fühlt und in seiner Entscheidungsfreiheit nicht eingeschränkt fühlt, sondern helfend unterstützt wird – denn niemand ist absolut hilflos! Deshalb hat das Angebot von Pflege durch den Pflegedienst den Patienten nicht nur in körperlicher, sondern auch in psychischer und sozialer Weise anzusprechen. Denn auch die Kommunikation zwischen Pflegendem und zu Pflegenden vollzieht sich auf allen drei Ebenen.

Mit Kopf, Hand und Herz an die Pflege heranzugehen, muss eine Selbstverständlichkeit für jeden ambulanten Pflegedienst sein, denn Fachwissen und Fachkönnen für sich alleine genommen reichen bei weitem nicht aus, um Pflege als Beruf ausüben zu können. Auch der Patient wird die ihm angebotene Pflege nicht einfach passiv hinnehmen, sondern vielmehr darauf individuell reagieren. Diese Reaktionen wiederum rufen Reaktionen der Pflegeperson hervor, so dass eine Beziehung entsteht.

Das Erreichen einer Beziehung zum Patienten ist nämlich von elementarer Bedeutung für die Erreichung des festgelegten Pflegezieles. Denn Wahrnehmungskongruenz in der Pflegeperson-Patient-Beziehung erhöht die gemeinsame Zielsetzung. Kommunikation bei Pflegenden und Patienten bewirkt Zielerreichung in der Pflege, Zielerreichung vermindert Angst und Stress in Pflegesituationen. Daher muss die ambulante Pflege folgende Aspekte mit einbeziehen: Der ambulante Pflegedienst weiß um die wechselseitige Abhängigkeit von Pflegepersonen und Patient. Er vermeidet Gefahren wie z. B. Fixierung oder Distanzverlust. Er baut auf Chancen in dieser Beziehung, z. B. auf Akzeptanz und Partnerschaft im Genesungsprozess.

Aus diesem Pflegeverständnis heraus ergeben sich Rechte und Pflichten für Pflegende und Patienten. Der Patient hat das Recht, etwas über seine

Krankheit zu erfahren. Der Einzelne hat ein Recht darauf, an Entscheidungen mitzuwirken, die sein Leben und seine Gesundheit beeinflussen. Ärzte und Pflegende haben den Patienten über seine Krankheit und die Möglichkeit der Therapie und Heilung zu unterrichten.

Es ist aber durchaus möglich, dass die Ziele der Pflegeperson und des Patienten unterschiedlich sind, wobei man aber durchaus einen Mittelweg für Patient und Pflegepersonal finden sollte, um beide zufrieden zu stellen. Eines aber sollte kein ambulanter Pflegedienst vergessen: Jeder Patient hat das Recht, Pflege anzunehmen oder abzulehnen. Ziel des ambulanten Pflegedienstes kann es daher nur sein, dem Patienten eine aktivierende Pflege zukommen zu lassen, nicht aber eine kompensatorische, damit eine selbstständige und selbstbestimmte Lebensführung wieder erlangt wird – sofern die Ressourcen dafür vorhanden sind.

Bei aller Pflegewissenschaft und Theorie dürfen wir eines niemals aus den Augen verlieren: Der Patient bleibt als Empfänger der Pflege-Dienstleistung mit seinen Bedürfnissen König. Und Pflege macht Spass und Freude, bringt da Erfolg, wo die Pflegeperson die Entscheidungen souverän und kompetent fällt, die für diese Dienstleistung notwendig sind.

Das Pflegeleitbild

Pflege geschieht im Sinne der Gesamtkonzeption eines Hauses. Sie wird nicht als rein funktionale, ergebnisorientierte Tätigkeit verstanden, sondern als eine besondere Art von Kommunikation im Rahmen eines Beziehungsgefüges, zu dem neben dem zu Pflegenden und den Mitarbeitern auch Kollegen, Ärzte, Angehörige und Betreuer gehören. Damit alle Mitarbeiter dem Pflegeleitbild eines Unternehmens entsprechen, müssen verschiedene Marketing-Maßnahmen durchgeführt werden.

Bezugspflege sollte auf folgende Weise stattfinden: Jeder Pflegeperson werden bei Dienstbeginn bestimmte Kunden zugeteilt. Diese Pflegeperson ist entsprechend ihrer Qualifikation für die Durchführung aller ärztlich angeordneten und pflegerisch geplanten Maßnahmen einschließlich der korrekten Dokumentation verantwortlich. Sie kann jedoch einzelne Pflegetätigkeiten an andere Mitarbeiter übertragen. Sind dies weniger qualifizierte Mitarbeiter, so trägt die höherqualifizierte Pflegeperson die Verantwortung.

Bei Dienstende ist der Pflegebericht entsprechend der Situationsveränderung zu vervollständigen und zu unterzeichnen. Eine Pflegeperson, die ihre Pflege auch verantworten muss, setzt sich erfahrungsgemäß ganz anders für einen Kunden ein als jemand, der nur für die Verrichtung von Teilaufgaben zuständig ist. Mit der Einführung eines Pflegestandards werden nunmehr alle Schritte aufgeführt, die für eine vollständige Grundpflege nötig sind. Für diese Standards sollte dementsprechend auch ein Handbuch existieren.

Noch vorteilhafter: Die Entwicklung eines hauseigenen Katalogs für die Mitarbeiter mit vorgegebenen Qualitätszielen im Rahmen eines Qualitätssystems (bspw. die „2Q-Methode von Prof. Dr. Karl Frey), von denen sich allerdings der größte Teil auf die Pflege beziehen sollte. Diesen Katalog erhält jeder Mitarbeiter zusammen mit seinem persönlichen 2Q-Handbuch. Die Qualitätsziele sollten beschreiben, wie sich die Mitarbeiter eine gute Arbeit, vor allem eine gute Pflege vorstellen. Bestandteile der Qualitätsziele müssen in jedem Fall folgende Aspekte enthalten: „Gute Umgangsformen" und „Professionalität".

Denn: Gute Umgangsformen müssen erlernt und eingeübt werden. Sie erleichtern die Arbeit und schaffen so ein angenehmes Betriebsklima. Beispielsweise etwa Respekt gegenüber den Kunden und Angehörigen sollte einer der wichtigsten Grundsätze für einen ambulanten Pflegedienst sein. Denn gerade dieser Aspekt stellt besondere Anforderungen an das Personal. Dieses sollte nämlich den Rhythmus ihrer Kunden akzeptieren und gleichzeitig ein Mindestmaß an Gemeinschaft sichern.

Jegliches Verhalten der Pfleger gegenüber ihren Kunden sollte sich von dem Gedanken leiten lassen: Würde ich mich im Alter ebenso behandeln lassen? Professionalität in der Pflege hingegen basiert größtenteils darauf, die Pflegestandards erlernen und auch immer einzuhalten. Alle Mitarbeiter haben sicherlich schon Situationen erlebt, in denen plötzlich Selbstverständnis nicht mehr selbstverständlich war.

Professionalität in der Pflege bedeutet deshalb auch, Verständnis für die eigenen Fehler zu entwickeln und an diesen zu arbeiten. Ziel des pflegerischen Handelns bleibt es, die Erhaltung von Ressourcen zu fördern,

Mobilität und Selbsthilfefähigkeit so lange als möglich zu erhalten. Deshalb darf nur so viel Pflege wie nötig, aber nicht wie möglich geleistet werden, denn jedes Zuviel mindert die Selbstständigkeit eines Pflegebedürftigen. Bestandteil der Pflege ist auch die Sterbebegleitung. Sie geschieht aus einem christlichen Verständnis heraus, das das Sterben als einen nicht nur körperlichen Lösungsprozess von irdischen Zusammenhängen versteht.

Zur ambulanten Pflege gehört aber auch die Förderung der Aufrechterhaltung sozialer Bindungen zur Familie und zur Gemeinde. Im Pflegeprozess ist der zu Pflegende zu unterstützen und die Angehörigen zu entlasten, verbunden mit einer Vermittlung von Hilfestellungen. Es muss zusätzlich ein angemessener Rahmen geschaffen werden, damit die Pflegebedürftigen auch seelsorgerische Unterstützung erhalten können.

Die wichtigsten Leitsätze innerhalb der Pflege sollten daher sein:

- Pflege ist immer auch Beziehungspflege. Alle Dienstleistungen erfolgen deshalb entsprechend dem Stil des ambulanten Pflegedienstes in freundlicher Zuwendung und mit Respekt.
- Eigenhilfe geht vor Fremdhilfe. Da Pflegeleistungen tendenziell die Selbsthilfe verdrängen, sollten sie nur in dem Maße erbracht werden, wie die Eigenhilfe unzureichend ist.
- Jede pflegerische Tätigkeit sollte Aktivierungsgelegenheiten nutzen.
- Der Anspruch auf Normalisierung bedeutet im Pflegealltag: Wir begegnen dem Pflegebedürftigen primär als Bürger – und nicht als krankem Menschen.

Die Grundsätze eines Pflegeleitbildes

- Der sich uns anvertrauende Kunde steht im Mittelpunkt all unserer Bemühungen. Wir geben ihm die Möglichkeit, in seiner gewohnten häuslichen Umgebung versorgt zu werden. Ihn in seinem individuellen Menschsein anzunehmen und zu respektieren, ist unser besonderes Anliegen. Durch den Aufbau einer vertrauten Beziehung und gegenseitige Anerkennung versuchen wir unseren Kunden eine Unterstützung in seiner Lebensaktivität zu geben.

- Der Mensch wird von uns grundsätzlich als selbstständig und verantwortlich für sein Handeln gesehen. Ist die Eigenverantwortung und Selbstständigkeit eingeschränkt oder zur Zeit nicht gegeben, sehen wir unsere Aufgabe darin, diese wiederherzustellen oder beratend und unterstützend zur Seite zu stehen.

- Unsere zielorientierte Pflege unterstützen wir durch die Umsetzung des Pflegeprozesses. Dieser spiegelt sich in der Dokumentation wieder, die jederzeit unseren Patienten zur Einsicht vorliegt. So werden Ziele gemeinsam mit ihm und gegebenenfalls seinen Angehörigen besprochen und festgelegt.

- Als Gast im Hause unserer Kunden versuchen wir ein Höchstmaß an Privatsphäre zu wahren. Wir achten dabei darauf, die Räumlichkeiten nicht in erster Linie der Pflege anzupassen, sondern die Pflege den Räumlichkeiten. So wollen wir weitestgehend die vertraute Umgebung unserer Kunden erhalten.

- Um eine vertraute Beziehung zwischen Pflegepersonal und Patient zu ermöglichen, wird die Dienstplanung so gestaltet, dass ein häufiges Wechseln der Pflegekräfte vermieden wird. Die Versorgung wird regelmäßig und möglichst zur gleichen Uhrzeit durchgeführt, wobei persönliche Zeitwünsche und/oder Verschiebungen berücksichtigt werden können.

- Unsere Kunden werden von Fachkräften betreut. Hierdurch wird eine kontinuierliche Pflege und Krankenbeobachtung gewährleistet.

- Um unsere Qualität in der Versorgung immer weiter auszubauen, sind unsere Mitarbeiter verpflichtet, mindestens an zwei Fortbildungen im Jahr teilzunehmen. Sie erweitern dadurch ihre Kompetenz und stellen diese unseren Kunden und deren Angehörigen zur Verfügung.

- Wir gehen offen auf die Kunden aus anderen Kulturkreisen zu und versuchen gemeinsam unsere Versorgung nach ihren individuellen Bedürfnissen auszurichten. Unser Handeln ist hierbei von gegenseitiger Achtung und Toleranz geprägt.

- Der Bereich Pflege ist an die gesellschaftlichen und ökonomischen Entwicklungen im Gesundheitswesen gebunden. Dadurch sind wir auch gezwungen, unsere Arbeit an wirtschaftlichen Gegebenheiten anzupassen. In Fällen, in denen die Finanzierung nicht ausreichend gewährleistet ist, suchen wir mit unserem Kunden nach individuellen Möglichkeiten. Wir sehen daher unsere Aufgabe auch darin, die Interessen unserer Kunden vor dem Gesetzgeber zu vertreten.

- Die praktische Umsetzung dieses Leitbildes und die ständige Aktualisierung ist für uns ein wesentlicher Punkt bei der qualifizierten Versorgung unserer Kunden.

- Mit den Zielen dieses Leitbildes identifizieren sich sowohl alle Mitarbeiter als auch die Pflegedienstleitung.

Beispiel eines Pflegeleitbildes

Wir haben uns für die Zukunft viel vorgenommen. Entscheidend für den Erfolg unserer ambulanten Pflegeeinrichtung sind die Kundenorientierung/Patientenorientierung, die Fachkompetenz, die Verpflichtung gegenüber dem Qualitätsmanagement sowie die Begeisterungsfähigkeit der Menschen in unserem Team. Unser Handeln und unsere Arbeit werden von folgenden Leitsätzen bestimmt:

Der Kunde/Patient bestimmt unser Handeln!

- Wir beachten die Bedürfnisse des Patienten unter dem Blickwinkel von Körper, Geist und Seele und berücksichtigen diese in unserer Arbeit.

- Die Aktivitäten des täglichen Lebens sind für uns maßgebender Rahmen und wir begleiten den Kunden/Patienten durch alle Lebensphasen.

- Wir achten das Selbstbestimmungsrecht des Kunden/Patienten, beraten ihn über Möglichkeiten zur Problemlösung und Begleitung und respektieren seine Entscheidungen.

- Wir beziehen den Kunden/Patienten aktiv in den Pflegeprozess mit ein.

- Wir achten und respektieren religiöse und kulturelle Vorstellungen und berücksichtigen diese in unserer Arbeit.

Professionelle Pflege und Versorgung erreichen wir durch kontinuierliches Lernen und reflektieren unserer Arbeit!

- Unser tägliches Handeln orientiert sich am Pflegeprozess, den wir regelmäßig im Pflegeplan und Pflegebericht dokumentieren. Dadurch erreichen wir eine hohe Kontinuität an Pflege.
- Wir arbeiten fachlich auf dem neuesten Stand der Pflege und erweitern und erhalten unser Wissen durch regelmäßige interne und externe Fortbildung.

Erfolgreich wirtschaften: unser Maßstab für den Wettbewerb und das Fortbestehen unserer Einrichtung!

- Wir beraten und begleiten unsere Kunden/Patienten bei der Regelung der Finanzierung für die Sicherstellung einer bedarfsgerechten Pflege.
- Wir wählen die Dienstleistung gezielt an den Bedürfnissen des Kunden/Patienten, orientiert und unter wirtschaftlichen Aspekten aus. Dazu gehört: effizienter Einsatz von Materialien, gezielter Einsatz von Personal für die Dienstleistung, Optimierung der Arbeitsabläufe und der Routenplanung.

Unsere interne Zusammenarbeit hat zum Ziel, ein Spitzenteam zu sein.

- Wir achten im Team darauf, dass jeder die gleichen Informationen erhält, dabei übernimmt jeder im Team Verantwortung, sich die entsprechenden Informationen aktiv einzuholen.
- Wir sprechen Konflikte offen und konstruktiv aus, dabei begegnen wir uns als gleichberechtigte Partner mit gegenseitigem Respekt.

Unsere externe Zusammenarbeit orientiert sich an der Optimierung der Prozesse und des Informationsflusses.

- Wir achten auf kurze und schnelle Informationswege zu anderen Einrichtungen, zu den Ärzten und anderen Berufsgruppen, die an der Versorgung der Kunden/Patienten involviert sind.
- Wir pflegen eine enge, berufsübergreifende Zusammenarbeit mit den anderen Einrichtungen und Berufsgruppen.

Das Pflegekonzept

Das Pflegekonzept trägt dem Leitbild des ambulanten Pflegedienstes Rechnung, indem es vor allem auf den Erhalt und die Wiedergewinnung von Selbsthilfefähigkeiten abstellt. Hierbei ist das jeweilige Pflegemodell handlungsleitend, das folgende Pflegeziele enthalten sollte:

* dem Pflegebedürftigen helfen, therapeutische Selbstpflege auszuüben,
* dem Pflegebedürftigen helfen, die Selbstpflege-Handlungskompetenz weiterzuentwickeln, damit er bei Pflegebedürftigkeit möglichst bald wieder unabhängig wird und
* den Angehörigen oder den entsprechenden Bezugspersonen helfen, so dass sie am Pflegeprozess mitwirken können.

Der Pflegeprozess selbst sollte wie folgt organisiert werden:

Informationssammlung
Diese erfolgt vor Aufnahme des Pflegebedürftigen durch intensive Gespräche mit diesem und den Bezugspersonen sowie durch einen Fragebogen, der – freiwillig – ausgefüllt wird und wichtige biografische Details abfragt.

Erkennen von Problemen und Ressourcen
Während der ersten Wochen der Betreuung werden die für eine individuelle Pflegeplanung erforderlichen Beobachtungen gemacht. Hierbei werden die Probleme und Fähigkeiten analysiert.

Festlegen der Pflegeziele und Pflegemaßnahmen
Nach Auswertung der individuellen Beobachtungen entsteht ein individueller Pflegeplan, der die pflegerischen Ziele und Maßnahmen beschreibt.

Durchführung, Überprüfung, Ergänzung und Änderung des Pflegeplans
Der Pflegeplan hat keine endgültige Bedeutung, sondern ist immer wieder durch Verschlechterungen und Verbesserungen des Gesundheitszustandes überarbeitungsbedürftig. Damit sich die Erfahrungen einzelner Pflegepersonen in Erkenntnisse aller verwandeln können, ist es wichtig, dass alle besonderen Beobachtungen dokumentiert werden.

Die Pflegeüberleitung

Die aktuelle Medikation, die BZ-, RR-, Puls-, Gewichts- und Temperaturwerte sowie die wichtigsten Veränderungen laut Pflegebericht werden bei der Verlegung in ein Akutkrankenhaus bzw. ein Heim per Kopie oder Fax weitergeleitet.

Festlegung der praktischen Pflege und Betreuung

Grundpflege

In der Grundpflege werden alle erforderlichen Dienstleistungen fach- und sachgerecht erbracht. Je nach individuellem Bedarf kann dies die Hilfe bei der Körperpflege, die Ver- und Entsorgung von Inkontinenzartikeln oder die Unterstützung beim Essen oder Ankleiden beinhalten.

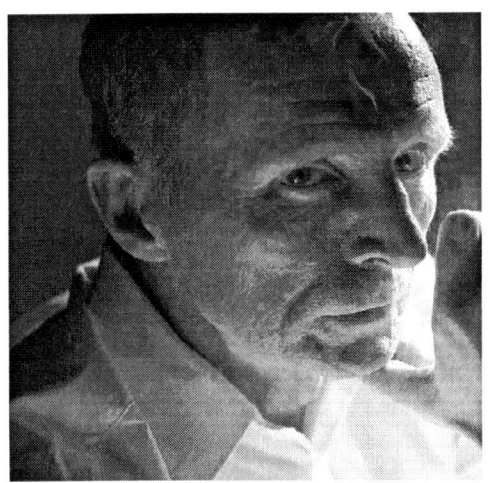

Behandlungspflege

Der ambulante Pflegedienst erbringt durch sein Fachpersonal Leistungen der Behandlungspflege, vom Verbandswechsel bis hin zur Insulin-Spritze, soweit sie der behandelnde Arzt delegiert und soweit sie mit den Kassen abgerechnet werden können.

Beschäftigungs- und Arbeitstherapie

Der ambulante Pflegedienst unterstützt mit aktivierenden Angeboten alle Versuche, die körperliche, geistige und seelische Verfassung der Pflegebedürftigen zu verbessern sowie verlorengegangene Fähigkeiten (Alltagskompetenzen) – soweit möglich – wiederherzustellen. Je nach individuellen Wünschen und Möglichkeiten übernehmen die Pflegebedürftigen – unter Anleitung – Aufgaben in Hauswirtschaft und Garten.

Regelmäßige Therapie- und Animationsangebote wie Gymnastik, Singen, Kommunikationsspiele, Malen oder Gestalten fördern darüber hinaus Motorik und Intellekt der Pflegebedürftigen. Die Arbeitstherapie kann hierbei an Reha-Vereine übertragen werden (so genannte Heimarbeitsaufträge). Therapieangebote untergliedern den Tagesablauf und strukturieren die Woche. Sie verschaffen außerdem einen Ausgleich für den Verlust an Verantwortung, der mit einem Umzug in ein Heim sogar noch verstärkt wurde.

Soziale Betreuung

Durch eine individuelle soziale Betreuung wird die eigenständige Lebensführung im Alltag unterstützt, sofern dies nicht durch das soziale Umfeld von Verwandten und Bekannten geschehen kann. Der ambulante Pflegedienst vermittelt im Bedarfsfall ärztliche, therapeutische und rehabilitative Maßnahmen auch außerhalb der Einrichtung.

Der Pflegedienst fördert weiter den Kontakt des Pflegebedürftigen zu ihm nahe stehenden Personen mit dem Ziel der (Re-)Integration in das soziale Umfeld. Weiter bietet der Pflegedienst Unterstützung beim Umgang mit Ämtern und Behörden.

Mitwirkung am Pflegegeschehen

In folgenden Arbeitsfeldern können Pflegebedürftige in das Pflegegeschehen eingebunden werden, sofern sie es wünschen: Essenszubereitung, Gestaltung des Speiseplanes, Tischdecken, Tischabräumen, Hausreinigung, Wäsche bügeln, Knöpfe annähen. Zu den Hausmeisterdiensten hingegen sollten gehören: Gartenarbeiten, Rasen mähen, Hecken schneiden, Mülleimer leeren, Container bereitstellen, Toilettenpapier und Papierhandtücher verteilen, Blumen setzen, Blumenpflege, Sauberkeit rund ums Haus, Schnee räumen.

Verbesserungsmanagement

Organisation vergleichbar, Leistungen messbar machen

Qualitätsdiskussionen stehen heutzutage hoch im Kurs. Vor allem Dienstleister können - im Unterschied zur Industrie - ihre Leistungen nicht in Kilogramm, Liter, Zentimeter oder ähnlichen Maßeinheiten einschätzen. Trotz allem müssen aber auch Dienstleister ihre Leistungen bewertbar und die Organisation vergleichbar machen. Stellt sich die Frage: Wie kann Qualität messbar gemacht werden?

Als Grundlage für jede Verbesserungsmaßnahme sollte in jedem Fall eine Ist-Analyse der Einrichtung, der Abteilung oder des Prozesses dienen. Diese sorgt dafür, um zielgerichtet die entscheidenden Potentiale ausschöpfen zu können. Bei den Methoden der Bewertung gibt es verschiedene Vorgehensweisen, jede besitzt eine andere Ausrichtung. Für das Erarbeiten sowie das Sicherstellen von eigenen Standards gilt bspw. die Normenreihe der ISO 9000 ff. Diese Art der Zertifizierung weist stets auf das Qualitätsniveau hin.

Dagegen dienen die Kennzeichen der Bewertungskriterien des EQA und seines historischen Vorbilds, des MBNQA (Malcolm Baldridge National Quality Award, ein in den USA vergebener Qualitätspreis), der primären Kundenorientierung bei gleichzeitiger Potential- und Prozessoptimierung. Bei beiden handelt es sich um Qualitätspreise, die jährlich in verschiedenen Branchen vergeben werden - und zwar in unterschiedlichen Kategorien entsprechend ihrer Unternehmensgröße. Relevant für Europa sind hierbei die Besteuerungskriterien des relevanten EQA. Dies vor allem deshalb, weil sie wertvolle Anregungen für die Bereicherung des Qualitäts-Managementsystems einer jeder Einrichtung geben.

Hierbei wird der Europäische Qualitätspreis nur an diejenigen Einrichtungen verliehen, die herausragende Leistungen durch ein Qualitätsmanagement als grundlegenden Prozess zur kontinuierlichen Verbesserung in der gesamten Einrichtung erbringen. Dieser Preis wird dann von der Europäischen Gemeinschaft für Qualitätsmanagement (kurz: EFQM), gegründet 1988 durch die Europäische Kommission in Brüssel, an Unternehmen sowie an öffentliche Einrichtungen verliehen. Insgesamt muss das Qualitätsmanagement die Anforderungen der Kunden und Mitarbeiter zum Ziel erklären und die Erfüllung dieser Anforderungen auch seit Jahren zielgerichtet, d. h. nachweisbar und systematisch anstreben.

In Bezug auf die Evaluierung des Qualitäts-Managementsystems wurde deshalb von der EFQM ein spezielles Bewertungsschema entwickelt, auf dessen Grundlage spezielle Fragebögen - und zwar zielgerichtet für die jeweilige Größe bzw. Art der Einrichtung - erarbeitet wurden. Hierbei handelt es sich um sogenannte Fragebögen zur Selbstanalyse, aufgebaut in systematischer und detaillierter Vorgehensweise.

Im Klartext: Sowohl Kundenzufriedenheit, Wirkungen auf Mitarbeiter sowie das gesamte gesellschaftliche Umfeld müssen zum einen in einem Managementkonzept verankert, zum anderen in Politik und Strategie integriert und zudem durch Potential-, Prozess- und Ergebnismanagement innerhalb der täglichen Arbeit umgesetzt werden. Nur auf diese Weise lassen sich auch herausragende Geschäftsergebnisse erzielen.

Die einzelnen Kriterien des EFQM-Bewertungsmodells

Führung: Beurteilt, inwieweit alle Führungskräfte den kontinuierlichen Prozess der Verbesserungen initiieren, durchsetzen und vor allem widerspiegeln. Maßstäbe sind hierbei das Engagement für das Total Quality Management (TQM), die TQM-Kultur, die Anerkennung der Mitarbeiterleistung, das Gewährleisten der für das TQM nötigen Ressourcen, das Engagement bei Kunden und Lieferanten sowie außerhalb der Einrichtung.

Politik und Strategie: Umfasst den Nachweis, dass Politik und Strategie jeweils auf dem umfassenden Qualitätsmanagement-Konzept basieren, auf der Grundlage relevanter Informationen entwickelt, in der gesamten Einrichtung realisiert, intern und extern vermittelt und weiterentwickelt werden.

Mitarbeiter-Orientierung: Berücksichtigt, wie Mitarbeiter-Ressourcen geplant und verbessert, die Kompetenzen und Qualifikationen der Beschäftigten durch zielgerichtete Personalentwicklung erhalten und entwickelt werden. Des Weiteren wird berücksichtigt, ob Zielvereinbarungen unter selbstständiger Kontrolle getroffen und dafür unabdingbare Informationswege geschaffen worden sind und ob die Mitarbeiter zur selbstständigen Arbeit autorisiert werden.

Ressourcen: Umfasst das gesamte Management der finanziellen, materiellen und informellen Ressourcen sowie die Know-hows.

Prozesse: Bewertet alle Aktivitäten der Prozessänderung - von der Identifizierung bis hin zur Nutzenevaluierung der Prozessverbesserung.

Kundenzufriedenheit: Betrachtet die Bewertung der Einrichtung inklusive ihrer Leistung an den verschiedenen Kunden sowie die Messgrößen zur Erfassung der Zufriedenheit.

Mitarbeiterzufriedenheit: Evaluiert alle Leistungen und Maßnahmen der Einrichtung zur Erlangung und Messung der Zufriedenheit aller Beschäftigten.

Gesellschaftliche Verantwortung: Untersucht, wie gesellschaftliche Anforderungen sowie das Image der Einrichtung erfasst und realisiert werden.

Geschäftsergebnisse: Untersucht alle Maßnahmen der Erwartungen der finanziell an der Einrichtung Beteiligten. Gleichzeitig werden auch nichtfinanzielle Erfolgsfaktoren verwendet.

Bei der Anwendung dieses Verfahrens gibt es eine Bewertungsskala, die insgesamt fünf Stellen umfasst:

- 0 % steht für geringfügige Maßnahmen oder Aktionen in weniger relevanten Bereichen.
- 25 % stehen für einige Anzeichen fundierter Herangehensweise mit gelegentlicher und teilweiser Integration in die tägliche Arbeit. Bei den Ergebnissen sind positive Trends feststellbar.
- 50 % stehen für eine nachweislich fundierte, systematische Herangehensweise, die regelmäßig überprüft und in die Planung und Arbeit gut integriert ist. Die anhaltend guten Ergebnisse und Trends beruhen zum Teil auf TQM-Maßnahmen und stimmen mit einigen Zielen überein.
- 75 % sprechen für fundiertes, systematisches Herangehen, kontinuierliche, transparente Verbesserung der Gesamteffektivität und der Prozesse sowie zyklische Kontrolle. Die meisten Ergebnisse weisen deutlich positive Trends auf und sind Ausdruck anhaltend guter Leistungen. Die maßgeblichen Ziele wurden erreicht, und günstige Vergleiche mit anderen Einrichtungen bestätigen den guten Gesamteindruck.
- 100 % stehen für den klaren Nachweis fundierten, präventiven und systematischen Vorgehens durch permanente Verbesserung aller Prozesse in der täglichen Arbeit. Die markant positiven Ergebnisse sind im Vergleich mit anderen Einrichtungen in den meisten Aspekten deutlich besser und sind eindeutig auf TQM-Maßnahmen zurückzuführen.

Hinweis: Alle Ergebniskriterien beinhalten u. a. bestimmte Kennzahlen, um den Erfolg einer Einrichtung zu messen. Des weiteren wird auch der Grad ermittelt, inwiefern das Gesamtziel im Vergleich zu den Vorjahren, im Vergleich mit den Konkurrenten sowie den klassenbesten Einrichtungen erreicht wurde. Der Vergleich mit Klassenbesten, Konkurrenten etc. entspricht hierbei der Methode des so genannten Benchmarking.

Wichtig: Sämtliche Kennzahlen müssen dazu geeignet sein, die so genannten Vergleiche darzustellen und die relevanten Informationen zu geben. Das bedeutet: Der Trend der Kennzahlen-Entwicklung (also inwieweit geeignete Daten erfasst und ausgewertet werden) fließt grundsätzlich in die Bewertung mit ein.

Insgesamt gesehen hat die EFQM mit ihrem systematischen Vorgehen ein sehr geeignetes und umfassendes System geschaffen, um das Qualitätsmanagement best möglichst zu bewerten. Dadurch kann das Verfahren der Selbstbewertung anhand der Kriterien des EQA letztendlich die Initialzündung für ein neues Qualitätsbewusstsein in jeder Einrichtung werden. Voraussetzung hierfür ist allerdings - wie bei allen Methoden des Qualitätsmanagements - die verantwortliche, engagierte Mitarbeit der Leistung. Denn nur so kann - ausgehend von den Resultaten - eine Planung für kurz-, mittel- und langfristige Verbesserungen mit allen Mitarbeitern des Unternehmens erarbeitet, durchgeführt und kontrolliert werden.

Auf diese Weise können dann die Ressourcen, die in den Mitarbeitern brachliegen, erschlossen und somit auch genutzt werden. Allerdings erreichen - gerade in Bezug auf den sehr strengen Maßstab - selbst nach der Normenreihe ISO 9000 ff. zertifizierte Einrichtungen nur etwa 300 Punkte (Höchstzahl: 800 Punkte). Die große Masse der Einrichtungen hingegen, also diejenigen Unternehmen, die bisher noch gar keine wesentlichen Schritte in Richtung Qualitätsmanagement durchgeführt haben, erreicht nach diesem Bewertungsschema lediglich 100 bis 200 Punkte.

Von daher sollte dieses Modell erst dann als Maßstab (Benchmark) genutzt werden, wenn bereits ein fundiertes Niveau erreicht wurde. Insgesamt aber gibt das Modell für alle Unternehmen der ambulanten Pflege sehr wertvolle Hinweise, vor allem, welche Aspekte beim Qualitätsmanagement zu berücksichtigen sind.

Kundensegmentierung und Kundennähe

Dieser Teil des strategischen Marketings nimmt den Kunden des Unternehmens unter die Lupe. Die Analyse der Kunden macht ihre Struktur, die Bedürfnisse und ihr Kaufverhalten deutlich. Ganz wichtig dabei ist, dass die Kosten für die Kundengewinnung für neue oder bestehende Produkte und Dienstleistungen häufig total unterschätzt werden.

Je detaillierter und qualifizierter die Informationen, welche Sie sich im Vorfeld verschafft haben und je professioneller Ihre darauf basierenden Vorbereitungen, umso kostengünstiger werden alle Ihre nachfolgenden Aktionen. In der Summe gesehen also erfolgreicher und viel effizienter, in der Praxis leider viel zu oft vernachlässigt.

So werden lieber teure Werbe- und Verkaufsförderungsaktionen gefahren. Ohne es zu wissen, mit einem schlechten Kosten-Nutzen-Verhältnis, eine „Aktionitis" lediglich zur Freude aller beteiligten Werbeschaffenden über den erfreulichen Werbeumsatz.

Der wichtigen Kundenbetreuung wird noch immer in den meisten Unternehmen viel zu wenig Bedeutung geschenkt. Und macht man doch Kundenbetreuung, geschieht dies häufig auf dilettantische Art und Weise. Zu viele Pflegedienstleiter erkennen immer noch nicht, dass Kundendienst viel mehr ist als nur freundlich lächelndes Pflegepersonal. Vor allem die allgemeine Einstellung aller und Megatrends haben Einfluss auf die Kundenorientierung.

Häufig wird dabei aber vernachlässigt, die Wirtschaftlichkeit der Kundenbetreuung zu analysieren und zu bewerten. Doch gerade diese Erkenntnisse haben entscheidende Auswirkungen auf Werbe- und Vertriebsmaßnahmen. Stellen Sie sich daher zu erst einmal folgende Fragen:

- Kennen Sie Ihre Kundenstruktur?
- Kennen Sie die Bedürfnisse Ihrer Kunden und deren Kaufverhalten?
- Werden Ihre Kunden optimal betreut und fließen Verkaufspsychologie, die richtige Verkaufsdialektik und Verkaufstechnik in Ihre Maßnahmen ein?

Wenn nicht, helfen sorgfältig entwickelte renditeoptimierte Kundenbetreuungsprogramme, die richtige Kundenansprache und der richtige Umgang mit dem Kunden weiter.

Die Eigenpositionierung: Die Basis für Erfolge

Jeder weiß, dass er das, was er gerne tut, besser macht. Es klingt banal und doch fällt es uns recht schwer, unsere Vorlieben, unsere Stärken klar zu definieren und sogar mit beruflichen und persönlichen Zielen, die über die reinen Geldziele hinausgehen, zu verbinden. Das Persönlichste, über das wir verfügen und dessen Nutzung immer und ausschließlich nur von uns abhängt, sind wir selber und die uns zur Verfügung stehende Zeit.

Es hängt also nur von Ihnen ab, was Sie mit Ihrer Zeit tun, und wie Sie sich in dieser Ihrer Zeit gefühlt haben, fühlen und fühlen werden. Daher ist es nun einmal effizienter, Zeit und persönliche Energie in Ihre Stärken zu investieren, als durch Fehlerbehebung dem profillosen Durchschnitt hinterherzulaufen. Deshalb sollten Ihnen zwei Informationen besonders am Herzen liegen:

*   die Stärken in Ihrer Persönlichkeitsstruktur
*   Ihre persönliche Technik der ganzheitlichen Zeitnutzung.

Im Gegensatz zu Geld lässt sich Zeit nicht vermehren – in unserer beschleunigten Zeit eine bedeutsame Erkenntnis. Deshalb kommt es darauf an, diese begrenzte Zeit so effizient wie möglich zu nutzen: die Basis für jegliche wirtschaftliche Arbeit.

Das Serviceleistungsprogramm

Serviceleistungen eines Pflegedienstes dienen zur Ergänzung der Kernleistungen, insbesondere der Bereich Pflege und Betreuung. Dem Pflegedienst bietet sich über die Servicegestaltung die Chance, sich gegenüber der Konkurrenz abzuheben. Ziel ist es somit, über das Vorhalten weiterführender attraktiver Leistungen Präferenzen bei den Kunden zu bewirken.

Um die Vorhaltekosten für einzelne Serviceleistungen zu reduzieren, sollte versucht werden, ehrenamtliche Mitarbeiter in die Leistungserbringung zu integrieren. Als Einsatzfelder eignen sich hier insbesondere Bereiche, in denen eher die persönliche Zuwendung als die fachliche Hilfe Priorität genießt, hauptamtliche Mitarbeiter nicht finanzierbar wären oder Dienstleistungen, die unentgeltlich erbracht werden, wie zum Beispiel Einkaufshilfe oder Spaziergänge. Daher können folgende Angebote in Betracht gezogen werden:

- medizinische Fußpflege
- Sommer- bzw. Weihnachtsfeste
- Einkaufsservice (auch für Medikamente)
- Fahrdienste

Auftragsabwicklung und Warenwirtschaft: Die Steuerung als Erfolgsfaktor

Ein Steuerungssystem sollte die Effizienz einer Ablauforganisation steigern. Es wird rationalisiert bzw. es werden Funktionen auf das System übertragen und organisatorische Abläufe an das System gebunden. Bei der Auftragsdurchführung hat dies bspw. Einfluss auf die Feinplanung bzw. auf die Durchsetzung der Auftragspläne. Ausgehend vom Ist-Zustand wird für diese Aufgaben heute moderne Datentechnik genutzt. Dabei dienen langfristige und strategische Ziele der Erhöhung des Leistungspotentials des Unternehmens, d. h.

- Verkürzung der Durchlaufzeiten
- Reduzierung von Fehlerraten
- verbesserte Kapazitätsausnutzung
- optimale Patientenversorgung

Aufnahmegespräch und Therapieplanung

Dem Kunden soll im Aufnahmegespräch Verständnis für seine Situation vermittelt werden. Er soll spüren, dass er von den Pflegekräften nicht nur als Patient gesehen wird, sondern vielmehr als Mensch mit Fähigkeiten und Bedürfnissen. Er soll spüren, dass kongruent mit ihm umgegangen wird, und dass gemeinsam mit ihm eine tragfähige Beziehung aufgebaut werden soll – mit dem Ziel, dass der Pflegebedürftige wieder seine Fähigkeiten zur Entwicklung von sozialen Kontakten erlangt.

Wichtig ist daher zuerst, dem Kunden einen guten Einstieg ins Pflegeleben zu vermitteln, ihn zu integrieren. Die Bezugspflegekraft sollte dabei der ständige Ansprechpartner des Kunden sein, gegenüber er seine Bedürfnisse und Ängste äußern darf. Der Kunde darf daher nicht schon beim Aufnahmegespräch oder der Therapieplanung überfordert werden. Er soll dem Gespräch folgen können. Er soll sich beim Aufnahmegespräch nicht „entblößt" vorkommen, sondern durch die Wertschätzung im Umgang mit dem Pflegepersonal positive Gefühle entwickeln.

Weiter sollte der Patient die Möglichkeit erhalten, bei zu starker Unruhe das Gespräch beenden zu können. Auf der anderen Seite muss ihm Gelegenheit dazu gegeben werden, jederzeit im Gespräch auch seine Bedürfnisse äußern zu können. Das Pflegepersonal muss dem Kunden gegenüber durch eine wertschätzende und akzeptierende Grundhaltung das Gefühl des Verstehens vermitteln.

Der Patient darf nicht ausgefragt werden, vielmehr sollte man ihn erzählen lassen. Weiter gilt: Keine Vorwürfe oder Belehrungen, vielmehr den Kunden für bereits erreichte Dinge im Leben loben. Die kognitiven Ressourcen des Pflegebedürftigen müssen anschließend in einer soziotherapeutischen Arbeit überprüft werden: Welche Fähigkeiten hat er in hauswirtschaftlichen Tätigkeiten? Kann der Pflegebedürftige einfache Tätigkeiten ausüben? Hat er Schwierigkeiten bei komplexeren Tätigkeiten?

Auch das soziale Umfeld, die Beziehungen zu seiner Familie und die Beziehungsfähigkeit des Pflegebedürftigen müssen in der Pflegeplanung schwerpunktmäßig erfasst werden. Vorrangig für die ersten Wochen der Pflege ist jedoch die Integration mit dem Pflegedienst und der Vertrauensaufbau zur Bezugspflegekraft.

Der Markt: Überblick Ihres Chancenpotentials

Wer nur um gegebene Märkte kämpft und vorhandene Dienstleistungen verbessert, hat die Wettbewerbslage von heute nicht begriffen. Der Wettbewerb unserer Zeit geht um neue Wünsche durch neue Dienstleistungen.

In Zukunft gilt für ambulante Pflegedienste, folgenden Wandel zu beachten:

- Das Marktanteilsmodell wird durch das Kundenmodell abgelöst
- Der Kundenwert ist die Rechenbasis des neuen Marketings
- Kommunikationsbudgets orientieren sich an Kundenwerten
- Dienstleistungen werden für Kunden gesucht und nicht mehr – Kunden für Dienstleistungen
- Der strategische Wettbewerbsvorteil wird entscheidend

Zunächst ist es die Aufgabe der Marktanalyse, die für das Unternehmen relevanten Märkte zu beschreiben und zu beurteilen, also wo das Pflegeunternehmen in seinem gesamten Umfeld einzuordnen ist, nach seinem Umsatzpotential und welche Marketingstrategie verfolgt werden muss. Unter Umsatzpotential wird ganz allgemein der für ein einzelnes Unternehmen in seinem „Einzugsgebiet" erreichbare Umsatz verstanden, während das Umsatzvolumen in diesem Zusammenhang den bereits realisierten Umsatz bezeichnet.

Marketingstrategien richten sich an der Art der Nachfrage aus. Häufig wird in diesem Zusammenhang jedoch übersehen, dass die jeweilige Vorgehensweise ausgefeilte Werkzeuge erfordert. Die Aufgabe des Marketings besteht nämlich nach üblicher Auffassung lediglich darin, Nachfrage für etwas zu schaffen und zu erhalten – dies ist einer der Gründe, weshalb in sinnlosen Kampagnen ungeheuer viel Geld verschleudert wird. Vergessen wird aber, das in den Märkten unterschiedliche Nachfragearten existieren: negative, keine, latent, nachlassend, unregelmäßig, voll, übergroß, ungesund.

Diese unterschiedlichen Nachfragearten erfordern grundlegend andersartige Marketingaktivitäten. Systematisch zusammengestellte Informationen hingegen geben Ihnen Erkenntnisse und Schlussfolgerungen zu Marktchancen. Anhand des Magischen Vierecks wird deutlich, wovon der Marketingerfolg abhängt. Das magische Viereck kennzeichnet das unlösbar scheinende Problem, gleichzeitig vier divergierende wirtschaftspolitische Ziele – Vollbeschäftigung, Preisstabilität, ausgeglichene Zahlungsbilanz, angemessenes Wirtschaftswachstum – möglichst im Einklang mit den Unternehmenszielen zu erreichen.

Aus den gewonnenen Erkenntnissen und Schlussfolgerungen lassen sich - systematisch vorgegangen - Dienstleistungen und Unternehmen im Markt exakt positionieren. Das bedeutet: Sie erhalten Aussagen darüber, wie Ihre Dienstleistungen und das Leistungsangebot Ihres Unternehmens aussehen müssen, damit Sie sich positiv im Markt und von den Wettbewerbern abheben. Allerdings ist die Welt heute nicht mehr so einfach, weshalb in diesem Zusammenhang die Marktbewertung entscheidend wird.

Vor allem der Mittelstand lebt häufig von einem einzigen großen Wurf, die Zukunftssicherung hingegen wird sträflich vernachlässigt. Und wenn dann doch reagiert wird, ist es oft sehr schwierig oder gar viel zu spät, um auf einen Erfolgspfad zurück zu finden.

Erfolg mit Innovationen: Qualität als Denkeinheit

Erfolg im globalen Wettbewerb erreicht man nur durch ein Qualitätsmanagement, was letztlich auch nichts anderes bedeutet als eine optimale Kundenbetreuung - und zwar von der Entwicklung der Dienstleistung bis hin zum Verkauf und dem Kundenservice. Allerdings: Was wird heute unter Qualität verstanden? Und: Wie begreifen Unternehmen Qualitätsmanagement bzw. wie ist die jeweilige Handhabung?

Vielfach wird die Kombination Qualitätsmanagement und Kommunikation von manchen Pflege-Führungskräften gar nicht erkannt. Statt dessen werden Plakate entwickelt, Beiträge in Mitarbeiterzeitschriften veröffentlicht, man beginnt mit der Produktion von Info-Broschüren, Rundschreiben und

Aushängen. Und dann bleibt man auch bei diesen Informationsmaßnahmen stehen, anstatt sie mit möglichst vielen dialogischen Maßnahmen wie etwa Workshops, Qualitätsrunden, Schulungen mit einer hohen Teilnehmeraktivierung und ähnlichen Maßnahmen zu ergänzen.

Der Grund: Erst durch die Möglichkeit zur Diskussion, zur Klärung persönlicher Fragen und Probleme baut sich eine innere Einstellung zum QM-Projekt auf, die letztlich auch das Entstehen von Motivation begünstigt. Qualitätsmanagement geht weit über DIN-Normen und ISO-Zertifizierungen hinaus. Die Hauptaufgabe eines Unternehmens ist es, ganzheitlich zu denken. Dies wiederum beinhaltet betriebswirtschaftliche, technische, kaufmännische, aber auch volkswirtschaftliche und ökologische Reflexionen.

Der hierbei wohl wichtigste Faktor ist die Unternehmens-Identifikation, denn Corporate Identity setzt sich stets durch die gesamte Management-Hierarchie durch, jeder Arbeitsvorgang ist ein Teil des Prozesses. Und jeder einzelne Prozess erfordert das Denken in Zusammenhängen, das Erkennen von Verknüpfungen sowie die jeweilige Berücksichtigung der Endergebnisse. Nur wenn diese so wichtigen Faktoren vom Management (d. h. der Pflegedienstleitung) selbst auch realisiert werden können, besteht die Möglichkeit, Ideen und Innovationen effizient und kostenoptimiert umzusetzen.

Das Projekt und seine konkreten Auswirkungen müssen zum Thema der Auseinandersetzung werden. Denn gerade im Überwinden der einkanaligen Information durch den Dialog vollzieht sich der entscheidende Schritt, bei dem letztendlich Handlungs-, Bewertungs- und Erfolgsspielräume deutlich werden. Dagegen kann bspw. der Adressat eines Rundschreibens keine Rückfragen stellen, er kann nicht einmal den Zeitpunkt der Information bestimmen. Nicht umsonst lässt der ungeheure Anspruch, der hinter einem Total Quality Management steckt, erahnen, warum so viele TQM-Projekte scheitern.

Denn schon allein das Versagen eines Prozessbeteiligten mindert die Prozessqualität, indem nicht nur Geschwindigkeit verloren geht und vermeidbare Fehler passieren, sondern vielmehr auch völlig unnötige Reibungsverluste und damit letztlich auch ökonomische Nachteile in Kauf genommen werden müssen.

Voraussetzung für das Gelingen eines Total Quality Managements, von der Pflegedienstleitung ausgehend

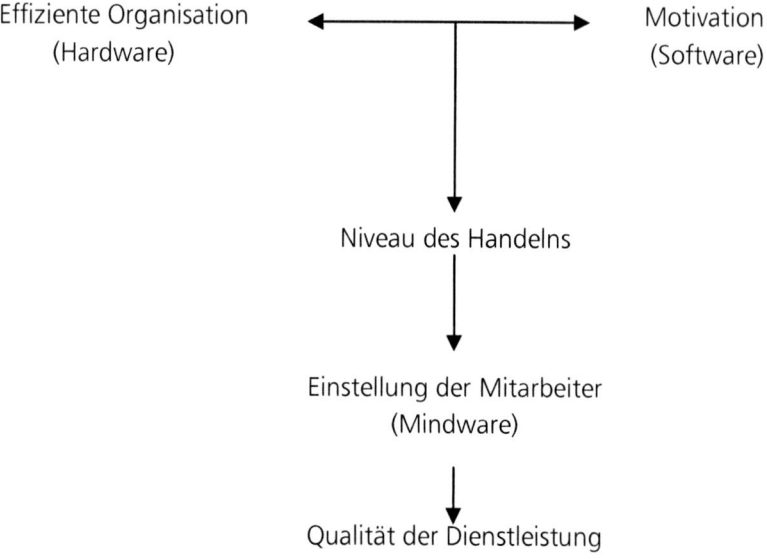

Effiziente Organisation (Hardware) ← → Motivation (Software)

Niveau des Handelns

Einstellung der Mitarbeiter (Mindware)

Qualität der Dienstleistung

Insbesondere die inneren Werte eines Unternehmens erfuhren bislang nur eine geringe Wertschätzung, und so wurden viele Unternehmen lediglich nach rein marktpolitischen Gesichtspunkten bzw. nach strategischen Geschäftsfeldern organisiert. Und dies wiederum hat zur Folge, dass die meisten Mitarbeiter ausschließlich für die Produktion von Fehlern arbeiten anstatt für das eigentliche Ziel des Unternehmens: nämlich die kostengünstige Erfüllung der Kundenwünsche. Als Basis jener Erkenntnisse dienen die Festlegung validierter Abläufe bzw. validierter Geschäftsprozesse sowie auf das Bestehen der jeweiligen Kooperations-Spielregeln.

Daran anschließend sollten sog. Kreisläufe bzw. Regelkreise eingereicht werden, die zu einer ständigen Optimierung des Dienstleistungsprozesses für Pflege und Betreuung führen. Aus den hierzu gewonnenen Erfahrungen zum Preis der Fehler, zum Preis der Nicht-Qualität werden dann auch Maßnahmen kontinuierlich abgeleitet, um weitere Verbesserungen zu erzielen. Zu den zentralen Aufgaben gehört von daher die ständige Verbesserung, verbunden mit einem gleichzeitigen Abbau der Fehlerkosten. Der Erfolg selbst kann dann auf Grund dieser Maßnahmen gemessen und gesteuert werden.

Hierzu müssen auch die Mitarbeiter ihren eigenen Beitrag zwischen den verschiedenen Beziehungen erkennen, damit sie selbst für eine optimale Produktion und Leistung bzw. für einen geordneten Ablauf der Prozessabschnitte sorgen können: als Ziel qualitätsgesicherter Geschäftsprozesse sowie dem Hinwirken auf die Erfüllung der Kundenwünsche. Damit jedoch jeder einzelne seinen Beitrag im gesamten Unternehmen und im Geschäftsprozess kennt, müssen Organisation und Aufbau sowie alle Abläufe für alle Mitarbeiter transparent sowie nachlesbar sein. Jeder Mitarbeiter sollte sich selbst als Dienstleister seines Abnehmers betrachten, so als ob dies sein persönlicher Kunde wäre.

Hierbei spielt es dann auch keine Rolle, ob es sich um den Kunden auf dem Pflegemarkt oder um den Kollegen handelt, dem man innerhalb eines Vorganges zuarbeitet. Vor allem aber darf es keine Bestrafungskultur im Unternehmen geben. Nur auf diese Weise ist gewährleistet, dass kein Mitarbeiter Scheu hat, einen begangenen Fehler auch zu melden. Dies wiederum verhindert eine Fehler- und Kostenmultiplikation. Stattdessen sollte eine Belobigungskultur eingeführt werden, die zu guten Leistungen und zu einer Fehlerverhütung anspornt.

Eine lernende Organisation entsteht nämlich dadurch, dass begangene Fehler (bspw. Reklamationen) stets Anlass zur Verbesserung der Prozesse sind. Diese wiederum führen im Unternehmen zu einem organisierten Motivationswirbelsturm. Der Mitarbeiter zeigt wieder Interesse auf Grund Information und Einbindung für seine Tätigkeit, man fühlt sich wieder am Leistungserbringungsprozess beteiligt und sorgt so für dessen Optimierung. Das ganze Unternehmen ist nur darauf ausgerichtet, eine immer höhere Qualität zu erzeugen.

Dahinter steht der Mensch - im Mittelpunkt aller Aktivitäten. Eine unternehmensweite Qualitätskultur, die alle Funktionen in allen Unternehmenshierarchien erfasst, die Mitarbeiter einbindet und damit zu einer echten Effizienzsteigerung führt - und das mit Sicherheit über Jahre hinaus.

Kontrahierungspolitik

Grundsätzlich besteht für das Unternehmen Pflegedienst keine Möglichkeit, für seine Dienstleistungen aus dem SGB XI und dem SGB V eine eigene Preispolitik durchzuführen. Eine realistische Möglichkeit der Preisgestaltung wird dagegen in den Wahl- und Zusatzleistungen gesehen. Dazu gehört auch, dass Sie wissen, ob Ihr Dienstleistungsangebot in das Umfeld passt, welche Bedarfslücken es gibt und welche Chancen vorhanden sind.

Das äußere Erscheinungsbild am Markt und die Kommunikation

Kommunikationsmittel jedweder Art sind Träger zwischen Unternehmen, Mitarbeitern und Kunden. Von der Gestaltung hängt es wesentlich ab, ob sich der Kunde in seinen – überwiegend unbewussten – Erwartungen bestätigt und sich damit angesprochen fühlt oder nicht. Dementsprechend haben auch Kommunikationsmittel ihren Anteil an der Imagebildung. Dies gilt beispielsweise auch für die Fassade eines Firmengebäudes.

Die Vorschläge der Werbeagenturen zur Kommunikation können sehr wohl kreativ sein, aber basieren diese auch auf einem wohlbegründeten Konzept? Kreativität ist an sich nichts Positives. Was man mit Sicherheit sagen kann, ist, dass die wahre Kreativität gegenüber dem Etablierten destruktiv ist. Deshalb muss die Kreativität im Hinblick auf Voraussetzungen und praktische Möglichkeiten gesteuert und beurteilt werden.

Auftritt und Werbung nutzen Erkenntnisse aus beiden vorhergehenden Strategie-Modulen und finden etwa ihren Ausdruck in Briefings. Damit besitzt der Werbetexter – und auch jeder Projektbeteiligte – eine aussagefähige Unterlage mit allen wesentlichen Informationen für das Werbeprospekt. Dadurch wird die einheitliche Umsetzung des Projekts gewährleistet. Dennoch: Gute Gestaltung ist ein Mosaiksteinchen in der Ansprache. Alleine vermag sie die gewünschte Reaktionsquote von Werbemaßnahmen nicht zu erhöhen. Es kommt vielmehr auf die Inhalte, die Kommunikationsstrategie und Konzeption, besonders aber auf die operative Umsetzung an.

Die erfolgreiche Kommunikationspolitik

Da die durch den Pflegedienst erbrachten Leistungen als immaterielle Güter erst bei ihrer Erbringung durch den Kunden auf ihre Qualität hin beurteilt werden können, muss die Kommunikationspolitik mit Werbemaßnahmen, Presse- und Öffentlichkeitsarbeit darauf ausgerichtet sein, kontinuierlich die Leistungsfähigkeit und die Leistungsziele sachlich und überzeugend darzustellen.

Durch die Transparenz der Dienstleistungsqualität soll ein Vertrauensverhältnis zu den Kunden aufgebaut und eine positive Imagebildung in der Öffentlichkeit erzielt werden. Ziel der Kommunikationspolitik des Pflegedienstes muss es also sein, das Einzigartige des unternehmerischen Profils herauszustellen und die spezifische Unternehmensidentität durch aufeinander abgestimmte Kommunikationsmaßnahmen zu vermitteln, so dass der Pflegemarkt identifizierbar wird.

Die Bedeutung dieser Maßnahme sollte gerade für das Angebot sozialer Dienstleistungen nicht unterschätzt werden. Die Kommunikationsstrategie bezeichnet somit die grundsätzliche „Marschrichtung" auf das vereinbarte Kommunikationsziel. Die Strategie ist damit nicht das Ziel, sondern umreißt die Art und Weise, wie man es erreicht. Voraussetzung für den Erfolg der Kommunikationsstrategie ist, dass diese von allen Absendern des Pflegedienstes mitgetragen wird.

Es muss also bei allen Aktivitäten stets berücksichtigt werden, dass der Pflegedienst in ein vielfältiges „Netzwerk" eingebunden ist. Im Rahmen der Kommunikationsstrategie geht es darum zu umschreiben,

- welches Zielimage bei den Zielgruppen angestrebt wird
- auf welche Art und Weise die Kommunikation erfolgen soll
- welche Kommunikationswege eingeschlagen werden sollen
- welche Instrumente am besten für die Erreichung der Kommunikationswege geeignet sind.

Wichtig in diesem Zusammenhang ist die Positionierung. Ein ambulanter Pflegedienst braucht ein Profil oder Zielimage, wenn es im Bewusstsein der Bürger und all seiner Zielgruppen den gewünschten Platz einnehmen will.

Dieses Profil stellt zwischen den einzelnen Absendern, den unterschiedlichen Handlungsfeldern und Themen eine Verbindung – den „roten Faden" – her.

Das Zielimage oder Leitbild für die Kommunikation beantwortet die Frage, wo die Stärken eines ambulanten Pflegedienstes liegen, wohin sich der Pflegedienst in Zukunft verstärkt entwickeln wird. Das Zielimage ist damit zugleich visionär, um nicht kurzfristig und kontinuierlich angepasst werden zu müssen, als auch konkret, da es an der Situation des jeweiligen Pflegedienstes zu messen ist.

Um dieses Zielimage bei den Zielgruppen zu verankern, müssen Kommunikationsinhalte kommuniziert werden, die zu der angestrebten Positionierung führen. Diese Kommunikationsinhalte bzw. Textbausteine nehmen bei der Realisierung aller Kommunikationsmaßnahmen eine zentrale Rolle ein. Neben dem inhaltlichen Eckpfeiler für die Ausrichtung der Pflegedienst-Kommunikation (Zielimage, Positionierung und Kommunikationsinhalte) werden in der Kommunikationsstrategie auch die formalen Säulen der Kommunikation definiert. Eine dieser Säulen legt den „Charakter" der Kommunikation für den Pflegedienst fest. Die Kommunikation für einen ambulanten Pflegedienst sollte demnach wie folgt geprägt sein bzw. realisiert werden:

- progressiv und modern sowie „innovativ", um dem Zielimage (Innovation) auch formal gerecht zu werden (z. B. auch in der Wahl der Kommunikationsinstrumente)
- appellativ, emotional, offensiv, um Zusatzargumente und besondere Charakteristika des Pflegedienstes zu vermitteln (Stichwort: „Sympathie")
- objektiv, sachlich fundiert, faktenorientiert, um Glaubwürdigkeit bewusst zu vermitteln
- integrativ, indem die Zielgruppen mit einbezogen werden und damit auch eine besondere Rolle im Kommunikationsprozess erhalten
- „beweisend", indem nachvollziehbare Argumente eingebunden werden.

Zusammenfassend lässt sich sagen, dass mit dieser Strategie die Basis für einen selbstbewussten und aktiven Auftritt nach außen gegeben ist, damit kein Verlust an Seriosität befürchtet werden muss.

Grundsätzlich können ambulante Pflegedienste ihre Zielgruppen entweder direkt (Zielgruppen) oder indirekt, über Multiplikatoren bzw. Meinungs-bildner/-mittler, ansprechen. Im Idealfall „berichten Dritte" über die Beson-derheiten, Stärken und Kommunikationsthemen von bzw. rund um den Pflegedienst. Die wichtigsten Meinungsbildner und -mittler müssen also identifiziert und – wo dies sinnvoll und möglich ist – aktiv in die gesamte Kommunikation von und für den Pflegedienst eingebunden werden, um

- durch die Vielfalt der Absender die Glaubwürdigkeit zu erhöhen
- durch die Glaubwürdigkeit der Absender an sich die Gesamtglaubwür-digkeit zu erhöhen
- optimale „Sprachrohre" für die Zielgruppenansprache nutzen zu können.

Durch die Einbindung von Meinungsbildnern/-mittlern wird ein enormer „Multiplikationseffekt" in der Außenwirkung durch den Pflegedienst bewirkt. Durch die Einbindung von „Sympathiefiguren" wird der Pflegedienst zusätz-lich „emotionalisiert!" Als Multiplikatoren bzw. Meinungsbildner/-mittler kommen – je nach Zielgruppe und Maßnahme – beispielsweise in Frage:

- Fachmedien, Fachjournalisten (Wirtschafts- und Branchenmedien) sowie Verbände
- Interessenvertretungen, Kammern, Beratungsfirmen, Unternehmen am Ort, neu gewonnene Investoren, renommierte Persönlichkeiten
- Medien, regionale Interessenvertreter, bedeutende Persönlichkeiten
- Fachverbände, Fachmedien, Branchen"größen", Kongressveranstalter
- Bürger der Stadt, Bewohner aus der Region, glaubwürdige Sympathie-träger der Stadt

Multiplikatoren bzw. Meinungsbildner/-mittler können in der Pflege-Kommu-nikation auch eine wichtige Rolle als „Partner" einnehmen. So bietet es sich beispielsweise an, gemeinsame Kommunikationsmaßnahmen (z. B. Veranstaltungen, Symposien, aber auch Werbemaßnahmen für den Pflege-dienst) gemeinsam mit ausgesuchten Partnern zu realisieren. Die entspre-chenden Kooperationsmodelle können dabei unterschiedlichste Formen annehmen: von der finanziellen Beteiligung (Sponsoring) über die inhaltliche

Zusammenarbeit bis zur Verfügungsstellung von Räumlichkeiten, Dienstleistungen oder ähnlichen Leistungen (z. B. kostenloser Druck von Informationsmaterial). Gleichzeitig müssen die einzelnen Zielgruppen unmittelbar, d. h. direkt angesprochen werden, um

- die „Bedeutung"/„Wertigkeit" des einzelnen zu betonen
- die Kommunikationsthemen und die Kommunikationsintensität optimal selbst steuern zu können.

Dabei ist immer auf eine zielgruppenadäquate Kommunikation zu achten, d. h. eine Ansprache der Zielgruppe in ihrer Sprache, mit ihren Informationsmitteln und mit ihren Themen. Der Kommunikations-Mix für ambulante Pflegedienste sollte daher auf folgenden Prämissen basieren:

- Die Instrumente müssen sowohl allein als auch miteinander vernetzt und aufeinander abgestimmt sinnvoll zu realisieren sein
- Die Instrumente müssen zur Zielgruppe „passen" und der Zielsetzung und angestrebten Positionierung in allen Facetten gerecht werden.
- Die Instrumente müssen zielgruppenadäquat, d. h. genau auf die Zielgruppen abgestimmt sein
- Eine Voraussetzung bei der Planung der Kommunikationsmaßnahmen und des Kommunikations-Mix ist die Kosteneffizienz, d. h. der effektive Einsatz der zur Verfügung stehenden Mittel und die Überprüfung der Effizienz der einzelnen Maßnahmen.

Im Rahmen der Kommunikationsstrategie für ambulante Pflegedienste wird daher ein Kommunikations-Mix empfohlen, der auf folgenden Instrumenten aufbaut:

- Pressearbeit: Über das Instrument „Pressearbeit" erreicht der ambulante Pflegedienst glaubwürdig und indirekt alle relevanten Zielgruppen. Direkt werden die Meinungsbildner in den Medien über alle Themen rund um den Pflegedienst informiert. Eine aktive Pressearbeit ermöglicht es den ambulanten Pflegediensten, neue Themenfelder zu besetzen und sich damit als „Experte" und Ansprechpartner bzw. Vorzeigebeispiel für ausgesuchte Bereiche (z. B. spezielle Innovationen) zu etablieren.

- Werbung: Werbung ist als Instrument für die Pflege-Kommunikation geeignet, weil Pflegedienste über Werbeaktivitäten ganz gezielt und aufmerksamkeitsstark die Zielsetzung der Erhöhung ihres Bekanntheitsgrades und der Imageetablierung verfolgen können.

- Direktmarketing: Die Vorteile des Direktmarketing für ambulante Pflegedienste sind auf einen Nenner zu bringen: Direktmarketing transportiert die für die Pflegedienst-Zielgruppen relevanten Botschaften zum richtigen Zeitpunkt an die richtige Personen an den richtigen Ort. Die direkte Ansprache über Direktmarketing-Aktivitäten ist somit ein wichtiger Bestandteil für den Dialog zwischen Pflegedienst und einzelnen ausgesuchten Zielgruppen.

- Informationsmittel/Internetauftritt: Publikationen und Informationsmaterial im Print-, Video- und Online-Bereich sind die klassischen Informationsmedien, die von allen Zielgruppen genutzt werden. Aus diesem Grund sollte dieses Instrument der Öffentlichkeitsarbeit in den unterschiedlichen Handlungsfeldern der Pflege auch zum Einsatz kommen. Um den innovativen und modernen Charakter der Pflegedienste auch in der Kommunikation gerecht zu werden, sollten verstärkt neue Medien in der Kommunikation zum Einsatz kommen.

Veranstaltungen eignen sich für Pflegedienste insbesondere, um

- die Identifikationsbereitschaft der Bürger zu erhöhen (z. B. Stadtfeste, Stadtgeburtstag etc.)
- den Bekanntheitsgrad des Pflegedienstes zu erhöhen (z. B. überregionale Berichterstattung)
- sich in bestimmten Feldern (der Positionierung) zu etablieren, wie zum Beispiel über Symposien und Fachkongresse zum Thema „Innovation im Pflegebereich"

Im Rahmen der Maßnahmenplanung oder der Festlegung von Kommunikationsprogrammen für Pflegedienste sollte die Vernetzung einzelner

Maßnahmen oder einzelner Instrumente in Richtung auf das gleiche ange-strebte Zielimage stets in Betracht gezogen werden. Und zwar im Sinne der Effektivität der Öffentlichkeitsarbeit als auch im Sinne der Effizienz der Öffentlichkeitsarbeit. Eine Vernetzung dient der Effektivität, weil man in der Wiederholung besser und nachhaltiger die Positionierung eines Pflegedienstes positionieren kann.

Eine Vernetzung dient der Effizienz, weil durch das Aufeinanderabstimmen einzelner Maßnahmen und Instrumente die eingesetzten Ressourcen optimal umgesetzt werden können: Eine Maßnahme flankiert eine andere und steigert den gesamten Effekt. Ein ausgefeiltes Marketingkonzept setzt daher einen Marketingplan voraus, der auf einem Businessplan basiert mit entsprechender historischer Aufbereitung, der eine Vision und eine Voraus-schau in die Zukunft beinhaltet.

- Suchen Sie daher die Kommunikation mit ihren Kunden. Zeigen Sie, dass Sie von Ihrem Beruf begeistert sind, engagiert und up to date. Arbeiten Sie auch den wirtschaftlichen Vorteil heraus, den Sie für Ihre Kunden erreicht haben und zeigen Sie Ihren zukünftigen Kunden, wo der Vorteil durch eine rechtzeitige Beratung liegt (übertreiben Sie nicht, versprechen Sie nicht das Blaue vom Himmel, bleiben Sie realistisch)
- Bieten Sie Ihrem Kunden ein „Audit" (Angebot); so können Sie Ihre Kunden auf Defizite hinweisen
- Stellen Sie sicher, dass Ihre Kunden über den Stand der von Ihnen bearbeiteten Angelegenheiten stets aktuell informiert sind. Seien Sie darauf vorbereitet, den für den Kunden optimalen Kommunikationsweg bereit-zuhalten und sichern Sie, dass dieser Weg auch während der gesamten Laufzeit des Pflegevertrages eingehalten wird.
- Bevorzugt Ihre Zielgruppe Kommunikation per E-Mail, nutzen Sie E-Mail; mag sie lieber Fax oder Postzustellung – kommunizieren Sie auf diese Weise mit ihr. Legt sie Wert darauf, vorab telefonisch informiert zu wer-den, sagen Sie ihr das zu und halten sich daran. Stellen Sie aber auch sicher, dass sämtliche Anfragen, seien sie telefonisch oder schriftlich, unverzüglich beantwortet werden.

- Stellen Sie sicher, dass alle Mitarbeiter des Pflegedienstes darüber begeistert sind, bei Ihnen zu arbeiten – und Sie auch wissen, auf welche Gebiete sie sich spezialisiert haben, welche Aufgaben sie bereit sind, anzunehmen. Jeder Mitarbeiter ist auch zugleich ein „Werbeträger" – durch Mitarbeiter werden Kunden akquiriert, aber auch die unfaire Konkurrenz abgeschreckt.

- Engagieren Sie sich in Vereinen, machen Sie in Ihrem Umkreis bekannt, auf welche Gebiete Sie sich spezialisiert haben und beobachten Sie genau, welche „Kollegen" welches andere Spezialgebiet bearbeiten. Organisieren Sie Seminare und Fortbildungen – demonstrieren Sie damit, auf welche Gebiete Sie sich spezialisiert haben. Machen Sie diese Seminare entsprechend lokal und regional bekannt.

- Verfolgen Sie genau, woher Aufträge an Sie herangetragen werden, wer Sie unter Umständen weiterempfohlen hat. Denken Sie daran, diesen eine kurze Rückmeldung zukommen zu lassen; bedanken Sie sich.

- Schreiben Sie Artikel für Lokalzeitungen oder veröffentlichen Sie Themen, die den Leser interessieren und die auch Ihre Spezialisierung hervorheben.

Die Identifikation im Wettbewerb

Sichtbar ist zunächst nur das Firmen-Logo. Es kennzeichnet und identifiziert das Unternehmen – als irgendein Unternehmen! Der steigende Wettbewerbsdruck in Verdrängungsmärkten verlangt zunehmend profilierte Unternehmen mit einer eigenständigen Identität, mit einem eigenen Kompetenz- und Leistungsprofil. Dies wird häufig unterschätzt.

Eine solche eigenständige Identität (Corporate Identity) kann dem Unternehmen allerdings nicht „aufgesetzt" werden. Das wird häufig missverstanden. Sie muss vielmehr Ausdruck der „inneren Werte", das moralische Bild der Unternehmensphilosophie sein. Daher müssen die „inneren Werte" des Unternehmens, seine Unternehmensphilosophie sichtbar gemacht werden. Dem Unternehmen soll damit die Grundlage für ein unverwechselbares Aussehen, ein eigenes Corporate Design, gelegt werden. Ähnliches gilt auch für Dienstleistungen.

Diese kreative Arbeit erfordert allerdings in den meisten Fällen – ebenso wie z. B. die komplette Neugestaltung eines Firmenzeichens – einen Fachmann, einen Designer. Nur er ist auf Grund seiner Erfahrung in der Lage, Ihrem persönlichen Firmenzeichen die Zeichenpersönlichkeit zu geben, die all das ausdrückt, was Sie Ihren Kunden mitteilen möchten.

Erfolgreiche Unternehmen haben besondere Merkmale und ein gemeinsames Merkmal: Sie haben eine ausgeprägte Unternehmenskultur entwickelt – und nicht nur formuliert! Als Unternehmenskultur kann man die Art und Weise bezeichnen, wie wir alle, jeder an seinem Platz, die tägliche Arbeit und Probleme lösen. Oder anders ausgedrückt: Unternehmenskultur ist die Gesamtheit von Wertvorstellungen und Denkhaltungen, die unser Verhalten, unsere Arbeitsweise und somit das Erscheinungsbild des Unternehmens prägen.

Man spricht in diesem Zusammenhang auch vom Stil und Geist des Hauses. Dieser „Stil und Geist des Hauses" beginnt schon bei ganz einfach zu handhabenden Dingen, z. B. der Sauberkeit des Arbeitsplatzes oder wie wir miteinander sprechen und umgehen. Dass Kunden einzelne Unternehmen vor anderen bevorzugen, hängt deshalb auch mit den spezifischen Eigenarten, mit dem Charakter dieser Unternehmen zusammen. Diese Firmen nehmen nämlich eine Position ein.

Diese Position ist in erster Linie das Resultat einer mehr oder weniger bewussten Unternehmenskultur: Aus dem unternehmerischen Selbstverständnis entsteht eine unternehmerische Vorstellung, was und wie das Unternehmen sein soll. In unserer Zeit des Wandels sind wir daher alle aufgerufen, unsere Grundeinstellungen als Kern der Unternehmenskultur zu überdenken. Dabei stellen sich folgende Fragen: Sind die in der Unternehmensgeschichte gewachsenen Grundhaltungen und Wertvorstellungen – auch die Moral – zeitgemäß? Wo sind Veränderungen erforderlich?

Daraus wird die Unternehmens-Botschaft dann formuliert und nicht nur durch das Vorbild der Unternehmensführung den eigenen Mitarbeitern vermittelt und im Unternehmen gelebt als Unternehmenskultur. Sie gibt jedem Unternehmen eine eigene und unverwechselbare Identität (Corporate Identity). Die Leitsätze dieses Leitbildes werden Maßstab für das tägliche Handeln in allen Unternehmensbereichen. Wird hingegen die erwünschte

Unternehmenskultur nicht verinnerlicht gelebt, sind alle damit zusammen-
hängenden Maßnahmen eine glatte Fehlinvestition.

Corporate Identity und Corporate Design legen somit die Position und
Identität eines Unternehmens fest – und zwar auch als Position und Identität
im Umfeld der Mitbewerber. Nur derjenige Pflegedienst, der auch Persönlichkeit, Charakter, Eigenart und Philosophie seines Unternehmens sowie
Aussehen und Erscheinungsbild systematisch ermittelt, hat konsequent die
Unverwechselbarkeit seines Unternehmens herausgearbeitet. Damit die vorgenannten Merkmale nach außen auch tatsächlich gelebt werden und sich
somit auch nach innen abzeichnen, dienen Unternehmensgrundsätze als
Führungsinstrument.

Diese eher philosophischen Grundsätze müssen schrittweise konkretisiert
werden. Handlungsziele und Handlungsaktivitäten erfüllen die
Unternehmensgrundsätze folglich mit Leben. Unternehmens-Identität ist
dann erreicht, wenn sowohl von den Mitarbeitern als auch von den
Marktpartnern Übereinstimmung empfunden wird (Corporate Identity = CI).

Kundenakquisition und Kundenstammaufbau

In ambulanten Pflege-Unternehmen wird allzu häufig nur auf das Produkt
oder die Dienstleistung geachtet und viel zu wenig auf die Kunden und den
Aufbau eines Kundenstammes. Dabei sind potentielle Kunden mindesten
genauso wichtig wie das Produkt oder die Dienstleistung.

Besondere Bedeutung erlangen hierbei die Akquisitionskosten. Ohne
Direktmarketing- und Vertriebserfahrung ist sich kaum jemand im Klaren
darüber, in welch „erschreckendem" Missverhältnis die benötigte Investition
zum Umsatz steht. In der Regel wird total unterschätzt, welche Investition
schon alleine in die Kundendatei und damit in die Kunden erforderlich ist.
Diese enormen Kosten können aber durch geeignete Maßnahmen und
Vorgehensweisen bei der Kundenansprache und Kundengewinnung reduziert werden. Darüber hinaus lassen sich durch Systematik Risiken
eingrenzen.

Erfolgreiche Werbekonzeption durch Erfolgskontrolle

Wünschbarkeit, Exklusivität und Glaubwürdigkeit gelten als Erfolgsfaktoren für eine Werbebotschaft. Eine derartige Botschaft sollte jedoch eingebettet sein in eine Gesamtkonzeption, die - ausgehend von klar definierten Zielen - eine Werbepositionierung sowie einen "Reason Why" (Nutzenbegründung) für den Kunden entwickelt. Allerdings ist eine erfolgreiche Werbekonzeption mit hohen Kosten verbunden, ausgerichtet am jeweiligen Werbebudget eines Unternehmens.

In der betrieblichen Praxis wird die Höhe des Werbebudgets leider noch allzu oft auf der Basis von Faustformeln in Prozent einer bestimmten Bezugsgröße - Umsatz, Gewinn - ausgedrückt. Damit aber werden die Ursache-Wirkungs-Beziehungen im Kommunikationsprozess auf den Kopf gestellt. Denn schließlich soll die Werbung die zukünftigen Gewinn- oder Umsatzziele erreichen helfen und nicht der gegenwärtige Gewinn bzw. Umsatz den künftigen Werbeumfang festlegen.

Auch die Ausrichtung des Budgets an den verfügbaren finanziellen Mitteln nach der "Was-können-wir-uns-leisten-Methode" oder gar die Orientierung an der Konkurrenz ist mangels logischer Beziehungen abzulehnen. Erfolgversprechender und zugleich praktikabel ist hingegen die sukzessive Planung des Werbeprogramms nach der so genannten "Ziel- und Aufgaben-Methode". Hierbei sollte jedoch stets schrittweise vorgegangen werden. Somit erfolgt im ersten Schritt die Festlegung produktionsbezogener Werbeziele und der gewünschten Adressaten, im zweiten Schritt die Bestimmung der im Hinblick auf die Zielgruppe adäquaten Werbemittel.

Im dritten Schritt erfolgt die Schätzung der erforderlichen Werbekontaktzahl, im vierten Schritt die Ermittlung der treffsicheren Streumöglichkeit und in einem letzten, fünften Schritt die Aggregation der Kostendaten zur Durchführung des Programms. Fallen diese Daten zu hoch aus, sollte ein erneuter Durchlauf - diesmal allerdings mit reduziertem Anspruchsniveau - erfolgen. Hierdurch wird erkennbar: Es gibt kaum einen anderen Bereich, in dem effizientes Controlling so schwer fällt wie bei den Werbeausgaben. Dies ist wohl auch eine Erklärung für das Phänomen, dass hier der Rotstift bei Rationalisierungsüberlegungen zuerst angesetzt wird.

Trotz dieser insgesamt eher pessimistischen Einschätzung sind von Seiten der Marktforschungsinstitute einige brauchbare Ansätze zum Pretest und zur Erfolgskontrolle von Werbemaßnahmen entwickelt worden. Als Pretest bezeichnet man dabei Untersuchungsansätze, mit denen geplante Maßnahmen in Bezug auf ihre vermutliche Wirkung geprüft werden. Im Bereich der Anzeigenwerbung weit verbreitet ist der so genannte Foldertest. Hierbei werden den Auskunftspersonen Anzeigenentwürfe in einer mit redaktionellem Stoff aufgefüllten Mappe vorgelegt und danach Fragen zu diesen Anzeigen oder den darin vorgestellten Produkten gestellt.

Ein weiteres Verfahren ist der so genannte Copy-Test, bei dem einem Leser die Ausgabe der zu testenden Zeitung vorgelegt wird, er diese durchblättert und angibt, welche Beiträge oder Anzeigen er gelesen bzw. gemerkt hat. Die Grenzen dieser Pretest-Verfahren liegen somit in der mehr oder weniger künstlichen Form der Begegnung mit der Werbung.

Bei der Messung des Werbeerfolgs versucht man dementsprechend, expost den Realisierungsgrad der Werbeziele zu erfassen. Diese können einerseits aus monetären Erfolgsgrößen wie Umsatz, Gewinn oder Deckungsbeitrag, andererseits aus nichtmonetären Größen wie Aufmerksamkeitswirkung, Markenkenntnis oder Einstellungen bestehen. Doch ganz gleich, welches Ziel auch verfolgt wurde - immer stehen die Marktforscher vor denselben Problemen:

- Die Werbewirkung kann nicht isoliert werden, da stets auch andere absatzpolitische Instrumente wie Sonderpreisaktionen, Qualitätskampagnen, Lieferservice oder Verkaufsförderungsmaßnahmen den Absatzerfolg beeinflussen.
- Werbekampagnen wirken häufig erst mit einem time-lag und strahlen zudem noch in die Folgeperioden aus.

Um die hieraus resultierenden Unzulänglichkeiten auf ein erträgliches Maß zu reduzieren, werden experimentelle Ansätze zur Werbeerfolgskontrolle eingesetzt. Eine sehr einfache Methode ist das so genannte BaBuW-Verfahren (Bestellung unter Bezugnahme auf Werbemittel). Dabei wird der Werbeerfolg als die Absatzmenge definiert, die mit ausdrücklichem Bezug auf eine Werbemaßnahme bestellt wurde. So werden bspw. Anzeigen mit einem Bestellcoupon versehen, der eine Chiffre zur Kennzeichnung des Werbeträgers beinhaltet.

Aufwendiger ist dagegen der so genannte Gebietsverkaufstest. Hierbei ist Voraussetzung, dass vergleichbare Regionen verfügbar sind, die als Testmarkt (mit Werbekampagne) bzw. als Kontrollmarkt (ohne Werbekampagne) dienen können. Der Werbeerfolg wird dann definiert als die Differenz zwischen dem im beworbenen Testmarkt und dem im unbeeinflussten Kontrollmarkt erzielten Umsatz. Völlig neue Perspektiven für die Werbewirkungsforschung ergeben sich hingegen durch den Elektronikeinsatz und die damit einhergehenden neuen Informationstechniken.

Für den Einsatz dieser Informationstechniken nicht nur im Bereich der Datenanalyse, sondern auch der Datenerhebung und -übertragung sind dabei folgende Entwicklungen bedeutsam:

- die zunehmende Verbreitung von Scannern (to scan = genau abtasten), die eine genaue Datenerfassung am Point of Sale ermöglichen,
- das Angebot neuer Leistungsdienste der Post wie Datex L oder Datex P sowie
- die Nutzung neuer Kommunikationsdienste wie Teletext, Btx und Kabelfernsehen mit Rückkanal durch die Verbraucher.

Die neuen Informationstechniken führen grundsätzlich zu einer Abkehr von der Hand-Made-Forschung hin zu einer kapitalintensiven Systemforschung. Ein gutes Beispiel hierfür ist "Cati" (Computer assisted telephone interview), d. h. die Informationsunterstützung durch den Computer bei der Durchführung von Befragungen. Dabei kann es sogar zu einem Verzicht auf den Interviewer kommen: Bei der so genannten Bildschirmbefragung tritt nämlich die Auskunftsperson in den direkten Dialog mit dem Rechner.

Die Vorteile dieser Informationssysteme liegen auf der Hand. So erfordern Computerinterviews nur ca. ein Drittel der Erhebungskosten im Vergleich zu mündlichen Befragungen und sind zudem erheblich schneller.

Das „Unternehmen Pflege" als lernendes System

Nur eine offensive Kommunikation kann Dinge in Bewegung bringen, eine falsche Zufriedenheit destabilisieren, einen verhärteten status quo dynamisieren, lang gehegte und gepflegte Vorurteile durchbrechen, Machtinteressen neu verhandeln - und einen gestörten Kreislauf der Kommunikation wieder neu aufbauen oder stabilisieren. Kommunikation ist Vehikel und Treibsatz für Veränderung zugleich. Zumal mit der Kommunikation noch eine andere Botschaft parallel mitvermittelt wird, die da lautet: Ich bin an Euch und Eurer Meinung interessiert!

Kommunikation und Information sind dabei zwei Paar Stiefel. Kommunikation wird in der Praxis oft gleichgesetzt mit einseitiger, meist erklärender oder beschwichtigender Information. Man überhäuft mit Informationen - und hat dabei auch noch ein gutes Gewissen. Kommunikation bedeutet jedoch vielmehr Auseinandersetzung. Denn Kommunikation kommt von seiner eigentlichen Wortbedeutung her: Gemeinsamkeiten herstellen. Damit beruht die Effizienz von Kommunikation auf einem lebenden Dialog mit dem Ziel: Kommunikation als Möglichkeit der Auseinandersetzung, Kommunikation als Bewegungsfeld zwischen unterschiedlichen Interessen.

Und, je mehr wir in der Praxis Angst haben vor der direkten Diskussion, desto eher ist sie angesagt, weil sonst vieles unter dem Teppich bleibt. Jeder hört nur, was er hören will, denn was dem Herzen widerstrebt, lässt der Kopf nicht ein. Je emotional aufgeladener also die Situation ist, desto größer ist auch die Wahrscheinlichkeit von selektiver Wahrnehmung. Denn es wird nahezu immer weniger oder mehr, auf jeden Fall aber etwas anderes verstanden als das, was eigentlich gesagt oder gemeint war. Vor allem sollte man aber eines bedenken: Man kann nicht <u>nicht</u> kommunizieren. Lücken in der Kommunikation, Schweigen, Ausweichen, einseitige Stellungnahmen ohne notwendige Klärungsgespräche, werden mit eigenen Interpretationen und Phantasien ersetzt. Man macht sich seinen Reim darauf - und daran glaubt man mindestens so fest und hartnäckig wie an real Gesagtes.

Sondieren und Feedback

Nur wer gut in das System hineinhorcht, bekommt auch mit, wie es im Moment bei den Betroffenen aussieht, und wie dieses Befinden die Kommunikation beeinflussen kann. Dazu muss man die bestehenden Fragen, Zweifel, Widerstände zur Kenntnis nehmen; deren Hintergründe zu verstehen suchen - und dadurch eine Vertrauensbasis aufbauen, die es wiederum möglich macht, die eigenen Anliegen nochmals zu verdeutlichen. Nur wer ein guter Sensor ist und seine Antennen am richtigen Ort ausfährt, erhält auch die Informationen, die ihm ermöglichen, in einem sozialen System sinnvoll lenkend Einfluss zu nehmen.

Jeder Vermittler hingegen "verfälscht" die Botschaft. Wer also sichergehen will, dass gerade in emotional aufgeladenen Situationen die Kommunikation gelingt, kann dies nicht delegieren. Er muss sich vielmehr die Mühe machen, selbst und unvermittelt in direkten und unmittelbaren Kontakt zu treten. Die technischen und methodischen Mittel, die uns heutzutage zur Verfügung stehen, machen dies ohne weiteres möglich.

Die lernende Organisation

Wer rastet, der rostet. Oder genauer ausgedrückt: Wer in einem turbulenten Kräftefeld nicht permanent in Bewegung ist und sich jeweils flexibel neu positioniert, wird zwangsläufig zum Spielball fremder Einflüsse. Dies gilt für Individuen, Gruppen und Organisationen gleichermaßen. Die Gewissheit, es geschafft zu haben, und eine nicht selten damit verbundene Überheblichkeit, die dazu führt, sich stolz zurückzulehnen, sind hoch riskant.

Innere Unruhe, permanenter Zweifel, laufendes Beobachten der wesentlichen Einflussgrößen ist angesagt. Stichwort "lernende Organisation". Dies aber ist leichter gesagt und getan. Im Prinzip handelt jedes System "vernünftig", wenn es versucht, mit möglichst wenig Energieaufwand auszukommen. Diese an sich sinnvolle Ökonomie ist kaum zu trennen vom Streben nach Trägheit sowie dem Streben nach schneller Bedürfnisbefriedigung. Es bedarf vielmehr großer Aufmerksamkeit und eines hohen Kraftaufwandes, um dieser natürlichen Tendenz rechtzeitig und erfolgreich entgegenzuwirken; um zu verhindern, dass die Organisation erstarrt und zum Selbstzweck degeneriert.

Menschen zu ermutigen und zu animieren, das Alte immer wieder in Frage zu stellen und sich mit Neuem auseinander zusetzen - ist zwar notwendig, reicht aber nicht aus. Denn die Summe vieler lernender Individuen ergibt noch keine lernende Organisation. Dazu bedarf es nämlich zusätzlich institutionell gesicherter Feedbackschleifen sowie einer darauf aufbauenden Reaktion, nämlich die regelmäßige Inspektion. Maschinen unterziehen wir seit jeher ganz selbstverständlich regelmäßigen Inspektions- und Wartungsintervallen. Exakt das gleiche ist notwendig, um soziale Systeme leistungsfähig zu erhalten.

Es muss deshalb zur Selbstverständlichkeit werden, die Strategie, die operativen Maßnahmen, die dafür eingerichtete Aufbau- und Ablauforganisation sowie die praktizierte Formen der Kommunikation und der Kooperation in regelmäßigen Zeitabständen daraufhin zu überprüfen, ob sie den aktuellen Anforderungen noch entsprechen. Wenn alles im Wandel begriffen ist, dann muss nicht der begründen, der etwas ändern will, sondern wer ungeprüft das einmal Vereinbarte beibehalten will. Hierfür gibt es jedoch einen einfachen Kunstgriff: Es wird nichts mehr unbefristet angelegt. Bereits zum Zeitpunkt des Inkrafttretens einer Regelung oder einer Organisation wird der Zeitpunkt festgelegt, zu dem sie automatisch außer Kraft gesetzt wird - sofern sie nicht einer neuen Prüfung standhält. Die gängige Praxis wird ganz einfach umgekehrt.

Durch die laufende Auswertung aller Informationen, die über institutionalisierte Kanäle der Kommunikation fließen, aber auch durch gezielte Befragungen im Markt, bei den Kunden wie bei den Mitarbeitern, werden der aktuelle Stand und die Entwicklungstendenzen zuverlässig erfasst. Und wenn dann an irgendeiner Front Anlass gegeben ist, kann rechtzeitig gehandelt werden. Derartige Voraussetzungen können aber auch durch ein sog. Sensorteam geschaffen werden. Im Klartext: Die Unternehmensleitung besetzt eine spezielle Task-Force mit Personen, von denen man weiß, dass sie über einen scharfen analytischen Verstand verfügen, Missverständnisse unverblümt ansprechen und die Dinge in ihrem Umfeld ungeduldig vorantreiben.

Dieses Team erhält in nebenamtlicher Funktion die Aufgabe, gezielt ins Unternehmen, in den Markt oder in bestimmte Kundenzielgruppen hineinzuhorchen und alle Informationen auszuwerten, die für die Entwicklung des

Unternehmens von Bedeutung sind. Damit das Team seinen Auftrag mit der notwendigen "Frechheit" nachkommen kann, muss es in dieser Funktion direkt der Unternehmensleitung berichtspflichtig gemacht werden. Zukunftswerkstatt Unternehmen: Ein Gefühl für wichtige Meinungstrends in der Belegschaft sowie im relevanten Umfeld des Unternehmens kann man auch in Workshops erhalten, bei denen jeweils das Gesamtsystem des Unternehmens, sowohl das interne als auch das externe, durch geeignete Teilnehmer bzw. Vertreter repräsentiert ist.

Entscheidend aber ist hierbei, in lebendiger Form die notwendigen Daten zu erheben und kreativ zu diskutieren. Dies setzt allerdings die oben beschriebene offene Kommunikationskultur voraus. Ziel muss insgesamt sein, das Unternehmen als lernendes System umzugestalten. Dazu sind Prozesse zu generieren und strukturell abzusichern, die es ermöglichen, das ganze im Prinzip vorhandene Wissen rechtzeitig und ohne Verlust als Basis für das anstehende Handeln verfügbar zu machen.

Wer verändern will, geht oft einen einsamen und steinigen Weg. Zudem kommt er mit Sicherheit ständig anderen ins Gehege ihrer Interessen und Machtansprüche. Wer sich in derart heiklem Gelände bewegt, tut gut daran, sich entsprechenden Rückhalt zu sichern. Vor allem aber gibt es hier nur eines: Gleichgesinnte suchen und sich mit ihnen verbinden - und ein eigenes Machtfeld aufbauen.

Identifikation durch gemeinsame Ziele

Konsequentes Planen verschafft Freiräume im Beruf und im Privatleben. Auch wenn viele Führungskräfte immer noch anderer Meinung sind, in dem sie behaupten, planen schränke ein und beschneide Flexibilität und Spontaneität. Vielmehr ist gerade das Gegenteil der Fall. Wichtig für den Erfolg eines Unternehmens sind vor allem klare Vereinbarungen über kurz-, mittel- und langfristige Ziele, eine offene Kommunikation mit allen Mitarbeiterinnen und Mitarbeitern sowie eine absolute Kundenorientierung durch Beziehungsmanagement und methodisches Planen. Hierbei müssen die gemeinsamen Ziele als Führungsinstrument umgesetzt werden, damit wird eine Art

Vertrauensorganisation erreicht. Vor allem braucht der Pflegedienstleiter nicht über jeden Geschäftsvorfall informiert zu werden, vielmehr sollte aber mit allen Mitarbeitern gewisse Zielvereinbarungen getroffen werden. Dementsprechend entscheidet jeder Mitarbeiter selbst, was für diese Ziele zu tun ist. Dadurch bekommen die Mitarbeiter im Unternehmen die Kompetenz, damit das Geschäft immer direkt an der Basis abgewickelt werden kann.

Dieses Vorgehen aber setzt wiederum voraus, dass alle Mitarbeiterinnen und Mitarbeiter über alle wichtigen Vorgänge innerhalb des Unternehmens informiert werden. Möglich wird dies, in dem das Unternehmen in einer Art "Informationsgesellschaft" lebt und die Informationen von oben nach unten offen und ungefiltert weitergibt. Allerdings werden gewisse strategische Dinge, die von hoher Relevanz sind, nicht sofort verbreitet. Vielmehr werden die Informationen, die kommen, durch die Pflegedienstleiter an ihre Mitarbeiter direkt weiter kommuniziert. Dadurch erreicht das Unternehmen einen durchgängig hohen Informationsstand innerhalb des Hauses.

Unternehmensziele sollten von daher immer mit den Mitarbeiterinnen und Mitarbeiter gemeinsam entwickelt werden, denn es hat keinen Sinn, wenn sich die Pflegeleitung etwas ausdenkt und dann zu jemandem sagt: "Das ist Dein Ziel". Der Mitarbeiter fühlt sich hierdurch bevormundet und denkt: "Naja, dann muss ich das wohl tun". Das Ergebnis: Der Mitarbeiter wird dieses Ziel nur widerwillig akzeptieren. Dieser Mitarbeiter identifiziert sich auch dann nicht mit den Vorgaben, wobei ja gerade die Identifikation ausschlaggebend dafür ist, dass der betreffende Mitarbeiter motiviert ist und dadurch auch sein Ziel erreicht.

Das Ziel selbst kann dabei auf vielfältiger Methode fixiert werden. So gibt es bspw. in der kaufmännischen Leitung Ziele, wie die Personalentwicklung in den kommenden Jahren aussehen soll oder wie das Unternehmen Außenstände minimieren will. Hierfür ist eine Jahreszielplanung notwendig. Dieses große Ziel muss dann anschließend auf die einzelnen Mitarbeiter heruntergebrochen werden. Das Ziel beschreibt dann, zu welchen Ergebnissen das Unternehmen diese Geschäfte machen will. Und dieses Ergebnis fließt dann letztendlich auch in die Ergebnisplanung ein. So können bspw. aus der DIN ISO-Auditierung Qualitätsziele entstehen, die dann wieder Einfluss auf das Reklamationsmanagement haben. Die Ziele betreffen also die

Qualität. Anschließend ist es Aufgabe des Unternehmens, zu kontrollieren, ob die Ziele überhaupt erreicht wurden. Als Hilfestellung bietet sich hierfür eine monatliche Abteilungsübersicht an, auf der die Führungskräfte eines Unternehmens die Produktivität ihrer Mitarbeiter feststellen können.

Eine weitere Intensität zeigt sich dadurch, dass Unternehmen großen Wert auf die Kundenzufriedenheit legen, indem jede Woche mehrere Kunden angerufen oder persönlich gefragt werden, wie zufrieden sie mit der Leistung und der Betreuung gewesen sind und ob es zu verschiedenen Dingen noch Fragen gibt. Das Ergebnis dieser kleinen Stichprobe ist für das Unternehmen ein Zufriedenheitsfaktor. Zudem bietet sich für Unternehmen auch die Möglichkeit einer groß angelegten Kundenbefragung an. Vorteil: Die Kunden bleiben nicht anonym, sondern geben sich jetzt zu erkennen.

Dabei kann die Ermittlung der Kundenzufriedenheit auch gezielt als Marketing-Instrument eingesetzt werden. Das Unternehmen baut sich hierdurch selbst oder mit Hilfe eines Unternehmensberaters ein eigenes Unternehmens-Image auf. Dadurch hat der Kunde auch über das Produkt hinaus einen Nutzen, weil er mit dem Unternehmen in einer Geschäftsbeziehung steht. Und gerade hierbei darf nicht vergessen werden: Produkte sind austauschbar, die Beziehungen nicht! Und genau das ist der Unterschied zu alten Gewohnheiten: dem Kunden immer einen höheren Nutzen zu geben als der Wettbewerber, um eine hohe Kundenloyalität zu erhalten.

Es ist nämlich sehr viel einfacher, Kunden an das Unternehmen und an das Produkt zu binden, als neue Kunden zu gewinnen; wobei dann der Aufwand ungleich größer ist. Treten dann einmal Probleme auf, dann sollte in einer solchen Situation die Kommunikation nach außen funktionieren. Das Unternehmen muss dann lernen, offen mit dem Thema umzugehen, es darf in keinem Fall bagatellisieren. Diese Einstellung muss dann aber auch mit in die Unternehmensphilosophie mit einfließen.

Für Unternehmen bedeutet dies die Pflege einer ganzheitlichen Betreuung der Kunden. Es darf weder den Service-Kunden noch den Verkaufs-Kunden geben, sondern vielmehr nur den Kunden, der vom Unternehmen gemeinschaftlich betreut wird. Der Kunde muss im Mittelpunkt des Handelns stehen - und der Träger dieser Botschaft kann und darf nur der einzelne Mitarbeiter sein.

Jeder - vom Pflegedienstleiter, über den Auszubildenden bis hin zum Verkäufer - muss sich bewusst sein, welche Rolle er innerhalb des Unternehmens inne hat. Der Mitarbeiter muss dahin geführt werden, dass er sich mit seinem Job so sehr identifiziert, dass er auch dafür mit seinem guten Namen unterschreiben kann. Beispielhaft sind innerbetriebliche Aktionen, die das Unternehmen bspw. innerhalb der reinen Dienstleistung durchführt, indem der Mitarbeiter für jede Arbeit einen Anhänger mitgeliefert bekommt, auf dem er nach Fertigstellung unterschreibt und auf dem außerdem zu lesen ist: "Ich stehe dafür mit meinem guten Namen". Insgesamt wird hierdurch eine hohe Identifikation geschaffen.

Hierdurch erübrigt sich dann auch für viele Unternehmen die oftmals so aufwendige Endkontrolle, denn der Mitarbeiter produziert die Qualität vor Ort. Er muss nicht mehr kontrolliert werden, sondern muss vielmehr in seinem Bewusstsein die Arbeit von der ersten Minute an richtig machen. Die wiederum sorgt für die nötige Eigenverantwortlichkeit und Kompetenz. Das Unternehmen darf jedoch nicht nur die Verantwortung, sondern muss vor allem die Kompetenz an die Basis weitergeben. Hierdurch entsteht die Vertrauensorganisation. Unternehmen müssen den Prozess zu mehr Eigenverantwortlichkeit anstoßen.

Diese muss dann Stück für Stück so weit heranreifen, dass der Pflegedienstleiter im positiven Sinne nur noch Controller ist. Und das bedeutet nicht, Kontrolle auszuüben, sondern vielmehr die Zielvereinbarungen mit den Mitarbeitern zu betreuen. Diese wiederum tun es mit ihren Mitarbeitern. Eigenverantwortlichkeit setzt aber auch eine gewisse Qualifikation voraus, um Aufgaben in Eigenregie erledigen zu können. Hier muss also einiges für die Weiterbildung getan werden. Hierzu gehört es, den Mitarbeitern alle (technischen) Informationen zu geben, damit ihr Basiswissen immer auf dem neuesten und höchsten Stand ist.

Unternehmen sollten aber auch darauf bedacht sein, einiges Potential in die "weichen Faktoren" zu investieren. Und hierzu zählen bspw. Persönlichkeitsentwicklung, Führungsverhalten und zwischenmenschliche Kontakte. Das Know-how erwartet der Kunde logischerweise vom Unternehmen. Denn die zwischenmenschlichen Dinge im Kundenkontakt, eben wie die Pflegekräfte mit den Kunden umgehen, bestimmen den Geschäftserfolg in der heutigen Zeit. Dadurch wird sich zwar im Unternehmen vieles verändern, da Führungskräfte nun wesentlich besser abschätzen können, wie Mitarbeiterinnen und Mitarbeiter reagieren.

Früher galt das Motto der Delegation: von oben nach unten. Mit der Umstrukturierung weckt das Unternehmen nun bei den Mitarbeitern die Eigenmotivation. Auch im Führungsstil der Führungskräfte wird sich hierdurch vieles verändern. Am Anfang muss gelernt werden, einfach auch einmal "loszulassen". Die Führungskraft muss sich davon verabschieden, in Detailkenntnissen fit zu sein; sie darf nicht mehr den Anspruch haben, alles wissen zu müssen.

Die Vorteile auf Grund des veränderten Systems sind enorm: Pflegedienstleiter und Mitarbeiter haben keine Zettelwirtschaft mehr, sie gehen souveräner mit ihrer Zeit um und haben dadurch auch mehr innere Ruhe. Denn Ziel- und Zeitmanagement bedeutet letztendlich: Nur derjenige, der auch methodisch seine Ziele angeht und niederschreibt, daran arbeitet und dann zu einer Lösung kommt, der hat auch anschließend ein beruhigendes Gefühl.

Öffentlichkeitsarbeit

Wie die Begriffe Öffentlichkeitsarbeit oder Public Relations (PR) schon zum Ausdruck bringen, umfasst dieser Bereich die Beziehungen des Unternehmens Pflegedienst zu seiner Umwelt bzw. zur gesamten Öffentlichkeit.

Spricht man von Öffentlichkeitsarbeit, dann geht es darum, positive Einstellungen gegenüber dem Pflegedienst zu erzeugen und zu festigen, wobei sich Kommunikationsinhalte weniger auf die einzelnen Dienstleistungen als vielmehr auf den Pflegedienst als Gesamtheit mit all seinen vertrauensbildenden und -erhaltenden Eigenschaften beziehen. Im Allgemeinen lassen sich der Öffentlichkeitsarbeit fünf Aufgaben zuordnen, anhand derer das Wesen dieses Kommunikationsinstruments beschrieben werden kann:

- Informationsfunktion, d. h. die Übermittlung von Informationen über den Pflegedienst an relevante Zielgruppen mit dem Ziel, eine verständnisvolle Einstellung im Hinblick auf den Dienst zu erzielen.
- Imagefunktion, d. h. den Aufbau und die Änderung einer bestimmten Vorstellung vom Pflegedienst in der allgemeinen Öffentlichkeit.
- Kommunikationsfunktion, d. h. das Zustandebringen von Kontakten zwischen dem Pflegedienst und den Zielgruppen.
- Führungsfunktion, d. h. die Beeinflussung der Öffentlichkeit im Hinblick auf die Positionierung des Dienstes am Markt.
- Existenzerhaltungsfunktion, d. h. die glaubwürdige Darstellung der Notwendigkeit des Pflegedienstes für die Öffentlichkeit.

Der Erfolg der Öffentlichkeitsarbeit hängt im wesentlichen davon ab, ob die Regeln der Public-Relations-Maßnahmen Berücksichtigung finden. Außerdem muss jede Public-Relation-Aussage der Wahrheit entsprechen, die Kontrolle ihres Inhaltes muss einkalkuliert werden. Als wichtiger Grundsatz gilt deshalb, niemals mehr zu versprechen, als man auch wirklich zu leisten vermag.

Ein weiterer wichtiger Punkt ist die Klarheit der Sprache. Es sollte einfach und verständlich formuliert werden, so dass der Empfänger die Botschaft auch versteht. Je nachdem, welche Zielgruppen angesprochen werden sollen, kann zwischen externer und interner Öffentlichkeitsarbeit unterschieden werden.

Lügen, um erfolgreich zu sein?

„Sich zu bewegen" heißt, etwas zu tun im Sinne von Agieren oder Reagieren. Genau dieses tun wir auf eine gewohnte Art und Weise, so wie es unseren Erfahrungswerten für richtig und falsch, gut und schlecht entspricht. Meistens tun wir in wiederkehrenden Situationen immer wieder das Gleiche, weil gelerntes Verhalten gespeichert ist. Dabei glauben wir an unsere jahrelangen Erfahrungen. Auch wenn wir etwas jahrelang falsch gemacht haben, so bezeichnen wir dies als Erfahrungen, an die wir glauben – ganz einfach, weil wir uns daran gewöhnt haben.

Denken wir aber für einen Moment an eine Baumscheibe. Dort sind viele Ringe zu erkennen. Jeder Lebensring dort entspricht einem Jahr der Lebenszeit eines Baumes. In einem gewissen Sinn lässt sich dies mit Erfahrungen in unserem Gehirn vergleichen. Je häufiger wir eine bestimmte Erfahrung gemacht haben, umso tiefer wird die „Einkerbung" in unserem Gehirn zu diesem Verhalten.

Eines Tages haben wir geprägte, tiefe, breite „Denkrinnen", von denen Sie getrost behaupten dürfen, dass diese „Erfahrungsgefängnisse" sein können. Denn je länger eine bestimmte Aufgabe wahrgenommen wird, um so tiefer sind die Denkrinnen und um so dicker ist die Mauer des Erfahrungsgefängnisses. Umso höher ist auch die Herausforderung bezüglich der (dauerhafter) Verhaltensänderung.

Erfahrung kann daher nur ein Tanzschritt in eine Richtung sein: vier Schritte vor, drei zurück – manchmal auch fünf Schritte zurück! Marketing muss von daher zuerst einige Basishürden überwinden, entsprechend der Psychologie-Grunderkenntnis:

- gesagt ist noch nicht gehört
- gehört ist noch nicht verstanden
- verstanden ist noch nicht einverstanden
- einverstanden ist noch nicht getan.

Daher gilt stets der Grundsatz: Qualifizieren für moderne Organisationsformen!

Qualifizieren für moderne Organisationsformen

Zunehmende Konkurrenz, sich verändernde Rahmenbedingungen und steigendes Qualitätsbewusstsein erfordern ein Umdenken der Verantwortlichen in ambulanten Pflegediensten. Pflegedienste müssen Strategien entwickeln, die ihre spezifischen Dienstleistungen zu einem Erfolgsfaktor werden lassen. Ein konsequentes Marketing, d. h. sich aktiv zu verhalten, die Marktveränderungen zu beobachten, um die eigene wirtschaftliche Marktposition zu sichern bzw. zu verbessern ist heutzutage für die häuslichen Pflegeanbieter unabdingbar.

Dennoch lässt sich immer wieder feststellen, dass die Gestaltungsspielräume des Marketings in der unternehmerischen Praxis der Pflegedienste nur partiell ausgeschöpft werden. Das Bewusstsein, sich gegenüber der Konkurrenz profilieren zu müssen, ist bei vielen Einrichtungen mehr oder minder vorhanden. Die neuen Gesetzeslagen und die wachsende Zahl von ambulanten Pflegediensten, die sich den Pflegemarkt erobern wollen, zwingt jeden Anbieter, sich mit den Strukturen des Marketings effizient auseinander zusetzen.

Die Einschätzung der Marktsituation stützt sich in der Regel nicht auf durchgeführte Untersuchungen, beispielsweise zum tatsächlichen Image bei den Zielgruppen, sondern erfolgt auch heute noch oftmals aus den praktischen Erfahrungen heraus. Entscheidungen werden somit teilweise auf der Basis unzureichender Informationen getroffen, die Orientierung am lokalen Bedarf und den Ansprüchen der Kunden ist nicht automatisch gewährleistet.

Das Leistungsspektrum umfasst in der Regel überwiegend die klassische ambulante Alten- und Krankenpflege. Das Bestreben, das Angebot über weitere Leistungsbereiche abzurunden, bleibt die Ausnahme. Hierbei ist allerdings das Risiko in Betracht zu ziehen, dass auf Grund dieser tendenziellen Einseitigkeit der Angebotsgestaltung dem Bedürfnis alter und pflegebedürftiger Menschen nach einem individuellen und selbstbestimmten Leben nicht in ausreichendem Maße nachgekommen werden kann.

Die Folge ist, dass der Pflegedienst auf die Nachfrage nicht reagieren kann, die Auslastung auf Grund eines geänderten Nachfrageverhaltens zurückgeht. Auch die Gestaltung der einzelnen Leistungsprogramme orientiert sich im Allgemeinen lediglich grob an dem Angebot der Konkurrenz, so dass insbesondere bei dem Serviceleistungsprogramm heute vieles als Standard bezeichnet werden und die Profilierung somit nur anhand einzelner, gezielter Angebote stattfinden kann.

Im Rahmen der Kommunikationspolitik wird der Schwerpunkt ausschließlich auf die externe und interne Öffentlichkeitsarbeit gelegt. Doch gerade in der ambulanten Pflege haben sich die Entwicklung eines besonderen Firmenlogos oder eine professionell gestaltete Werbung auf den Firmenfahrzeugen als denkbare Werbeträger erwiesen. Der Wiedererkennungswert dieser Möglichkeiten darf von daher niemals unterschätzt werden. Auch die interne Öffentlichkeitsarbeit konzentriert sich lediglich auf die Durchführung von Besprechungen zur Gewährleistung der informatorischen Transparenz und auf das Angebot von regelmäßigen Fortbildungsmaßnahmen.

Zudem wird der Implementierung von einheitlichen, intern und extern gerichteten Verhaltensweisen eine große Bedeutung beigemessen, wobei sich deren Umsetzung ohne eine Unternehmensphilosophie als Basis schwierig gestalten dürfte. Kooperationen, also die Möglichkeiten der Komplementierung und Vernetzung des Leistungsangebotes unter Vermeidung von hohen Investitions- und Folgekosten, und zum anderen die mögliche Reduzierung der Konkurrenzintensität, werden nur selten ihrer zukünftigen Bedeutung entsprechend vollkommen ausgenutzt.

Ursache hierfür könnten Befürchtungen sein, dass die Kooperationspartner letztendlich mehr von der Zusammenarbeit profitieren als die eigene Einrichtung. Ein besonderes Augenmerk wird allerdings auf die zeitgemäße Gestaltung des Qualitätsmanagements gelegt. Den Schwerpunkt bilden hierbei die Förderung des Internalisierungsprozesses des Qualitätsbewusstseins bei den Mitarbeitern auf der Basis des TQM-Prinzips und die Durchführung von internen Qualitätsvereinbarungen nach § 80 SGB XI.

Es ist daher zu erwarten, dass die Zertifizierung in der Zukunft an Bedeutung gewinnen wird, da mit Hilfe von „Qualitätszertifikaten" den Kunden der hohe Stellenwert der Dienstleistungsqualität verdeutlicht bzw. visualisiert werden kann. Der mit der Einführung der Pflegeversicherung eingeleitete Umbau des Pflegemarktes von einem finanziell abgesicherten, planwirtschaftlichen Versorgungsunternehmen zu einem marktwirtschaftlich und sozial unverzichtbaren Dienstleistungsunternehmen bedingt den Einzug des Marketings.

Vor der sich abzeichnenden Entwicklung des Wandels zum Nachfragermarkt und die rasch ansteigende Wettbewerbsintensität sowie des steigenden Kostendrucks erscheint es fraglich, ob sich das Unternehmen Pflegedienst ohne die Komplementierung des Marketings als eine umfassende Unternehmensphilosophie künftig als ein wirtschaftlich gesundes Unternehmen behaupten kann. Solange das Dienstleistungsangebot einer Einrichtung als bedarfsgerecht gelten kann, wird diese Einrichtung auch ausgelastet sein, vorausgesetzt, es wird kontinuierlich ermittelt, ob die Leistungen den Erwartungen des Kunden auch wirklich entsprechen oder neuen bzw. anderen

Anforderungen und Bedürfnissen angepasst werden müssen.

Um auf Bedarfsänderungen mit adäquaten Anpassungsmaßnahmen flexibel reagieren und zudem das Risiko am Markt besser streuen zu können, muss sich der klassische Pflegedienst zu einem in seinem unternehmerischen Umfeld integrierten Dienstleistungszentrum entwickeln, das nicht nur den ambulanten Versorgungsbedarf einer Region, sondern vielmehr in Kooperation mit anderen Einrichtungen professionell abdeckt.

Wenn Marketing-Wünsche in Erfüllung gehen

In dem Bestreben, die externen Zielgruppen hinsichtlich der Dienstleistungsqualität zufrieden zustellen, muss sich der Pflegedienst an der subjektiven Wahrnehmung der einzelnen Zielgruppen orientieren und damit die für diese wahrnehmbaren und verständlichen Qualitätsdimensionen beachten.

Es gilt also, das äußere Erscheinungsbild des Pflegedienstes positiv zu gestalten. Hierbei sollte ein gesteigerter Wert auf eine korrekte Dienstkleidung der Mitarbeiter gelegt werden oder ein mit dem Firmenlogo gekennzeichnetes Dienstfahrzeug sein. Dagegen sollte die Freundlichkeit der Mitarbeiter in der Öffentlichkeit eigentlich selbstverständlich sein. Mit Hilfe einer ansprechenden Broschüre kann für die gesamte Öffentlichkeit die Philosophie unter Hervorhebung von Besonderheiten verbreitet werden.

Weiterhin stellen die Hausärzte eine nicht zu vernachlässigende Rolle als Multiplikatoren dar. Hier sollte die Zusammenarbeit und Informationsweitergabe gepflegt werden. Dazu können gemeinsame Weiterbildungsveranstaltungen genutzt werden. Ein weiteres Instrument ist der Tag der offenen Tür. Hierbei ist es ratsam, rechtzeitig ein detailliertes Programm zu veröffentlichen. Bei dieser Gelegenheit können sich alle Zielgruppen ein eigenes Bild vom Pflegedienst machen.

Nur derjenige, der auch seine Stärken voll erschließt, kann Spitzenleistungen erreichen. Deshalb sind alle Stärken auf einen Punkt zu konzentrieren, denn das Leistungsprofil eines Unternehmens ist es schließlich, aus einem Kunden nicht nur einen treuen Kunden, sondern mehr daraus zu machen. Denn der Wert eines Kunden steigert sich stufenweise ganz beträchtlich.

Orientierungshilfen für das ambulante Pflegeumfeld

Die Werbung beinhaltet eine unpersönliche Form der Massenkommunikation, bei der durch den Einsatz von Werbemitteln in bezahlten Werbeträgern versucht wird, die erfolgsrelevanten Zielgruppen zu beeinflussen. Die Werbung ist daher in aller Regel auf das Ziel gerichtet, relativ kurzfristig Markterfolge zu realisieren.

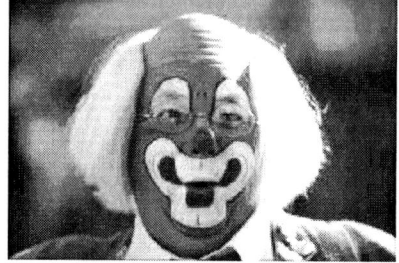

Allerdings muss bei der Gestaltung die psychologische Wirkungsweise von Werbung auf den Menschen generell beachtet werden, wie auch die bekannteste Faustregel für erfolgreiche Werbung, das so genannte AIDA-Schema zeigt:

1. Stufe: A wie „Aufmerksamkeit" (Attention). Als erstes muss die Aufmerksamkeit um jeden Preis auf das Werbemittel gelenkt werden.
2. Stufe: I wie „Interesse" (Interrest). Das tiefere Interesse ist zu wecken, um z. B. weiterzulesen.
3. Stufe: D wie „Das will ich haben" (Desire). Das Gefühl wird angesprochen. Hierbei sind emotionale Gesichtspunkte ausschlaggebend, der Kunde will sich bei diesem Pflegedienst in guten Händen wissen.
4. Stufe: A wie „Aktion" (Action). Es muss erreicht werden, dass der potentielle Kunde mit dem Pflegedienst Kontakt aufnimmt.

Als Werbemittel kommen deshalb für den Pflegedienst insbesondere Anzeigen oder Annoncen in den Tageszeitungen, Wochenblättern oder aber auch Plakate oder Prospekte in Frage, die beispielsweise in Arztpraxen ihre Wirkung erzielen können.

Das Soziosponsoring beinhaltet die Verbesserung der Aufgabenerfüllung im sozialen Bereich durch die Bereitstellung von Geld, Sachmitteln oder Dienstleistungen durch Unternehmen, die damit auch Wirkungen für ihre Unternehmenskultur und -kommunikation anstreben. Auf der Basis von

Leistung und Gegenleistung gewährt der Sponsor Fördermittel und erhält dafür von Seiten des Gesponserten die Möglichkeit zur Werbung in eigener Sache. Diese Möglichkeit ist allerdings für einen ambulanten Dienst schwer durchführbar, da die Werbeträger sehr eingeschränkt sind.

Für die Umsetzung des Qualitätsmanagement im Pflegedienst sollten die Stelle des Qualitätsbeauftragten, das Qualitätsmanagementhandbuch und Qualitätszirkel als unterstützende Instrumente Anwendung finden, um zum einen eine kontinuierliche Dienstleistungsqualität zu gewährleisten und damit die Kunden zufrieden zustellen und zum anderen den gesetzlichen Anforderungen umfassend nachkommen zu können. Hier wird davon ausgegangen, das aktives Qualitätsmanagement nicht mit einer Zertifizierung z. B. nach der ISO-Normenreihe 9000 gleichgesetzt werden kann. Der Ausweis einer ISO-Zertifizierung dient somit mehr oder weniger der Dokumentation nach außen, um dem Kunden ein gewisses Qualitätsniveau nachzuweisen, bevor dieser die Dienstleistung in Anspruch nimmt.

Die Schaffung einer Stelle des „Qualitätsbeauftragten" wird als eine wichtige Voraussetzung für ein effektives Qualitätsmanagement angesehen. Qualitätsbeauftragte entlasten Führungskräfte vor allem in fachlicher Hinsicht. Zu ihrem Bereich gehört in der Regel die Vorbereitung und Begleitung der Entwicklung, Überarbeitung und Einführung von Standards, die fortlaufende Beurteilung des Qualitätsmanagementsystems sowie der Aufbau und die Pflege des Handbuches. Weiterhin vertreten sie die Einrichtung in allen Qualitätsbelangen nach außen, koordinieren und moderieren intern die Arbeit der Qualitätszirkel und verfolgen die Umsetzung der Verbesserungsvorschläge in die Praxis.

Das Qualitätsmanagementhandbuch stellt eine Sammlung aller Dokumente dar, die die Entwicklung, Ausführung und Verbesserung der gesamten Dienstleistungen des Pflegedienstes betreffen. Es spiegelt die Unternehmensphilosophie sowie die Absichten und Maßnahmen zur Sicherung und Verbesserung der Dienstleistungsqualität wider. Hier werden auch Regelungen über Verantwortungsbereiche und Zuständigkeiten, sowie organisatorische Verfahren und Anweisungen dokumentiert.

Qualitätszirkel sind durch die Leitung des Pflegedienstes institutionalisierte, auf Dauer angelegte Arbeitsgruppen, in denen sich Mitarbeiter mit einer gemeinsamen Erfahrungsgrundlage in einem festgelegten Rhythmus auf freiwilliger Basis während der Arbeitszeit treffen. Diese Mitarbeiter analysieren Fragen sowie Abläufe aus ihrem Arbeitsbereich, hinterfragen Qualitätsstandards und erarbeiten gemeinsam unter Anleitung eines geschulten Moderators Lösungs- und Verbesserungsvorschläge. Die Qualitätszirkel sind in das Qualitätsmanagementsystem fest eingebunden. Die diskutierten Probleme dienen als Impuls für ein gemeinsames, qualitätsorientiertes Handeln. Die Einrichtung selbst profitiert vom vorhandenen Mitarbeiter-Know-how. Auf diese Weise können Probleme beseitigt werden. Dies wiederum hat zur Folge, dass nicht nur durch eine effektivere Organisation von Arbeitsabläufen als Ergebnis der Qualitätszirkelarbeit Kosten reduziert werden können, sondern auch die Zufriedenheit der Kunden positiv beeinflusst werden kann.

Außerdem ist eine Zunahme der Identifikation der Mitarbeiter mit der Einrichtung zu erwarten, da die Mitarbeiter in der Regel hinter den Ergebnissen ihrer Arbeitsgruppe stehen und somit auch ein Interesse an der Umsetzung der Verbesserungsvorschläge haben.

Der Pflegedienst im Internet

Das Internet ist in aller Munde. Doch welche konkreten Erfahrungen haben ambulante Pflegedienste bisher mit diesem Medium gemacht? Viele Einrichtungen sind bereits seit ein bis zwei Jahren im Internet vertreten. Größtenteils herrscht noch Pionierstimmung unter denen, die sich als erste ins World Wide Web gewagt haben. Rund die Hälfte aller Betriebe hat die Seiten entweder selbst gemacht oder durch Freunde bzw. Bekannte gestalten lassen.

Nur wenige Pflegedienste nehmen professionelle Hilfe in Anspruch. Als Hauptgründe für eine Präsenz im Internet werden Kundenorientierung, Marketing und bessere Kommunikation angegeben. Allerdings sind die Gründe noch sehr unspezifisch. Nur die wenigsten Dienste sind der Meinung, gezielt in der Zeitung mit der Internet-Adresse zu werben, um damit den Interessenten zu ermöglichen, das komplette Angebot des Dienstes anonym betrachten zu können.

Insgesamt ist die Zahl der Kontakte über das Internet bei den meisten Einrichtungen noch überaus gering, auch beim Blick in die Zukunft sind die Einrichtungen größtenteils optimistisch und glaubt auch nicht daran, dass sich eine Internet-Präsenz für sie einmal rechnen wird. Unternehmen, die im Internet präsent sind, aktualisieren die Seiten ihrer Dienste zumeist monatlich bis zweimonatlich. Nur die wenigsten Einrichtungen bringen das Internet-Angebot täglich auf den neuesten Stand.

Die Aktualisierungen erledigen in den meisten Fällen die Pflegemanager in den Betrieben selbst, nur wenige beauftragen eine Agentur. Auf Mail-Anfragen antworten auch nur die wenigsten angeschriebenen Dienste, ein Teil der eMail-Anfragen kommt sogar als unzustellbar zurück. Dann sind natürlich auch Kontakte seitens der Kunden unmöglich.

Pflegebörse: Neuer Münchner Info-Service immer gefragter

Das Service-Angebot hat sich vor allem im Internet bewährt: Der Start der Münchner Pflegebörse. Inzwischen kann die vom Stadtrat gewollte Schaltstelle zur Information von Bürgern, Angehörigen, Beratungsstellen und Gesundheitseinrichtungen über freie Pflegeplätze, stationäre und ambulante Pflegeeinrichtungen in der bayerischen Landeshauptstadt auf erste Erfolge verweisen: Im Durchschnitt verlangen 53 Interessierte via Internet Auskünfte, während 20 Neugierige täglich per Telefon/Fax-Abruf die Pflegebörse nutzen.

Hauptsächlich im Interesse von betroffenen Bürgern und Angehörigen, denen die mühsame und langwierige Suche nach einem geeigneten Pflegeplatz erleichtern sollte, war die Münchner Pflegebörse Schritt für Schritt vom Sozialreferat der Stadt gemeinsam mit regionalen Heimträgern und Pflegeanbietern geplant worden. Im Sozialreferat wurden zunächst bei der „Beratungsstelle für ältere Menschen und ihre Angehörige" ein automatischer Faxabruf und eine automatische Telefonansage zu freien Pflegeplätzen eingerichtet.

Zudem entstand die Webseite www.muenchner-pflegeboerse.bissnet.de mit der nötigen Datenbank, was die bissnet ag übernahm und stetig aktualisiert. Mit Hilfe des Callcenters, ihrer Konzernmutter Image Unternehmensberatung AG und der Kommunikationsagentur Diseno garantierte dieser externe Dienstleister in der eiligen Aufbauphase einen umfassenden Service. Eingabe, Verarbeitung und Ausgabe von Angebotsinformationen klärte ein Projektteam.

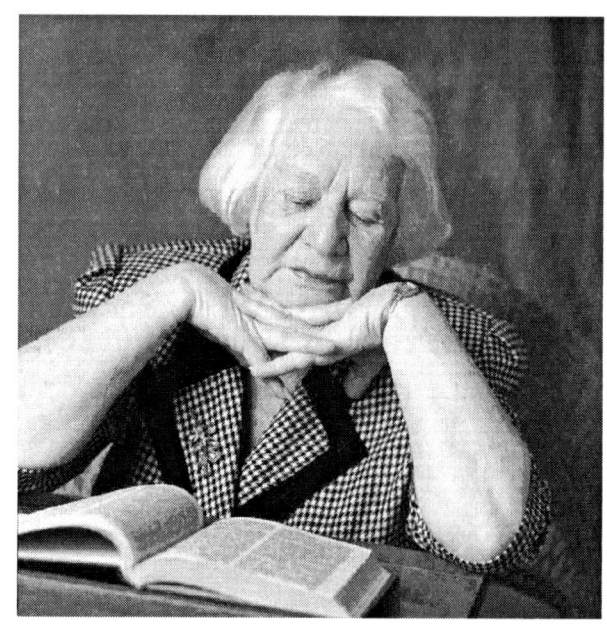

Fortan nahm das Image Call-Center täglich vormittags Meldungen über freie Pflegeplatz-Kapazitäten per Faxvordruck, E-Mail oder Telefonat entgegen. Verarbeitet wandert das Ganze in die Datenbank der Pflegebörse, die bei jedem registrierten Anbieter hinterlegt ist. Daraus wird der aktuelle Verfügbarkeitsreport erstellt, der bis Mittag die Pflegebörse erreicht, wo Faxabruf und telefonische Bandansage aktualisiert werden. Schon bald sollen Anbieter ihre Daten direkt aktualisieren können.

Die Pflegebörse selbst bietet als regionaler Marktplatz dem ambulanten Pflegedienst die Möglichkeit, auf deren Webseite die Einrichtung darzustellen. Und zwar mit allen spezifischen Qualitäten, mit Leitbild und mit Preisangaben.

Die wesentlichen Merkmale der Münchener Pflegebörse, die vom Trägerverein für regionale soziale Arbeit e.V. geführt wird:

- Über freie Pflegeplatz-Kapazitäten wird tagesaktuell informiert, die stückgenaue Anzahl aber nicht genannt
- Da die Autonomie der anbietenden Einrichtung bei der Entscheidung zur Aufnahme einzelner Pflegebedürftiger erhalten bleiben muss, dient die Pflegebörse nicht der zentralen Belegung freier Pflegeplätze
- Zur frühzeitigen Abstimmung zwischen Angebot und Nachfrage gibt es die Möglichkeit, zusätzliche Informationen über freie Pflegeplätze erfassen zu lassen, etwa Einzel- oder Doppelzimmer, Platz für einen Mann oder eine Frau bzw. Platz im gerontopsychiatrischen Pflegebereich. Denn je detaillierter die erfassten Informationen zu Angebot und Nachfrage sind, desto effektiver können Kundenbedarf und vorhandene Kapazitäten aufeinander abgestimmt werden. Weiterer Vorteil: Die Einrichtungen sparen Aufwand bei der Beantwortung hochspezifischer Anfragen.
- Die Pflegebörse bietet Chancen, Informationen für die kommunale Bedarfsplanung bzw. unternehmerische Investitionsentscheidungen zu sammeln. Sie gibt Aufschlüsse über das verfügbare Angebot an Pflegeplätzen in einem bestimmten Zeitraum und macht deutlich, welche Nachfrage an Pflegeplätzen insgesamt bzw. für bestimmte Nachfragegruppen wie demenzkranke Ältere besteht. Defizite an Pflegeplätzen zu bestimmten Zeiten oder in welchen Teilbereichen werden so erkennbar.
- Die Pflegebörse bietet auch die Funktion eines regionalen Marktplatzes für soziale Dienstleistungen. Auf der Webseite der Pflegebörse haben Träger und Einrichtungen die Chance, sich mit spezifischen Qualitäten und Versorgungsmöglichkeiten, mit Leitbild, Preisangaben etc. darzustellen.
- Auch professionelle Nachfragende wie Beratungsstellen oder Krankenhaussozialdienste nutzen die Pflegebörse für ihre Arbeit.

Kundenorientierte Qualität – TÜV-Plakette für die ambulante Pflege

Das Prüfverfahren der TÜV Rheinland Gruppe für ambulante Pflegedienste zielt schwerpunktmäßig darauf ab, die Kundenorientierung von Pflegediensten zu bewerten. Dabei orientiert sich das Verfahren an den Leitwerten „Achtung der Würde und Selbstbestimmung der Kranken, Hilfebedürftigen und Pflegebedürftigen. "

Im Einzelnen wird angestrebt, die Transparenz gegenüber den Kunden und ihren Angehörigen zu erhöhen und ambulante Pflegedienste bei der Weiterentwicklung der Qualität ihrer Einrichtung zu unterstützen. In Anlehnung an den Sozialwissenschaftler Donabedian wird hierbei zwischen Struktur-, Prozess- und Ergebnisqualität unterschieden. Unter Strukturqualität sind die Rahmenbedingungen zu verstehen, die für eine kundenorientierte Durchführung der angebotenen Leistungen grundlegend sind. Hierunter fallen zum einen die Infrastruktur/Ausstattung des ambulanten Dienstes sowie die Ausbildung des Personals und zum anderen die Personalauswahl und Mitarbeiterentwicklung als Elemente des Qualitätssicherungssystems.

Die Prozessqualität bezieht sich auf die kundenorientierte Durchführung der angebotenen Leistungen. Hierbei werden die Dimensionen Information, Verlässlichkeit und individuelle Auswahl unterschieden. Die Qualitätssicherungselemente umfassen Korrekturmaßnahmen sowie interne und externe Maßnahmen zur Aufrechterhaltung und Weiterentwicklung der Qualität. Unter Ergebnisqualität wird die Erfüllung kundenorientierter Leistungsziele sowie die Sicherstellung und kontinuierliche Verbesserung der Qualität verstanden. Im Folgenden werden die Qualitätsanforderungen, gegliedert nach den vorgestellten Bewertungsdimensionen, dargelegt. Die Qualitätssicherungselemente sind den entsprechenden Bewertungsdimensionen zugeordnet.

Infrastruktur/Ausstattung

- Der ambulante Pflegedienst verfügt über Geschäftsräume, die unter Vermeidung längerer Fußwege erreichbar sind.
- Der ambulante Dienst arbeitet mit effizienten technischen Hilfsmitteln.
- Die sachlichen Mittel, die zur Leistungserbringung erforderlich sind, werden vorgehalten.

Personal

- Das Personal ist fachlich qualifiziert.
- Das Personal ist für kundenorientierte Qualität sensibilisiert und motiviert, die Kunden ihren Bedürfnissen entsprechend zu unterstützen (z. B. Leitbild, Stellenbeschreibungen).
- Bei der Auswahl neuer Mitarbeiter werden kundenorientierte Merkmale berücksichtigt.
- Neue Mitarbeiter werden eingearbeitet.
- Die Leitung des Pflegedienstes und die Beschäftigten nehmen regelmäßig an dokumentierter berufsbegleitender Fort- und Weiterbildung teil.

Information

- Der ambulante Dienst und sein Leistungsangebot werden schriftlich vorgestellt.
- Interessenten werden umfassend und sachgerecht über die angebotenen Leistungen des ambulanten Dienstes und die Kosten der Leistungen informiert.
- Bei Vertragsänderungen ist eine rechtzeitige Information des Kunden sichergestellt.
- Der Kommunikationsteil ist durch Freundlichkeit und Respekt geprägt.
- Anregungen und Beschwerden werden ernst genommen und als Chance für eine Qualitätsverbesserung wahrgenommen (Korrekturmaßnahmen).

Verlässlichkeit

- Der ambulante Pflegedienst gewährleistet eine ganzheitliche Betreuung durch eigene Leistungsangebote und Kooperationen mit entsprechenden

Einrichtungen (Grundpflege, Behandlungspflege, hauswirtschaftliche Versorgung; Beratung bei der Anpassung des Wohnumfeldes; Förderung pflegender Angehöriger; Sterbebegleitung, Information/Organisation ergänzender Dienste; Überleitungssystem zur Sicherstellung der Kooperation mit stationären Einrichtungen).

- Der ambulante Dienst ist rund um die Uhr erreichbar.
- Eine konstante Versorgung der Kunden mit Pflegeleistungen ist gewährleistet.
- Art und Umfang der Leistungen sowie Kündigungsmodalitäten sind in einem Pflegevertrag dokumentiert.
- Die Rechnungen und das Abrechnungsverfahren sind transparent gestaltet.
- Für Geschenke, die Kranke, Hilfe- und Pflegebedürftige der Einrichtung und Mitarbeitern machen wollen, bestehen Regelungen, die allen Beteiligten bekannt sind.
- Informationen über die Kunden werden vertraulich behandelt.
- Die angebotenen Leistungen werden fachlich kompetent geführt.
- Die Leistungen werden zu der vereinbarten Uhrzeit erbracht.
- Es bestehen interne und externe Maßnahmen zur Aufrechterhaltung, Sicherung und Weiterentwicklung kundenorientierter Qualität (z. B. Qualitätszirkel, Mitarbeit bei regionaler Qualitätskonferenz).
- Pflegebedürftige und ihre Angehörigen werden in die Pflegeplanung (Spektrum der Leistungserbringung) miteinbezogen.
- Die Terminabsprache (Tage, Uhrzeit) richtet sich nach den Wünschen und Bedürfnissen der Kranken, Hilfe- und Pflegebedürftigen sowie ihrer Angehörigen.
- Nach Möglichkeit wird der Hilfs- bzw. Pflegebedürftige immer von denselben Kräften betreut (Kontinuität der Pflege).
- Die Kranken, Hilfe- und Pflegebedürftigen können mitentscheiden, von wem sie betreut werden möchten.

Bei den Qualitätsanforderungen (Prüfelementen) wird zwischen Mindestanforderungen (M) und Zusatzkriterien (Z) unterschieden. Die Mindestanforderungen sind aus bestehenden Gesetzen, Verordnungen und Vereinbarungen abgeleitet. Bei den Zusatzkriterien handelt es sich um Qualitätsmerkmale, die sich auf darüber hinausgehende Kundenerwartungen sowie den Stand der fachlichen Diskussionen im Pflegebereich und im Bereich des Qualitätsmanagements beziehen.

Infrastruktur, Ausstattung
Geschäftsräume (M), Technische Hilfsmittel (Z), Sächliche Hilfsmittel (M)

Personal
Fachliche Qualifikation (M), Motivation kundenorientierte Qualität (Z), Auswahl und Einarbeitung Mitarbeiter (Z), Fort-/Weiterbildung (M)

Information
Darstellung des Dienstes (M), Information Leistungen/Kosten sowie Vertragsänderung (Z), Kommunikationsstil (Z), Korrekturmaßnahmen (M/Z)

Verlässlichkeit
Ganzheitliche Betreuung (M), Erreichbarkeit (M), Konstante Versorgung (M), Pflegevertrag (M), Transparenz der Rechnungen (Z), Regelung über Geschenke (Z), Vertraulichkeit (M), Kompetente Leistungserbringung (M), Pünktlichkeit (Z), Sicherung/Weiterentwicklung der Qualität (M)

Individuelle Auswahl
Einbeziehung Pflegeplanung (M), Terminabsprache (Tage, Uhrzeit) (Z), Betreuung durch wenige Kräfte (M), Wahl der Pflegekräfte (Z).

Wiederkehrende Prüfungen zur Aufrechterhaltung des Zertifikats
Nach spätestens 18 Monaten erfolgt eine Nachprüfung (Bericht an den Auftraggeber, Zertifikatsbestätigung). Wiederholungsprüfung nach dem 3. Jahr (Bericht an den Auftraggeber, Zertifikatsverlängerung).

Ablaufdiagramm einer TÜV-Prüfung

1. Vorbereitung
- Vorinformation von Interessenten/innen
- Auswertung der vom Pflegedienst vorgelegten Dokumente

2. Überprüfung der Einrichtung vor Ort

- Besichtigung der Einrichtung anhand von Checklisten
- Analyse von Dokumenten
- Interviews mit dem Leitungsteam
- Befragung der Mitarbeiter/innen
- Befragung von Kunden/innen und pflegenden Angehörigen
- Auswertung mit dem Team

3. Auswertung

- Erstellung eines ausführlichen Prüfberichts
- Empfehlungen/Hinweise
- Nachaudit bei grundlegenden Defiziten

4. Übergabe des Zertifikats

- Optional: Zertifikatsübergabe im Rahmen einer Pressekonferenz

5. Wiederkehrende Prüfungen zur Aufrechterhaltung des Zertifikats

- nach spätestens 18 Monaten
- Wiederholungsprüfungen nach 36 Monaten

Ausgehend von den Leitwerten Achtung der Würde und Selbstbestimmung der Hilfe- und Pflegebedürftigen wird ein Verfahren zur Prüfung des ambulanten Pflegedienstes angeboten, das sich auf die Bewertungsgruppen

- Infrastruktur und Ausstattung
- Qualifikation des Personals
- Verlässlichkeit der Pflegeleistung
- kundenorientierte Pflege

bezieht. Die qualitätsgerechten Leistungen des Dienstes und das Urteil der Pflegebedürftigen beziehungsweise ihrer Angehörigen sind Voraussetzung für die Erteilung des Prüfsiegels. Daher spielt neben der Prüfung der Einrichtung von der Befragung der Pflegekräfte auch die Einschätzung seitens der Pflegebedürftigen eine wichtige Rolle.

Anschließend erfolgt eine Auswertung mit dem Pflegeteam. Zum Abschluss des Verfahrens beschreibt ein ausführlicher Prüfbericht (gegebenenfalls mit Empfehlungen) die Resultate der TÜV-Prüfung. Pflegedienste, die die Anforderungen der Prüfkriterien erfüllen, erhalten das Zertifikat. Bestandteil des Zertifikats ist das Prüfsiegel.

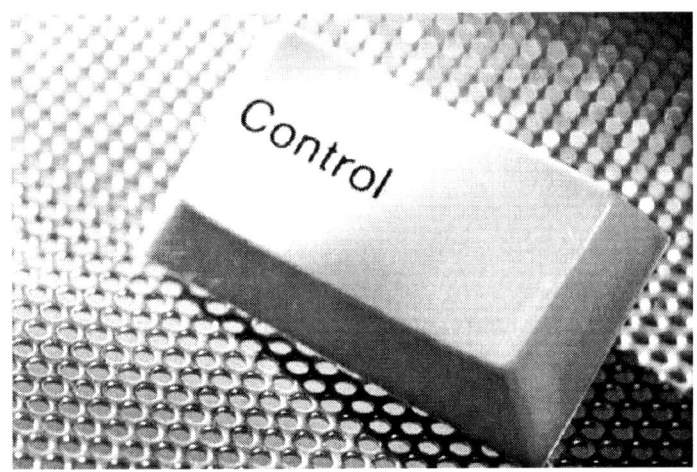

Der Nutzen für die Einrichtung:

- Optimierung der Pflegeorganisation und Abläufe
- Transparenz der Pflegeleistung gegenüber Pflegebedürftigen und deren Angehörigen
- Entscheidungs- und Orientierungshilfe für die Pflegebedürftigen und deren Angehörigen bei der Auswahl des Dienstes
- Mitarbeiter-Motivation

Angebote für die Begutachtung des Pflegedienstes bzw. der Sozialstation: TÜV Anlagentechnik, Fachbereich Managementsysteme, Meistersingerweg 9, 225559 Hamburg, Tel.: 040/817991, E-Mail: pflegequalitaet@gmx.de

Zusammenfassender Überblick

Das Bewertungsverfahren der TÜV Rheinland Gruppe wurde bislang in den Bundesländern Baden-Württemberg, Nordrhein-Westfalen, Niedersachsen, Hessen, Hamburg, Bremen, Berlin und Sachsen erfolgreich eingesetzt. Es wurden sowohl private ambulante Pflegedienste als auch Sozialstationen (Arbeiterwohlfahrt, Caritas, Diakonie) überprüft. Weiterhin hat sich das Bewertungsverfahren bei kleineren Einrichtungen mit bis zu vier Vollzeitkräften wie großen ambulanten Pflegediensten mit über 100 qualifizierten Mitarbeitern bewährt.

Die Gründe von ambulanten Pflegediensten, sich einer unabhängigen, externen Bewertung zu stellen, beziehen sich vor allem auf folgende drei Bereiche:

- Zum einen sind Pflegedienste daran interessiert, von einer neutralen Stelle eine Rückmeldung über den Stand der Qualität ihrer Arbeit sowie Anregungen für ihre zukünftige Arbeit zu erhalten.
- Weiterhin erwarten die Leitungsteams und die Träger der Einrichtungen durch die Verleihung des Zertifikats einen Motivationsschub bei den Mitarbeitern.
- Nicht zuletzt wollen die geprüften Pflegedienste auch nach außen hin zeigen, dass sie eine seriöse, kundenorientierte Einrichtung sind und ein verlässlicher Partner von Kranken, Hilfe- und Pflegebedürftigen.

Über die Presse können den jeweiligen Zielgruppen dann auf direktem Weg Informationen übermittelt werden. Die Pressearbeit bietet dem Pflegedienst die Möglichkeit, Informationen (z. B. Zertifizierung) über den Pflegedienst in möglichst positiver Form unentgeltlich und für ein relativ großes Publikum zu verbreiten. Eine Möglichkeit der Platzierung von Nachrichten besteht in der Form der Pressemitteilung an die örtliche Tagespresse. Dies können Mitteilungen über ein Sommerfest, eine Zertifizierung oder eine besondere Fortbildung sein.

Interne Öffentlichkeitsarbeit – Personal-marketing in ambulanten Pflegediensten

Die interne Öffentlichkeitsarbeit ist auf die Mitarbeiter ausgerichtet. Das Ziel ist es hier, eine Identifizierung der Mitarbeiter mit der Unternehmensphilosophie und eine optimale Zufriedenheit am Arbeitsplatz, verbunden mit einer Motivationssteigerung zu erreichen.

Betrachten Sie bitte alles, was Sie auf den nun folgenden Seiten lesen werden, als ganz persönliche Angelegenheit. Es geht nämlich zuerst einmal um Sie, und Sie sollen durch das, was Sie lesen, profitieren. Denn es handelt sich hierbei keinesfalls um sog. „How-to-do-Tipps", die nach starren Management-by-Methoden (d. h. verschiedene Methoden des Führungs- bzw. Organisationsaufbaus) aufgebaut sind. Es stellt auch keine Regeln zum Brechen von Regeln auf, sondern beruht vielmehr auf dem Grundsatz: Jede Unternehmung ist ein „Kunstwerk", das sich durch seine Einzigartigkeit auszeichnet. Genau so wie jeder Pflegedienstleiter als Führungskraft.

Mehr Spielraum, weniger Vorschriften

Dieses Kapitel will deshalb nichts „Einmaliges" kreieren, sondern bringt anzuwendende Verbesserungsvorschläge zu den ständig als Heilslehren angepriesenen „Erfolgskonzepten", die sich in der Praxis leider nur allzu oft als Luftschlösser erweisen. Zudem wird Ihnen gewiss aufgefallen sein, dass während der vergangenen Jahre sehr oft von Selbstverwirklichung die Rede war.

Dabei hat aber mancher vergessen, dass Selbstverwirklichung auch sehr eng mit einer gewissen Selbstkontrolle verbunden ist. Andererseits ist es aber auch nicht ganz einfach, eine wirksame Selbstkontrolle auszuüben, denn dazu gehört zum einen das Erkennen der eigenen Persönlichkeit sowie deren Schwächen, zum anderen eine Steigerung der eigenen Kritikfähigkeit, um auf diese Weise das eigene Fehlverhalten zu erkennen und zu korrigieren.

Der erste Schritt zur Pflegedienstkarriere liegt somit in der objektiven Selbstbeurteilung. Ohne Substanz ist jedoch kein Anspruch möglich, denn mit Charakter, Leistungsfähigkeit, Einsatz sowie Ansprüche an das eigene Verhalten, nicht zuletzt Verlässlichkeit und Treue, sollte die Elite den Durchschnitt überragen. Dies alles weist darauf hin, dass es zuerst einmal darum geht, die eigene Führung zu verbessern, wenn man Erfolge verbuchen will.

Dies bedeutet aber auch den Einsatz und die Entwicklung persönlicher Stärken. Denn Führen heißt nicht nur befehlen. Führen heißt auch betreuen, leiten, motivieren, sich wirklich Mühe geben. Denn jeder Augenblick, den ein Pflegedienstleiter seinen Mitarbeitern und seinen Kunden widmet, ist gewinnbringend angelegt.

Führung ist Vorbild. Nichts spornt die Mitarbeiter so an wie

- zielbewusstes Handeln
- Mut und Zivilcourage, auch „nach oben",
- Ideenreichtum, Initiative und
- Achtung vor der Persönlichkeit eines jeden Mitarbeiters, eines jeden Kunden als Pflegebedürftigen.

Wer diesen Maximen folgt, wird auch überzeugen können. Und aus der eigenen Überzeugungskraft resultiert dann auch ein natürliches Durchsetzungsvermögen, das nicht auf Titel und Rangordnung angewiesen ist. Dagegen ist eine mangelhafte Kommunikation einer der weit verbreiteten Störfaktoren im Betriebsgeschehen. Deutliche Anzeichen für eine misslungene Kommunikation zwischen Mitarbeitern in der Einrichtung sind

- die Unzufriedenheit mit der eigenen Situation
- Intrigen zwischen den Betriebsangehörigen
- unausgesprochener Ärger
- eine hämische Fehlersuche
- sowie Unklarheiten in den Beziehungen.

Kommunikation muss von oben nach unten und von unten nach oben führen, mit möglichst vielen Querverbindungen, mit klaren, unmissverständlichen Aussagen sowie einer merkbaren Resonanz. Die Aufmerksamkeit ist dabei auf die Informationen zu lenken, die für die Arbeit relevant sind:

- an relevante Vorkenntnisse erinnern
- auf mögliche Lösungen hinweisen
- Teillösungen vorgeben

Wer mit seinen Mitarbeitern spricht, sollte deshalb vor allem auch zuhören können und sollte nicht darauf aus sein, Einwände einfach vom Tisch zu wischen. Denn gerade Einwände sind es, die anzeigen, wo es noch an Informationen mangelt. Ziel dieses Werkes soll es von daher sein:

- Fähigkeiten bewusst zu machen,
- Eigeninitiative zu wecken,
- Wissen und Können zu vertiefen.

Im Mittelpunkt stehen dabei die praktischen Seiten des Alltags- und Geschäftslebens. Hier gilt es, seine Chancen zu suchen, Ziele zu setzen und Wege zu finden, die zu diesen Zielen führen.

Missverstandene Führung - in vielen Pflegebereichen herrscht noch immer ein totales Chaos. Erfolg entsteht jedoch durch Führungsqualität. Hierbei ergibt sich Führung nicht nur aus fachlicher Kompetenz, zur Führung gehören vielmehr Eigenschaften, die mit der Persönlichkeit des Führenden zu tun haben. Zur Führung gehört Persönlichkeit. Die fachliche Befähigung kommt hingegen erst dann zum Tragen, wenn z. B. mit ihr der Blick für das Wesentliche, kritische Urteilskraft, methodische Befähigung, Standfestigkeit sowie Belastbarkeit verbunden sind.

Zwei sehr wichtige Führungsfaktoren sind hierbei „Wissen und Verstehen". Theoretisches Wissen allein genügt nicht, vielmehr muss die Fähigkeit „gelernt" werden, dieses auch umzusetzen. Von daher lohnt es sich immer - ob praktisch oder theoretisch - sein Führungswissen zu vervollkommnen, wenn man durch Führungsqualität zu Erfolgen kommen will. Sorgen Sie von daher für eine optimale Gestaltung der Führungskräfte-Mitarbeiter-Beziehungen im Rahmen der Personalführung - denn es geht auch anders!

Definition

Führung, Begeisterung, eine positive Grundstimmung sowie ein positives Lebenskonzept: Das sind die markantesten Kennzeichen von Leadership (d. h. Führungstechnik auf hohem Niveau). Dennoch: Leadership darf nicht als Technik verstanden werden, es hat vielmehr mit der Entwicklung der Persönlichkeit zu tun. Ein Pflegedienstleiter als Führungskraft muss stets wissen, welche Wirkungen von ihm ausgehen. Er muss erkennen, welche Konsequenzen seine Wirkung erzeugt und inwieweit die Wirkung, die von ihm ausgeht, auch zu einer Leistungsentfachung bzw. zu einer Demotivation führt. Stets nach dem Motiv: „Nicht nur die Dinge richtig tun - sondern auch die richtigen Dinge tun".

Bedeutung

Wandel - eine Konstante unserer Zeit, in der sich ständig etwas bewegt und entwickelt. Und das gilt auch für das Personalwesen in ambulanten Pflegediensten und die dafür zuständigen Personalverantwortlichen. Jeder Arbeitsvorgang im Qualitätsmanagement ist ein Teil eines Prozesses. Prozesse wiederum erfordern von jedem das Denken in Zusammenhängen, das Erkennen von Verknüpfungen sowie das Berücksichtigen des geforderten Endergebnisses.

Nur wenn dies auch konsequent realisiert wird, können auch Ideen und Innovationen effizient und kostenoptimiert umgesetzt werden. Dies wiederum setzt jedoch voraus, dass eine Pflegedienstleitung auch stets hinter seiner Absicht stehen muss - in dem er nämlich andere befähigt, gute Arbeit zu leisten.

Zielsetzung

Gute Arbeit - das bedeutet Coaching (d. h. Führen durch optimale Führungskräfte-Mitarbeiter-Beziehungen) - die Fähigkeit und Fertigkeit, im Alten- wie im Pflegedienst eine leistungsorientierte Entwicklung in den Bereichen

Einstellung und Verhalten in Gang zu setzen - ein bewusster und sensibler Umgang mit der Anerkennung. Von daher stellt gerade die Lösung innerer Konflikte eine wesentliche Anforderung an den charismatischen Pflegedienstleiter dar.

Nur derjenige, der auch in engem Kontakt zu einer tieferen Ebene seiner selbst steht, ist auch langfristig dazu in der Lage, andere zu inspirieren. Nur derjenige, der auch seine größten Stärken kennt, kann sie auch ausbauen, sie ganz bewusst einsetzen. Und wer zudem auch noch seine größten Schwächen kennt, der kann zumindest lernen, damit umzugehen.

Ziel ist es, als Pflegedienstleiter nicht perfekt sein zu wollen, sondern zu lernen, zu differenzieren (wo Stärken und Schwächen sind), zu lernen, diese Stärken zu entwickeln und die Schwächen zu kompensieren. Denn vor allem die sog. Glaubensgrundsätze als die eigenen Vorstellungen über das, was geht und was nicht, sind letztendlich dafür verantwortlich, dass viele gute Ideen bei Mitarbeitern und Patienten nicht umgesetzt werden (können).

Zielgruppen

So wie „Mona Lisa" zu einem der wertvollsten Gemälde wurde, als irgendwelche Menschen dieses Bild einzigartig bewerteten, genau so werden auch die Aufgaben und Leistungen der Mitarbeiter durch die Bewertung des Pflegebedürftigen wertvoll. Und genau diese Bewertung stellt nicht nur für die Mitarbeiter, sondern auch für die Pflegedienstleiter eine entscheidende Basis ihres Selbstwertes dar. Doch genau dieses „Phänomen" wird leider viel zu oft verkannt.

Beim Thema Leadership geht es immer um die Entfaltung einer echten Wirkung - einer Stahlkraft, die von Menschen ausgeht, wiederum aber von Mensch zu Mensch unterschiedlich ausfällt. Sie kann von daher laut oder leise sein, aber: sie wird auf jeden Fall eine Wirkung auf das Vorhaben von anderen Menschen haben. Und so wird letztlich auch jeder Mensch in unterschiedlichem Maße dazu in der Lage sein, eine derartige Wirkung zu entfalten.

Strategie

Der Pflegedienstleiter als Vorgesetzter muss in der Lage sein, sich innerlich zu verfestigen, er muss für die Mitarbeiter und die Pflegebedürftigen kalkulierbar werden und hierbei auch eine gewisse emotionale Distanz zu seinen gefühlsmäßigen Reaktionen entwickeln. Vorgesetzte, d. h. Pflegedienstleiter als Führungskräfte, müssen sich selber „im Griff" haben - und zwar nicht dadurch, dass sie sich nun urplötzlich selbst disziplinieren, sondern vielmehr dadurch, dass sie an sich arbeiten und auch diejenigen Faktoren, die diese destruktiven Reaktionen hervorrufen, in eine konstruktive Haltung verwandeln.

Allerdings muss man sich dazu selber kennen: sich vor allem über seine Möglichkeiten bewusst werden, dieselben zu entwickeln und sich aus dem Käfig einschränkender Glaubenssätze befreien. Dies wiederum bedarf des Wissens um die eigene innere Dynamik - verbunden mit der Fähigkeit, eine innere Balance zu schaffen.

Gestaltungsbereiche

Weiterentwicklung der Führung bedeutet stets eine Ausprägung des Führungsverhaltens in die Zukunft. Es handelt sich hierbei jedoch nicht um bahnbrechend neue Erkenntnisse, sondern vielmehr um eine Interpunktionierung (Festlegung von Führungs- und Organisations-Schwerpunkten), damit Leadership im Pflegebereich eine größere Wichtigkeit erhält. Denn Pflegedienstleiter als Führungskräfte sollten sich für ihren Beruf begeistern können - und zwar aus der Erkenntnis heraus, dass Führung (Leadership) stets eine Profession darstellt, der man sich verschreiben sollte.

War früher einmal fachliche Kompetenz in Alten- und Pflegeberufen eine wesentliche Voraussetzung für den beruflichen Erfolg, so taucht inzwischen immer häufiger das Schlagwort von der sozialen oder emotionalen Kompetenz auf. Unternehmenskultur bedeutet deshalb nicht nur Kommunikation und Teamfähigkeit, sondern auch Motivation und Vermittlung.

Aufgabenfelder

Führen bzw. coachen im modernen Sinne heißt nicht: Aufgaben formulieren, Ziele setzen, delegieren, kontrollieren, beurteilen und Gehalt festsetzen - ein Pflegedienstleiter als Einzelkämpfer, der sich von seinen „Untergebenen" umgeben glaubt und nicht mehr delegieren will. Deshalb heißt Führen in diesem Sinne: Einfluss ausüben - ein Einfluss, der von der eigenen Person ausgeht.

Ein akzeptierter Pflegedienstleiter, der Mitarbeiter und Betroffene (d. h. die Pflegebedürftigen) motiviert, der als „Wissensmanager" in der Lage ist, Wissen zu bündeln und der Entscheidungen fällt. Doch hierbei braucht er nicht alles zu wissen. Eines sollte er aber stets wissen: nämlich was er wo und wie bekommen kann. Jede Pflegedienstleitung muss sich von daher zunächst einmal über die eigene Wirkung im Klaren sein und auch daran arbeiten, diese Wirkung zu differenzieren und auszuprägen.

Der Pflegedienstleiter der Zukunft hat deshalb auch keine Probleme mit seinem Selbstwertgefühl, wenn er Teammitglieder fördert und seine Kenntnisse weitergibt. Damit ist allerdings nicht gemeint, autoritär zu sein! Denn das autoritäre Syndrom eines Pflegedienstleiters ist allenfalls eine fehlgeleitete, natürliche Autorität bzw. eine Kompensation eines Minderwertigkeitsgefühles. Viel wichtiger ist stattdessen die Begeisterung als treibende Kraft im Veränderungsprozess eines Unternehmens, die optimale Gestaltung einer Führungskräfte-Mitarbeiter-Betroffenen-Beziehung.

Relevanz der Systeme und Instrumente

Ein jeder (Führungs-)Vorgang ist auch eine Sensation und folgt von daher einer tieferen inneren Logik. Wenn zwei Leaderships (d. h. Führungskräfte, bspw. Pflegedienstleitung und Stellvertretung), beides Machtmenschen durch und durch, ihren ganzen Willen und all ihre Kraft auf ein gemeinsames Ziel hin bündeln, dann gibt es wenig, was sie aufhalten kann. Wenn diese beiden dann auch noch vom „härteren Kaliber" sind, dann wird sich die vereinte Energie aus Erfahrung wieder in ihre Einzelkraftfelder spalten, sobald das gemeinsame Ziel nur erreicht ist. Ein Coach, ein bis zum Opportunismus pragmatischer Machtmensch, ein weiterer Coach, ein konsequenter ideologischer: Hier stoßen sich zwei Prinzipien im Raum, die einander dauerhaft nicht dulden können.

Denn ein Coach - als Repräsentant des „stets Machbaren", dessen Ideen und Programme sich in seinem eigenen Namen erschöpfen - diese Rolle muss letztendlich bühnenreif kollidieren. Ein Mitarbeiter lässt sich nämlich nicht gleichzeitig „füttern und melken", man kann nicht moderne Personalpolitik gestalten, indem man sich an den gesellschaftlichen Idealen der 70er Jahre orientiert. Der Pflegedienstleiter - sein Name steht für den wahrscheinlich größten Teil des Unternehmens, mit den Mitarbeitern und den Pflegebedürftigen zusammen steht er für das Unternehmen insgesamt. Daher stellt sich die spannende Frage nach der Richtung, die eine Pflegedienstleitung einschlagen wird.

Relevante Daten und Informationen

Es gibt keine leidige Personalführung, auch keine schwierigen Mitarbeiter und Pflegebedürftige; es ist vielmehr die Neugierde, die Herausforderung, mit gewöhnlichen Menschen außergewöhnliche Leistungen zu vollbringen. Es bedarf also einer mehr oder weniger großen Beziehungsqualität in der Führungsbeziehung im Pflegebereich, die allerdings nicht mit Kameradschaft verwechselt werden sollte.

Hinderlich sind stattdessen aber ein überzogenes oder grundsätzliches Misstrauen - ausartend in eine Arroganz, die nur noch Unsicherheit kompensiert. Pflegedienstleiter stellen stets Vorbilder dar, auch wenn sie es im eigentlichen Sinne gar nicht sind. Aber Mitarbeiter und Betroffene müssen letztendlich darin ihren Glauben haben, dass sie seinen Worten auch vertrauen können.

Zielorientierte Führung im Pflegebereich setzt von daher stets voraus, dass der Pflegedienstleiter auch das tut, was er sagt, und dass er das Wissen und die Fähigkeit besitzt, zu führen. Er muss vor allem von der Richtung, in welche die Entwicklung geht, überzeugt und begeistert sein. Somit ist die Übereinstimmung von Sagen und Tun mit Sicherheit keine neue Erfahrung, dafür aber benötigt sie in der Führungsrealität eine eindeutige Interpunktion. Wer als Führungspersönlichkeit (Pflegedienstleitung) glaubwürdig erscheint, stellt für das jeweilige Unternehmen ein unschätzbares Kapital dar. Dies gelingt jedoch nur, wenn Pflegedienstleiter auch an ihren inneren Schwierigkeiten arbeiten.

Das Unternehmen „Ambulanter Alten- und Pflegedienst" benötigt mehr Mut zur Elite

Auch in Zeiten des andauernden Fortschrittes sinkt das Ansehen der Elite in deutschen Unternehmen zusehends. Zu dieser Elitetruppe gehören gerade der Pflegedienstleiter als Führungsverantwortlicher, doch immer weniger nimmt diese Gruppe ihre Führungsverantwortung wahr, sie sondert sich vielmehr von Mitarbeitern und Betroffenen ab. Die Extravaganz der „blinden Elite" nimmt immer mehr zu und wird somit zu einer Macht ohne Verantwortung.

Es ist ein zunehmender Verlust des Werteverständnisses von Eliten zu verzeichnen. Zwar galt lange Zeit der Begriff Elite als ein Begriff undemokratischer, zu unberechtigten Privilegien und reaktionärem Radikalismus führendes Element, welches gerade innerhalb demokratischer Verfassungen immer noch als „political incorrect" (d. h. politisch nicht vertretbar) tabu zu sein hatte. Man durfte zwar zur Elite gehören, aber es durfte nicht darüber geredet werden, denn gerade der Wunsch dieser Elitegruppen nach Auszeichnung der eigenen Leistung wurde nur sehr schwer ertragen.

Schon aus diesem Grund heraus neigen immer mehr Pflegedienstleiter dazu, eher den Durchschnittstypus herauszuheben und hochzuschätzen - verbunden mit einer vollkommenen, aggressiven Ablehnung des Elitären mit dem Hintergrund zur Verdeckung zäher Cliquenbildung und dem Schutz komfortabler Oppositionshaltung. Wo die einen das Prinzip von Rang und Unterscheidung wieder aufrichten wollen, machen es sich die anderen in einem Gefühl politischer Korrektheit bequem, was letztlich aber in der Konsequenz auf eine Verteidigung gesellschaftlichen Stillstands hinausläuft. Mit der unangenehmen Folge einer lähmenden Wirkung, einer Bedrohung des gesellschaftlichen Fortschrittes.

Führung im Pflegedienst muss daher wieder zum Ausdruck von Leistungsplu-
ralismus werden - und deren Anspruch auf Führung ist insofern auch
gerechtfertigt, sofern eine bestimmte Leistungsqualifikation die notwendige
Voraussetzung für die Zugehörigkeit zu dieser Elite darstellt. Daraus folgt
aber auch, dass es gerade in unserer modernen, durch Arbeitsteilung,
scharfen Leistungswettbewerb und Spezialistentum gekennzeichneten Gesellschaft keine Führungselite schlechthin mehr gibt, sondern vielmehr differen-
zierte, durch arbeitsteilige Funktionen bestimmte Führungs-Eliten herangebil-
det werden müssen. Beispiel:

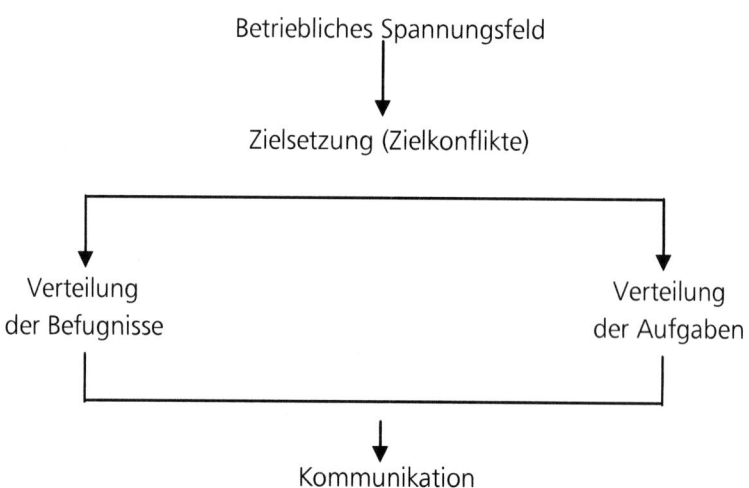

Nicht die Besten, oft mutige Vordenker, werden bevorzugt ausgewählt,
sondern sie werden eher als „Querulanten" (Diese Menschen vertreten eine
gegensätzliche Meinung zum Führungsverantwortlichen und werden von
daher als störend empfunden) abgelehnt, weil das „Establishment" (hierzu
zählen bspw. Pflegedienst- und Bereichsleiter, d. h. die obere Führungsebene) sie als Bedrohung empfindet. Doch die Wirtschaft ist auf eine Führungs-
und Entscheidungskultur angewiesen, die Innovationen hervorbringt und
Veränderungen bewirkt.
Alten- und Pflegedienste benötigen mehr denn je fähige, einsatzwillige
und verantwortungsbereite Pflegedienstleiter und Mitarbeiter, die den Mut

haben zu handeln anstatt aus Angst vor Fehlern und vermeintlicher Bestrafung im Nichtstun verharren. Denn gerade eine arbeitsteilige, im Wettbewerb stehende Gesellschaft kann es sich nicht erlauben, Talente brachliegen, Fähigkeiten ungenutzt und Begabungen ungefördert zu lassen, will sie letztendlich nicht unaufhaltsam ins Hintertreffen geraten.

Vielmehr ist es notwendig, Führungseliten zu entwickeln und zu fördern, die es als Aufgabe begreifen, Betriebs- und Führungsabläufe zu gestalten und zu erfüllen. Die Kraft und der Mut, die Dinge selbst in die Hand zu nehmen, sind notwendige Voraussetzungen für die Durchsetzung innovativer Konzepte - und das gilt gleichermaßen auf dem Markt als auch in der Gesellschaft. Nicht nur die Risikokalkulation mit messbaren Größen (d. h. Rechnungswesen, Gewinn- und Verlustrechnung, Lohn und Gehalt etc.) zeichnen den Pflegedienstleiter-Unternehmer der Zukunft aus, sondern auch das Vermögen, Entscheidungen unter dem Einfluss der Unsicherheit zu treffen - eine Gründung, ein Sprung ins Nichts. Denn wer kann schon mit absoluter Sicherheit wissen, ob eine Dienstleistung auf dem Markt erfolgreich sein wird bzw. ob der Kredit sich auch jemals refinanzieren lässt.

Wer heute den Sprung ins Unternehmertum wagt, muss sich mehr denn je auf immer kürzer werdende Dienstleistungszyklen, auf immer schneller werdende Veränderungsprozesse einstellen können. Und genau das zeichnet die unternehmerische Pflege-Elite - eingebunden hierin auch die Mitarbeiter - aus, dass sie Wandel nicht als beängstigend empfindet, sondern vielmehr als eine Chance begreift, um neue, innovative Ideen durchzusetzen.

Erfolg durch Führungsqualität

- Persönliche Einflussnahme auf das Verhalten anderer, zur Realisierung bestimmter Ziele (d. h. auf das Finden, Treffen, Durchsetzen und Kontrollieren von Entscheidungen und deren Auswirkungen)
- Errechnung der Ziele (aufgabenorientiert, d. h. durch organisieren und anweisen)
- Gruppenerhalt bzw. -stärkung

- Errechnung der Ziele (personenorientiert, d. h. zuhören, vertrauen, ermutigen)
- dafür sorgen, dass „richtige" Entscheidungen gefällt werden
- dafür sorgen, dass die „richtigen" Personen vorhanden sind und beauftragt werden
- dafür sorgen, dass die Mitarbeiter ihre persönlichen Ziele erreichen können (Befriedigung in der Aufgabe, Selbstbestätigung, Selbstentfaltung, Sicherheit)
- Mitarbeiter zu Mitdenkern, Problemlösern entwickeln; Aktionsfähigkeit des einzelnen und der Gruppe erhalten und erweitern
- Vertrauen gewinnen durch Vorbild an Einsatz und Überzeugung. Durch Achtung der Mitarbeiter als Menschen sowie durch Echtheit des Führungsverhaltens

Diese Voraussetzungen sind heutzutage aktueller denn je, denn wohin man auch blickt, überall entwickeln sich Chancen aus Problemen. Das Unternehmen „Alten- und Pflegedienste" sollte von daher weniger auf den sinngebenden Künstler, den wegweisenden Politiker oder den Sharholder value predigenden Pflegedienstleiter (d. h. das Recht ist immer auf seiner Seite, Mitarbeiter haben nur wenig zu sagen) Wert legen, sondern vielmehr auf eine Führungskraft als Quelle von Öffnung und Wandel.

Denn nicht mehr Wertedemonstration oder Berufsperfektion gelten heute als Elitequalifikation, sondern Eigenschaften wie Wagnisbereitschaft und Innovationsfreude. Mit diesen Voraussetzungen wird jede Pflegedienstleitung zum Garant unserer Zukunft. Doch gerade dies zu erkennen heißt auch: Sich mit dem Mut offen zur Führungs-Elite zu bekennen, wobei wir niemals vergessen dürfen: Auch die Besten können nur insoweit auch die Besten sein, weil sie immer zugleich auch Teil einer Gemeinschaft aus Guten und weniger Guten bleiben.

Nur lernende Pflegedienste können gewinnen

Nicht nur Unternehmen, sondern auch die sich hierin befindlichen Führungs-kräfte müssen lernen, in ändernden Märkten richtig zu agieren. Denn betrachtet man einmal die Ausgangssituation eines Pflegedienstes, dann befindet sich dieser stets in dem Konflikt, sich in sich immer schneller ändern-den Märkten behaupten zu müssen. Je besser es gelingt, Mitarbeiter und Betroffene zu verstehen und auch anzusprechen, desto effizienter sind auch die eigenen Aktionen und Reaktionen.

Je nach Umfeld ist ein Mitarbeiter dann als Individuum oder aber über sein Verhaltensmuster erkennbar. Denn auf der einen Seite existiert der namentlich bekannte Mitarbeiter, bei dem jede seiner Transaktionen ihm per-sönlich zugeordnet werden kann, während im anderen Fall nur Mitarbei-tergruppen über Verhaltensmuster feststellbar sind.

Kernsätze der kooperativen Führung

Ziele: Wir wollen den Erfolg für unseren Pflegedienst. Erfolg ist nur durch zielgerichtetes Handeln erreichbar. Jeder muss die Ziele seines Handelns ken-nen und sich für ihre Verwirklichung einsetzen.

[ ] Ziele festlegen - Herausforderung für uns alle

Delegation: Wir wollen an der Lösung der unternehmerischen Aufgaben mitarbeiten, jeder an seinem Platz. Jeder soll möglichst selbstständig arbeiten und entscheiden. Aber auch Verantwortung tragen.

[ ] Verantwortung übertragen - Herausforderung für uns alle

Information: Wir wollen offene und partnerschaftliche Zusammenarbeit. Das setzt bei Arbeitsteilung und Delegation (d. h. Weiterreichung von Aufgaben) ausreichende Information voraus.

[ ] Informieren - Voraussetzung für erfolgreiche Zusammenarbeit

Entscheidung: Wir wollen klare, verbindliche und zielgerichtete Entscheidungen. Das verlangt Koordination und Zusammenarbeit unter Mitwirkung aller, die sachliche Beiträge leisten können.

[ ] Entscheidungen treffen - Zusammenarbeit sicherstellen

Kontrolle: Wir wollen den selbstständig handelnden, eigenverantwortlichen Mitarbeiter. Zur Ergebnisbewertung ist Kontrolle notwendig. Sie ist Information und Hilfe zugleich.

[ ] Kontrollieren - Ergebnisbewertung und Hilfe

Beurteilung: Wir wollen jeden Mitarbeiter seinen Fähigkeiten entsprechend einsetzen. Das setzt Beurteilung voraus. Hierauf bauen auch Anerkennung und Kritik auf.

[ ] Beurteilen - Anerkennung und Kritik

Fördern: Wir wollen leistungsfähige und leistungswillige Mitarbeiter. Dazu gehören Förderung und Unterstützung, wo immer es möglich ist.

[ ] Fördern und helfen - Leistungskraft stärken

Besteht lediglich die Möglichkeit, Verhaltensmuster zu identifizieren, dann ergibt sich aus dieser Notwendigkeit, alle abgelaufenen Transaktionen zu klassifizieren und auf Gesetzmäßigkeiten hin zu untersuchen. Dabei stehen den Pflegedienstleitern mehr Informationen zur Verfügung als ihnen vielfach bewusst ist. Nur sind die wenigsten auch hierzu in der Lage, diese Daten auch in Informationen umzuwandeln. Weitreichender sind statt dessen die Auswertungsmöglichkeiten, wenn der Mitarbeiter persönlich identifizierbar ist.

In diesem Falle können nämlich alle Verhaltensdaten mit den personenbezogenen Daten verglichen, anschließend kombiniert und letztendlich ergänzt werden. Denn auf Grund der heutigen Entscheidungsunterstützungssysteme haben Unternehmen in der heutigen Zeit zwei Anforderungen zu entsprechen: Die Systeme müssen zu einem Lernverhalten führen, durch eine permanente Analyse des Unternehmens und seiner Umwelt müssen die abgelaufenen Prozesse ständig transparent werden.

Prozessorientierung als Herausforderung für Ambulante Pflegedienste

Wie kommen Spitzenleistungen zustande, und wie können sie erhalten werden? Der Schlüssel für Spitzenleistungen liegt in einem prozessorientierten Unternehmenskonzept (d. h. Umsetzung der erarbeiteten Ziele). Erfolgreiche Unternehmen unterscheiden sich nämlich von weniger erfolgreichen durch eine ganzheitliche Betrachtungsweise. Ganzheitlich heißt, alle Maßnahmen und Aktivitäten entlang der Wertschöpfungskette (d. h. alle Punkte, die erarbeitet wurden) werden auf das gemeinsame Ziel der Qualität ausgerichtet.

Die Wertschöpfungskette integriert dabei nicht nur die Mitarbeiter, sondern auch die Pflegebedürftigen. Im Mittelpunkt stehen der Betroffene und der Prozess, wie sein Anliegen befriedigt wird. Die Kunden finden sich sowohl innerhalb als auch außerhalb der Einrichtung. Die funktionale Organisation (d. h. jeder Bereich hat seine genau festgelegten Aufgabenbereiche) wird überlagert von einer flexiblen Prozessorganisation (d. h. keine starre Organisation bzw. Bürokratie), deren Prozessverantwortliche priorisierte (genau festgelegte) Kompetenzen und Verantwortungen haben.

Eine solche Sichtweise führt zu dem folgenden Orientierungsrahmen der Personalmarketing-Strategie:

- Der Pflegebedürftige bestimmt die Anforderungen: Die Wertschöpfungskette wird in überschaubare Prozessphasen gegliedert, deren Ergebnis die Mitarbeiter vollständig inhaltlich erarbeiten und als geschlossene mess- und bewertbare Ergebnisse an die nachfolgende Prozessstufe - als Betroffene im Unternehmen - weitergeben.

- Qualität ist ein Bewusstseinsprozess: Es gilt, das Qualitätsbewusstsein eines jeden Mitarbeiters so zu entwickeln, dass jeder eigenständig oder im Team eine ganzheitliche Leistung im Sinne des Qualitätsgedankens vollwertig und ohne Kontrolle durch Vorgesetzte erbringen kann.

- Die Beteiligung aller Mitarbeiter ist der Weg zum Ziel: Alle Mitarbeiter werden kontinuierlich über die Ziele und Ergebnisse des Unternehmens

sowie die ihrer eigenen Arbeit im Vergleich zum relevanten Wettbewerber informiert und durch entsprechende materielle und immaterielle
Anreize dazu ermutigt, Wege zum Erreichen höher gesteckter Ziele zu
finden.

- Information und Vertrauen spielen eine Schlüsselrolle: Die Informationen
  der Mitarbeiter ist der Schlüssel zum Erfolg. Ein zentraler Faktor ist dabei
  die umfassende Verfügbarkeit aller operativ relevanten Informationen
  auf allen Stufen und Funktionen und deren gezielter Einsatz als Entschei-
  dungsgrundlage.

- Führung als Dienstleistung - ein neues Verständnis: Nur wenn jeder im
  Unternehmen die Führungsstrukturen kennt, ist auch eine abteilungs-
  übergreifende, laterale und vertikale Zusammenarbeit möglich. Führung
  ist Dienstleistung, nur so werden Entscheidungen transparent und
  können schnell und unbürokratisch ausgeführt werden.

Hierzu einige Beispiele:

Echte und programmierte Entscheidungen
Bei einer echten Entscheidung haben wir es mit Wahlmöglichkeiten zwischen
alternativen Handlungsmöglichkeiten zu tun, bei programmierbaren Entscheidungen handelt es sich um logische Entscheidungen auf Grund eines
zwingend vorgegebenen Programms.

Einzel- und Mehrfachentscheidungen
Im Gegensatz zu Einzelentscheidungen („individuelle Entscheidungen"), die
von Einzelpersonen gefällt werden, beschließen Mehrheits- oder Gruppen-
entscheidungen („kollektive Entscheidungen") Führungskräfte der Manage-
mentebene, zum Teil auch Untergebene der Ausführungsebene gemeinsam
über Handlungsalternativen.

Routineentscheidungen und einmalige Entscheidungen
Routineentscheidungen sind Entscheidungen bei in gleicher oder in ähnlicher
Form regelmäßig auftretenden Aufgaben; sie weisen einen hohen Bekannt-
heits- und Gewohnheitsgrad auf. Routineentscheidungen kommen auf allen

Ebenen der Unternehmung vor. Einmalige Entscheidungen dagegen beinhalten Wahlhandlungen bei unregelmäßig anfallenden, ungewohnten Aufgaben. Sie kommen vor allem in der Führungsspitze einer Unternehmung vor.

Zielentscheidungen und Mittelentscheidungen

Bei dieser Entscheidung ist der Zielinhalt Bezugsgröße. Während Zielentscheidungen betriebliche Ziele vorgeben, beziehen sich Mittelentscheidungen auf die Maßnahmen und Instrumente, mit denen die Ziele erreicht werden sollen.

Delegierbare und nichtdelegierbare Entscheidungen

Delegierbare Entscheidungen sind Entscheidungen, die innerhalb der Unternehmenshierarchie an untergeordnete Stellen weitergegeben und dort getroffen werden. Nichtdelegierbare Entscheidungen im Unternehmen sind in aller Regel echte unternehmerische Führungsentscheidungen, die auf Grund ihrer Bedeutung für das Unternehmensganze nicht an untergeordnete Stellen abgegeben werden können und damit nur in der Unternehmensspitze gefällt werden.

Führungs-, Leitungs- und Ausführungsentscheidungen

Führungsentscheidungen sind Wahlakte der Unternehmensspitze, bei denen der eingeräumte Freiheitsgrad in Bezug auf originäre und schöpferische Entscheidungen am größten ist. Die Unternehmensführung trifft relativ unabhängige Entscheidungen, die für das Unternehmen von existentieller Bedeutung sind. Je weiter man in der Unternehmenshierarchie nach unten steigt, um so mehr ist der Entscheidungsspielraum durch weitgehende Regelungen eingeengt.

Bei Leitungs-, noch mehr bei Ausführungsentscheidungen nimmt der Freiheitsgrad ab und der Umfang abhängiger Entscheidungen zu. Leitungs- und Ausführungsentscheidungen sind in der Regel Entscheidungen mit begrenzter Folgewirkung. Ausgehend von dem Gedanken, dass Personalmarketing im Rahmen einer Prozessorientierung nicht Funktion oder Institution, sondern Denk- und Handlungskonzept ist, ergeben sich die grundlegenden Aufgabenstellungen. Beispiel:

Entscheidungsvorbereitungsphase (Denkphase)

- Problemstellungs- bzw. Anregungsphase (Festlegung eines bestimmten Problems, eines Zustandes oder Vorganges, das einer Lösung bedarf)
- Phase der Problemanalyse (Analyse des Problems und der Ermittlung der für die Problemstellung relevanten Zielfunktion)
- Suchphase (Ermittlung der in Frage kommenden Vorgehensweisen und Sammlung der zur Problemlösung notwendigen Daten)
- Beurteilungsphase (Beurteilung/Bewertung der im Hinblick auf das vorgegebene Ziel geeignete Handlungsmöglichkeiten)

Entscheidungsphase

- Auswahl der geeignetsten (optimalen) Handlungsalternativen und Entschluss durch einen Willensakt.

Durchsetzungsphase

- Realisierung der Entscheidung durch Festlegung von Entscheidungsschritten, detaillierte Ausarbeitung der Durchführung und Veranlassung der Durchführung durch Anordnung.

Programme und Instrumente des Personalmarketings sind für das betriebliche Personalmanagement nicht immer neu. Sie stehen jedoch grundsätzlich in einem anderen, prozessorientierten Zusammenhang, werden anders akzentuiert und effizienter eingesetzt.

Personalmarketing bleibt also nicht beim Aufzeigen von Einzelalternativen, sondern integriert alle Elemente zu einem in sich geschlossenen Gesamtkonzept. Erreicht wird dies durch Überdenken und Verändern von Prozessen im Personalbereich. Tabus darf es bei der Durchführung nicht geben, ebenso wenig wie man auf die Erbhöfe einzelner Personalmanager Rücksicht nehmen sollte.

Wichtig ist außerdem, dass Personalmarketing letztendlich auch Abteilungs- und Bereichsgrenzen überwinden muss, als Entwicklungsprozess verstanden wird und so Mitarbeiter aus allen Funktionsbereichen bei der Neuorientierung zusammenwirken.

Das Spannungsfeld: Pflegedienstleiter als Führungskräfte zwischen heute und morgen

Wer von Führung spricht, der beschreibt damit zwei unterschiedliche Komplexe. Denn zum einen ist damit der funktionale Vorgang, d. h. das Aktivieren und das Lenken von Mitarbeitern und ihren Ideen gemeint. Zum anderen aber umschreibt dieser Begriff eine Personengruppe in bestimmten hierarchischen Positionen, denen eine Führungstätigkeit zugeordnet ist. Die verbale Unklarheit hingegen, die dem Begriff „Führen" innewohnt, kann zudem noch erweitert werden, und zwar durch die Differenzierung zwischen Managen und Führen.

So gibt es in den meisten Unternehmen sicherlich sehr viele hervorragende Führungskräfte und Manager, die aber bei weitem nicht das Anforderungsprofil einer effektiven Führungskraft besitzen. Der Grund liegt ganz einfach darin, dass immer mehr auf Wissen und dafür zu wenig auf Gefühl und Kompetenz gesetzt wird. Technisch-instrumentelles Managen kann der Mensch jedoch entbehren, Führen hingegen ist ein zwischenmenschliches Thema. Zum Führen allein reicht das Hirn, zum Managen aber benötigt man außerdem noch Augen und Ohren.

Von daher ist Führungskraft allein kein Ausbildungsberuf, denn weder in den praxisnahen Möglichkeiten der Ausbildung noch an den Universitäten kann das für die Führung von Menschen notwendige Wissen und Verhalten vermittelt werden. Zur Lösung der Probleme helfen auch keine theoretischen Ansätze, denn Führungskräfte haben sich tagtäglich im praktischen Geschäftsalltag zu bewähren und zu behaupten.

Leider war es in der Vergangenheit in den Unternehmen immer so, dass derjenige, der die höchste Fachkompetenz (d. h. Erfahrungen innerhalb seines Fachgebietes) hatte, auch zur Führungskraft ernannt wurde. Damit wird aber lediglich erreicht, dass es in den meisten Unternehmen eine Vielzahl von „Sachverständigen", aber viel zu wenig Menschenverständige gibt. Deshalb muss - je nach Veranlagung und menschlicher Eigenart - bei diesen „Führungskräften" auch deren unterschiedlichste Anwendung von Führungsstilen unterschieden werden. Beispiele:

Grundsatz der Vollständigkeit

Vom Standpunkt der Pflegedienstleitung aus gesehen verlangt der Grundsatz der Vollständigkeit, dass die Planung all die Ergebnisse und Vorgänge mit einzubeziehen hat, die für die Steuerung der Untersuchung von Bedeutung sind. Jede unvollständige Planung, die für das Endergebnis belangvolle Informationen außer Betracht lässt, ist deshalb mangelhaft. Dabei bezieht sich dieser Grundsatz in erster Linie auf die Planungsbreite und nicht auf die Planungstiefe. So kann bspw. eine die wesentlichen Unternehmensbereiche umfassende Grobplanung, von diesem Grundsatz her gesehen, umfassender sein als eine unvollständige Detailplanung.

Grundsatz der Genauigkeit

Eine jede Planung sollte nicht nur den Forderungen nach Vollständigkeit genügen, sondern auch eine bestimmte Genauigkeit aufweisen. Aber auch dieser Grundsatz fordert nicht etwa eine absolute und höchste Genauigkeit, sondern man versucht, eine relative und ausreichende Genauigkeit anzustreben. Jede Planung ist danach so genau durchzuführen, wie es zur Erfüllung des Planungszieles als notwendig erachtet wird. Bei einer Grobplanung wird man also nicht soviel Wert auf Genauigkeit legen wie bei einer bis in feinste Einzelheiten detaillierten Feinplanung.

Grundsatz der Elastizität bzw. der Flexibilität

Jede Planung birgt die Gefahr in sich, dass sie zur Unbeweglichkeit und Starrheit gegenüber wechselnden Situationen führt. Der Grundsatz größtmöglicher Elastizität bzw. Flexibilität sollte deshalb als zentrale Maxime herausgestellt werden. Ein guter Plan muss für eventuell eintretende Änderungen der im Planungsprozess unterstellten Bedingungen alternative Zielsetzungen und die dazu notwendigen alternativen Maßnahmen ihrer Verwirklichung vorsehen. Man sollte sich deshalb für bestimmte Entscheidungen erst dann endgültig festlegen, wenn dies unumgänglich ist. Da mit fortschreitendem Zeitverlauf damit zu rechnen ist, dass zusätzliche Informationen eingehen und dass dadurch der Informationsstand größer wird, können zeitlich verschobene Entscheidungen entsprechend wirkungsvoller ausfallen. Starre Bindungen sollte man auf jeden Fall so weit wie möglich hinauszögern.

Grundsatz der Einfachheit und Klarheit

Jede betriebliche Planung sollte einfach, klar und übersichtlich durchgeführt werden. Das gilt sowohl für die Vorgabe klar definierter Planungsziele als auch für die genaue Formulierung und Beschreibung der durchzuführenden Maßnahmen. D. h.: Jeder der im Pflegebereich Tätige sollte die ihm vorgegebenen Pläne sofort verstehen und deshalb in der Lage sein, seine Arbeit auf das Planungsoptimum einzustellen.

Grundsatz der optimalen Wirtschaftlichkeit

Der Forderung nach Vollständigkeit, Genauigkeit und Elastizität der Planung steht das Wirtschaftlichkeitsprinzip als grundlegende Planungsmaxime gegenüber. Eine jede Planung findet ihre Grenze nämlich dort, wo der durch den Planungsprozess erzielte Ertrag von dem dadurch verursachten Planungsaufwand überkompensiert wird. Allerdings sollte eine Planungstätigkeit immer nur dort eingesetzt werden, wo sie auch benötigt wird. Auch ist darauf zu achten, dass darüber hinaus eine jede Planung nur so genau, vollständig und umfassend durchgeführt wird, wie es auch zur Erfüllung ihres Zweckes unbedingt erforderlich erscheint.

Hier wäre es jedoch falsch, den einen oder anderen Führungsstil für den besten oder effektivsten zu halten, denn bisher liegen hierzu noch keine allgemeingültigen Erkenntnisse vor. Und obwohl sich heutzutage das „Führen nach Gutsherrenart" nicht mehr bewährt, werden die mit dem negativen Beigeschmack versehenen Führungsstile „patriarchalisch" und „autoritär" vielfach noch so verstanden, Unternehmen vor dem künstlichen Zusammenbruch zu bewahren. Aus diesem Grund dürfen auch keine künstlichen Gegensätze zwischen die einzelnen Stile konstruiert werden.

Es gibt zwar auch Menschen, die nur dann reagieren, wenn sie „hart" angefasst werden; andere Zeitgenossen hingegen reagieren bereits, wenn man ihnen unterschwellig lediglich ein kritisches Wort zuspricht. Insofern ist die Frage nach dem Stil auch nicht in allen Fällen richtig, teilweise sogar irreführend, weil man von den zu führenden Personen ausgehen sollte und nicht von der Führungskraft. Gemeinsam ist jedoch all diesen Bemühungen, dass man aus den vielfältigen und eigenständigen Persönlichkeiten der Mitarbeiter ein gleiches, berechenbares und störungsfrei disponierbares Personal machen möchte. Doch keine Führungskraft kann Menschen motivieren, denn ob jemand motiviert ist, entscheidet dieser letztlich selbst. Eine Führungskraft kann lediglich durch ihre Verhaltensweise die Voraussetzungen, d. h. die verschiedenen Rahmenbedingungen für motivierte Mitarbeiter, schaffen. Eine Motivation - durch *sinn*-volle Kommunikation!

Machtspiele im Management

Heutzutage wird mehr denn je über den Werteverfall geklagt. Und vieles spricht dafür, die Ursachen in der Erosion der primären Sozialisationsräume "Familie und Schule" zu suchen. Doch mindestens ebensoviel deutet auch darauf hin, dass die geringe Vorbildfunktion des wirtschaftlichen Geschehens und Verhaltens erheblich zu Verhaltensentgleisungen beiträgt.

Der Grund: Managemententscheidungen basieren selten auf rein sachlichen Grundlagen, im Gegenteil: Hinter den meist mit beeindruckender Souveränität und Prägnanz vorgestellten Unternehmensentscheidungen verbergen sich nur allzu oft persönliche Schwächen, charakterliche Defizite oder kleinbürgerliche Anti- oder Sympathien. Vorbild sein, die eigene Person unter die Sache zu stellen, kurz Sozialkompetenz genannt, kommt dagegen in den meisten Unternehmen viel zu kurz.

Verantwortlich für dieses Dilemma in den Unternehmen sind vor allem die viel gescholtenen Hierarchien, da sie aggressive und opportunistische Verhaltensweisen provozieren. Wichtiger hingegen wäre eine Unternehmenskultur, die Konflikte löst, bevor diese Aggressionen auslösen. Hierarchien muss von daher stets ein synergetisches System entgegengestellt werden, da ein System im Zustand der Synergie keine destruktive Aggression kennt.

Überlegene Führungsstrukturen müssen heutzutage Karrierewege bieten, dagegen egoistisches Karriereverhalten unterbinden. Der flexible Mensch und Mitarbeiter darf sich nicht in die Kultur des neuen Kapitalismus herablassen. Vielmehr muss vor einem Klima gewarnt werden, in dem Werte wie Vertrauen, Zugehörigkeit oder Bindung nicht mehr zählen. Explosiver Egoismus unterminiert lediglich die gesellschaftliche Stabilität. Unternehmen, Führungskräfte und Mitarbeiter müssen sich ihrer gesellschaftlichen Bande

wieder bewusster werden. Mit Blick auf das sich abzeichnende Ende der gewohnten, auf Dauer angelegten Beschäftigungsverhältnisse muss gewarnt
werden. Vielmehr müssen derart flexible Systeme verhindert werden, da es
soviel menschliches Unglück zeugt, dass es von niemandem mehr akzeptiert
werden kann. Vor allem sollten die Europäer nicht stets dem amerikanischen
Beispiel folgen, sondern vielmehr ihren eigenen Weg finden. Die Gefahren in
der Entwicklung der Unternehmens- und Führungskultur müssen von allen
Seiten erkannt werden. Deshalb wäre eine Rückbesinnung auf die wesentlichen Grundwerte des Zusammenlebens sinnvoll.

Stattdessen aber haben heute viele der Unternehmen die Motivation
ihrer Mitarbeiter verbrannt, haben das aber wegen der allen organisatorischen Prozessen innewohnenden Trägheit noch gar nicht registriert. Denn die
Grundlage dauerhafter Spitzenleistungen sind die Menschen, die die Arbeit
tun. Deshalb wird es höchste Zeit, sich auf menschliche Bedürfnisse wie
Glück, Zufriedenheit, Sinn und Erfüllung am Arbeitsplatz zu konzentrieren.
Nur dann, wenn Unternehmen, Führungskräfte und Mitarbeiter die zentrale
Rolle dieser Aspekte im Arbeitsleben anerkennen, können sie sich daran-
machen, das Arbeitsethos neu zu erfinden. Damit kann dann allerdings auch
der Grundstein für eine dauerhafte Spitzenleistung gelegt werden.

Widerstand - der siamesische Zwilling von Veränderung

Beim Reengineering gibt es heute lediglich zwei Möglichkeiten: Entweder
man ist auf dem Zug - oder man liegt darunter. Dieser Satz sollte vielen
Führungskräften klarmachen, von wessen Geist dieses Kind ist: absolut autoritär - ausgehend von einem Menschenbild, das den Menschen vermutlich
für eine klonbare Masse hält.

Ein Grossteil der Misserfolge der ersten Reengineeringansätze ist von
daher auf die naive Haltung zurückzuführen. Dass vielerorts nach wie vor
nach diesem Grundkonzept reengineert wird, ist aber im Prinzip nicht
verwunderlich; verschafft es doch Führungskräften und ihren Beratern die
Illusion, sie könnten sich als Schöpfer am Reißbrett betätigen. Eine fatale

Fehleinschätzung. Denn Widerstand ist in jedem Entwicklungsprozess eine normale Begleiterscheinung.

Es gibt kein Lernen und keine Veränderung ohne Widerstand. Wann und wo immer er auftritt, zwingt er zu Denkpausen, zu klärenden Gesprächen, möglicherweise auch zur Kurskorrektur. Herrscht zudem Zeitdruck - und der herrscht praktisch immer - erscheint Widerstand extrem lästig, unerträglich, inakzeptabel. Man ist geneigt, ihn zu missachten - und exakt dies ist ein Fehler, den man später bitter zu bereuen hat. Es ist nämlich für den Fortschritt eines Veränderungsprojektes von entscheidender Bedeutung, dass Widerstand rechtzeitig erkannt und richtig "beantwortet" wird.

Wenn dies nicht der Fall ist, kommt es zu ernsthaften Verzögerungen, schwerwiegenden Blockaden und kostspieligen Fehlschlägen. Konstruktiver Umgang mit Widerstand ist deshalb einer der zentralen Erfolgsfaktoren beim Management von Veränderungen. Doch wie äußert sich Widerstand? Hiervon kann immer dann gesprochen werden, wenn vorgesehene Entscheidungen oder Maßnahmen, die auch bei sorgfältiger Prüfung als sinnvoll, "logisch" oder sogar dringend notwendig erscheinen, aus zunächst nicht ersichtlichen Gründen auf diffuse Bedenken oder Ablehnung stoßen. Widerstand selbst kann sich in vielfältigen Formen äußern: Zähflüssigkeit, Lustlosigkeit, Fernbleiben, Unpünktlichkeit, Hinausziehen von Entscheidungen, die Dinge herunterspielen oder zu langwierigen Grundsatzfragen hochstilisieren.

Ursachen und konstruktiver Umgang

Man weiß nicht, worum es eigentlich geht. Man hat die Ziele, die Hintergründe oder die Motive einer Maßnahme nicht verstanden. Man glaubt nicht, was gesagt wird. Man will oder kann nicht mitgehen, weil man sich von den vorgesehenen Maßnahmen negative Konsequenzen verspricht oder weil man z. B. befürchtet, den neuen Anforderungen nicht gerecht zu werden.

Beim konstruktiven Umgang mit Widerstand gibt es jedoch nur eine einzige sinnvolle und weiterführende Haltung: In Ruhe mit den Betroffenen sprechen - einzeln oder in kleinen Gruppen, ohne Zeit- und Ergebnisdruck. Nur das aufrichtige Interesse für die persönliche Situation und Meinung kann eine Vertrauensbasis schaffen, die notwendig ist, damit auch heiklere Gedanken und Empfindungen geäußert werden können.

Weiter gilt es, mit gezielten Fragen zu sondieren, was das eigentliche "Widerstandsthema" sein könnte, z. B. Einkommen, Sicherheit des Arbeitsplatzes, Zuordnung zu bestimmten Vorgesetzten oder Kollegen, die zukünftige erforderliche Qualifikation, die Art der Arbeitsgestaltung, Handlungs- und Entscheidungsspielraum, persönliche Karriereabsichten - und dann gut zuzuhören.

Nur wenn klar ist, wo die Hauptursachen des Widerstandes liegen, ist der Weg frei für Vorgehensweisen, die nicht nur die Ziele des Projektes, sondern auch die Interessen der Betroffenen berücksichtigen. Von daher ist Widerstand stets als "verschlüsselte Botschaft" zu verstehen, die es zu entschlüsseln gilt. Widerstand ist immer ein Signal. Es zeigt an, wo Energie blockiert ist, wo demnach Energien freigesetzt werden können.

So gesehen ist Widerstand also im Grunde kein Störfaktor, sondern eher eine Chance - vorausgesetzt, sie wird als solche erkannt und genutzt. Zur Normalität von Widerstand kommt die Normalität von Konflikten. Wer Neues schaffen will, muss fähig sein, Bestehendes zu zerstören: Innere Einstellungen, Handlungsmuster, Strategien, Strukturen oder auch fest eingefahrene Vorurteile zwischen Personen, Bereichen und Organisationen. Ohne diese schöpferische Zerstörung gibt es keinen Raum für Neues.

Dies aber bedeutet, bewusst Konflikte in Kauf zu nehmen, sie gerade zu inszenieren oder kompetent zu sein, als Mittler akzeptiert zu werden. Gesucht wird also eine Kultur des Konfliktes. Und dazu gehört zuallererst: die Norm einzuführen, dass Kritik nicht "unfein", Streit nicht "böse", Konflikt nicht von vornherein "schlecht" ist; dass das Offenlegen von Meinungsunterschieden und Interessengegensätzen Voraussetzung ist für den gemeinsamen Erfolg; dass nicht "Harmonie" gefragt ist, sondern eine konstruktive Streitkultur: eine Welt, in der Konflikte nicht verdrängt, sondern zum Anlass genommen werden, in partnerschaftlicher Auseinandersetzung neue Lösungen zu finden.

Die Fähigkeit, Konfliktsituationen rechtzeitig zu erkennen und so zu steuern, dass Veränderungen möglich und gleichzeitig Schaden begrenzt wird, gehört zum Allerwichtigsten, was eine Führungskraft für die erfolgreiche Erfüllung seiner Aufgabe braucht.

Visionen entwickeln und Verantwortung übernehmen

Visionen weisen dem Unternehmen den Weg in die Zukunft. Sie sind zündende Idee und Ansporn für alle Mitarbeiter. Doch gerade die Entwicklung einer überzeugenden Vision gehört zu den schwierigsten Aufgaben der Führung überhaupt. Wer eine Vision entwickelt, der muss auch die Verantwortung übernehmen sowie die Inhalte konsequent nach innen und außen kommunizieren.

Von daher werden sich Führungskräfte von morgen in einem unternehmerischen Umfeld bewähren müssen, das durch eine Vielzahl von Spannungsfeldern gekennzeichnet ist. Dies beginnt zum einen bei der zunehmenden Internationalisierung und Vernetzung der Unternehmen bei gleichzeitiger Fragmentierung der Märkte und Individualisierung der Bedürfnisse. Zum anderen besteht ein zunehmendes Streben nach Wohlstand bei gleichzeitiger Wahrnehmung ökologischer Ziele und sozialer Verantwortung sowie einer verstärkten Innovationskraft bei gleichzeitiger Beherrschung zunehmender Risiken.

Diese Komplexität lässt sich jedoch nicht dadurch bewältigen, dass man die Dinge soweit vereinfacht, bis sie handhabbar sind. Denn zu starke Vereinfachungen führen nicht zu einer Symptombekämpfung, sie verleiten auch schlicht zu falschen Schlüssen. Die Führungskraft von morgen muss vielmehr die Komplexität akzeptieren, und damit vernetzt denken. Doch gerade Spannungsfelder (bspw. mangelnde Zielerkennung, einseitige Schwerpunktbildung, unbeachtete Nebenwirkungen, Tendenzen zu autoritärem Verhalten) sind nicht nur komplex, sondern oftmals auch paradox.

Und dies bedeutet, dass es keine eindeutigen Lösungen gibt, eine Harmonie der Extreme des Spannungsfeldes nie erreicht werden kann. Die meisten unternehmerischen Paradoxien lassen sich nicht einfach auflösen, sie müssen vielmehr gemanagt werden. Führungskräfte müssen von daher ihre Spannungsfelder ausbalancieren, um ihrer Aufgabe gerecht zu werden. Und so fühlen sich auch heute noch viele führende Unternehmen dem Prinzip verpflichtet: Denke global, handle lokal. Durch eine weitgehende

Dezentralisierung und Verankerung im lokalen Markt soll das Unternehmen einerseits konsequent auf die Kunden ausgerichtet sein, andererseits die lokale Innovation und die Entwicklung entsprechender Kompetenzen gefördert werden.

Das so in den verschiedensten lokalen Märkten entstehende Know-how soll aber wiederum dem Unternehmen als Ganzes zugute kommen, was identisch ist mit dem Aufbau von Kernkompetenzen im Sinne des "denke global". Doch genau dieser Know-how-Zuwachs an der Unternehmensspitze führt zwangsläufig wieder zu Widersprüchen mit dem Dezentralisierungsgedanken und gleichzeitig zu Spannungen mit den lokalen Einheiten.

Die Lösung besteht nun aber nicht nur einfach darin, entweder zu zentralisieren oder zu dezentralisieren. Vielmehr geht es darum, diese Widersprüche zu akzeptieren und die entsprechenden Interessen auszubalancieren. Dies setzt aber wiederum vernetztes Denken und Handeln voraus. Vernetztes Denken fordert von daher von den Führungskräften, die Problemsituation aus der Sicht der verschiedenen Anspruchsgruppen und unter Berücksichtigung ihrer Ziele und Interessen abzugrenzen, die Schlüsselfaktoren unternehmerischen Erfolges und ihre Bestimmungsgrößen zu ermitteln sowie die Vernetzung dieser Größen in Form von Kreisläufen verstärkender und stabilisierender Wirkung zu ermitteln.

Hinzu kommt, die Lenkbarkeiten in diesem Netzwerk festzustellen und damit Ansatzpunkte für Problemlösungen zu finden sowie Problemlösungen auf den Grad ihrer Nutzung der Eigendynamik des Unternehmens hin zu überprüfen und die Einführung der Problemlösungen über ein Frühwarnsystem zu überwachen. Gefordert ist hier also unternehmerisches Handeln sowie verantwortungsbewusstes und von Unternehmergeist getragenes Gestalten. Aber auch dieses wird nicht ausreichen, wenn es ohne inneres Feuer vollzogen wird. Die Führungskraft der Zukunft muss mehr denn je persönlich überzeugen, um die Mitarbeiterinnen und Mitarbeiter mitreißen und zu Höchstleistungen anspornen zu können.

Demographische Entwicklungen beeinflussen die Personalplanung

Für eine vorausschauende, auch an den tatsächlichen Bedürfnissen der Mitarbeiter ausgerichtete Personalpolitik sind Informationen über die absehbare demographische Entwicklung von großem Interesse. Aus betrieblicher Sicht besteht bspw. ein Interesse an einer in etwa ausgewogenen Altersstruktur der Mitarbeiter, weil eine möglichst gleichmäßige Besetzung der Altersgruppen die relativ geringsten personalwirtschaftlichen Folgeprobleme mit sich bringen dürfte. Aber auch für die Sicherung der Qualität der menschlichen Ressourcen erscheint die Berücksichtigung der demographischen Rahmenbedingungen wichtig.

Unternehmensführungen sollten eigentlich aus den Fehlern lernen, die im politischen Feld zu beobachten waren und teils noch sind: Die von Bevölkerungsprozessen mit ihrer für sie charakteristischen Langzeitwirkung ausgehenden Problemfelder wurden und werden jedoch immer erst dann wahrgenommen, wenn der Problemdruck nicht mehr zu übersehen ist. Wichtiger erscheint hingegen ein rechtzeitiges Bedenken und Einplanen der absehbaren Veränderungen.

Leider gilt jedoch auch heute noch in der Unternehmenspolitik nicht selten, dass Tagesprobleme Langfristprobleme verdrängen. Es kann aber kaum zweifelhaft sein, dass die Personalverantwortlichen auch lernen sollten, langfristig wirksame Zusammenhänge, wie sie für demographische Prozesse kennzeichnend sind, in ihren Planungen und Dispositionen zu berücksichtigen. Denn es reicht immer weniger aus, auf demographisch bedingte Probleme erst dann zu reagieren, wenn die Folgen der Bevölkerungsentwicklung im Personalbereich unmittelbar und u. U. schmerzhaft spürbar werden.

So führt der Alterungsprozess der Bevölkerung nicht nur innerhalb der Gruppe der älteren Menschen zu einer relativ stärkeren Zunahme der Gruppe der „alten Alten", sondern auch in der Bevölkerung im erwerbsfähigen Alter zu deutlichen Gewichtsverschiebungen zuungunsten des jüngeren Erwerbspersonenpotentials. Dies bedeutet, dass mit der Tendenz zur Abnahme der

Zahl der verfügbaren Arbeitskräfte ein besonders ausgeprägter Rückgang jüngerer Menschen verbunden sein dürfte, während ältere Personen im noch erwerbsfähigen Alter (40 bis 60/65 Jahre) innerhalb der Erwerbsbevölkerung relativ an Gewicht gewinnen.

Zugleich sind aber diese älteren Jahrgänge innerhalb der Erwerbsbevölkerung auch in besonderer Weise von Maßnahmen eines Personalabbaus im Zuge von „Verschlankungen" betroffen. Hier treffen also zwei in ihrer Wirkung auf die Altersstruktur der Erwerbsbevölkerung gegenläufige Entwicklungstendenzen aufeinander. Von daher bleibt das relativ geringere Gewicht der jüngeren Erwerbsbevölkerung (20 bis 40 Jahre), die für betriebliche Innovationsprozesse von überdurchschnittlicher Bedeutung sein dürften, zu bedenken.

Umso wichtiger wird es also werden, im Wettbewerb um diese Altersgruppen, die zugleich in Familiengründungsprozesse eingebunden sind, auch familienorientierte, die Arbeitsmotivation positiv beeinflussende Bedingungen in die Arbeitsangebote einzubeziehen. Schon heute deuten Befunde zu einer entsprechenden Unternehmenspolitik darauf hin, dass damit auch spürbare Wettbewerbsvorteile für den Betrieb verbunden sein können, der auf diese Weise seine Arbeitsmarktattraktivität verbessert.

Betriebe werden somit in der weiteren Zukunft mit veränderten Altersstrukturen ihrer Mitarbeiter umgehen müssen; dabei sollten jedoch nicht isoliert Altersgruppen gesehen, sondern vielmehr die altersstrukturelle Zusammensetzung insgesamt im Blick gehalten werden. Angesichts des Alterungsprozesses innerhalb des Erwerbspersonenpotentials werden die Betriebe sich eine mehr oder weniger große Vernachlässigung älterer Mitarbeiter bei Fort- und Weiterbildungsmaßnahmen immer weniger leisten können.

Nun ist allerdings die mikroökonomische Personalplanung eines Unternehmens nicht ohne weiteres in gesamtgesellschaftliche Bevölkerungsprognosen und selbst nicht einmal in regional gegliederte Vorausschätzungen einzupassen. Vielmehr gibt es zwischen beiden Ebenen deutliche Unterschiede im Aggregationsniveau und im Planungszeitraum: Betriebliche Personalplanung wird im Allgemeinen auf Arbeitsmarktbedingungen abgestellt sein, die nach betriebsindividuellen Gesichtspunkten orientiert sind.

Marktgeschehen und Konjunkturentwicklung werden einen eher kurzfristigen Planungszeitraum nahe legen gegenüber längerfristigen prognostischen Rechenwerken zur Bevölkerungsentwicklung. Und doch wird es für eine vorausschauende Personalplanung, will sie ihrer Aufgabe voll gerecht werden, unumgänglich sein, den von der demographischen Seite her länger- fristig sich abzeichnenden deutlichen Rückgang der Erwerbspersonenzahlen - als einen Echoeffekt auf den rapiden Geburtenrückgang ab der zweiten Hälfte der 60er Jahre - rechtzeitig mit zu bedenken, ohne sich in der Personalplanung langfristig festlegen zu können.

Auch bietet es sich an, u. U. den Planungshorizont auszuweiten, d. h. auch dort, wo Führungspositionen aus dem eigenen Nachwuchs besetzt werden sollen. Für die Auseinandersetzung mit diesem Kriterium empfiehlt es sich von daher, Kapazitäten bei den Personalverantwortlichen freizuhalten. Des Weiteren ist die demographische Entwicklung – mit Sicht auf die gesamtgesellschaftliche Ebene - auch ein Stück weit ein Gestaltungsproblem. Denn die vorgezeichnete Entwicklung ist kein „unabwendbares Schicksal", vielmehr sollte in der Praxis die rechtzeitige Anpassung an diese Prozesse im Vordergrund stehen.

Führen bedeutet Selbstverantwortung

Die meisten Führungskräfte haben in heutiger Zeit mehr oder weniger mühe- voll das Delegieren gelernt. Oftmals hat der Chef hierbei aus einem Steinbruch einige Stücke herausgebrochen und überlässt diese Stücke nun seinem Mitarbeiter. Ist dann die Aufgabe erledigt, wird beurteilt, ob der Mitarbeiter auch so gearbeitet hat, wie es der Chef für richtig hält. Doch dieses Verhalten hat Konsequenzen, denn hierdurch werden zwar Aufgaben delegiert, der Mitarbeiter lernt aber lediglich, wie er nach den Erwartungen des Vorgesetzten eine Arbeit ausführen soll.

Dadurch verbringen die Mitarbeiter zu viel Zeit damit, darüber nachzu- denken, was dem Chef nun wohl zusagen könnte. Kommen sie zu keinem Ergebnis, wird auch einmal nachgefragt, wie der Chef darüber denkt. Im Klartext: Die Mitarbeiter lassen jedes Detail gegenchecken und sichern sich somit ab. Sie informieren ihren Chef ständig über den Fortgang sowie über die Ergebnisse der Arbeit. Dies wiederum kostet dem Chef letztendlich aber mehr Zeit, als er sich eigentlich an Zeitersparnis durch die Delegation versprochen hatte.

Delegation darf nicht heißen: Aufgaben abgeben und dafür zu sorgen, dass sie im Sinne des Vorgesetzten ausgeführt werden. Natürlich gehört Mut dazu, den Mitarbeitern jene Autorität zu überlassen, damit sie ihren Job so machen können, wie sie ihn machen sollen. Und es gibt auch die Meinung, man müsse zusammen mit der Aufgabe auch die Verantwortung übertragen. Gemeint ist dann häufig ein Sammelsurium aus freier Wahl des Mitteleinsatzes, der Umsetzung sowie der Anweisung. Doch Verantwortung übertragen bedeutet etwas völlig anderes. Denn man kann niemandem Verantwortung geben!

Die Verantwortung hat der Mitarbeiter ja schon automatisch mit der Aufgabe übernommen. Damit kann niemandem von außen Verantwortung gegeben werden, wenn sie der Betreffende nicht haben will. Verantwortung kann man somit auch nicht delegieren, denn Selbstverantwortung ist eine Einstellung, sie ist nicht übertragbar. Verantwortung kann der Mitarbeiter nur nehmen, wenn er es selber auch will und somit seine eigene innere Einstellung selbstverantwortlich ist. Verantwortung ist immer Selbstverantwortung, Verantwortung ist demnach auch eine Ermächtigung von unten nach oben - und nicht umgekehrt!

Nehmen Sie als Führungskraft dem Mitarbeiter die Verantwortung wieder weg, entziehen Sie ihm auch gleichzeitig die Aufgabe. Zum Beispiel dann, wenn Fehler drohen oder die Aufgabe auf eine Weise ausgeführt wird, die Ihren Erwartungen nicht entspricht. Und genau hier droht die Klippe. Wenn es zu eng wird, neigen Führungskräfte oft zu schnell dazu, die Mitarbeiter aus der Verantwortung wieder herauszunehmen. Sie machen die Spielräume eng und erklären die ganze Angelegenheit oder Aufgabe unter der Prämisse ihrer eigenen Verantwortung zur Chefsache.

Damit soll nun jeder wissen, dass das Problem ein ungemein wichtiges ist und dass die anderen, die sich bisher damit beschäftigt haben, inkompetent waren und nun die glänzende Lösung kurz bevorsteht. In diesem Moment wird dann auch klar, wer der Herr im Hause ist. Der Mitarbeiter resigniert. Besser: den Mitarbeiter in der Verantwortung lassen, und zwar gerade dann, wenn Schwierigkeiten drohen. Lassen Sie also die Verantwortung dort, wo sie hingehört: bei dem, der die Aufgabe macht.

Die meisten Mitarbeiter fühlen sich nämlich verantwortlich für ihr Werk, für die Erfüllung ihrer Aufgabe, für das Lösen eines Problems, für das Erreichen eines Zieles. Denn wenn es nicht so wäre, würden manche Unternehmen schon gar nicht mehr existieren. Aber es gibt natürlich auf der anderen Seite auch Mitarbeiter, denen die Fahne der Flucht in den Köpfen weht. Diese Mitarbeiter arbeiten dann hart daran, ihre Chefs hart arbeiten zu lassen. Die Vorgesetzten wiederum arbeiten ihrerseits wieder hart daran, Entscheidungen zu treffen und Probleme zu lösen, die nicht die ihren sind.

Klar gibt es diese Haltung, denn die Mitarbeiter wurden über Jahre trainiert, von den Entscheidungen ihrer Chefs abhängig zu sein. Hierzu gehört dann auch die versteckte Variante des „Sich-dumm-stellens". Von daher muss der Mitarbeiter auch Verantwortung für seine Leistung übernehmen. Er muss entscheiden, wie sein Job am besten zu machen ist und welche Hilfsmittel er dazu braucht. Er muss verstehen lernen, Entscheidungen selbst zu treffen und dann mit den Konsequenzen zu leben. Voraussetzung hierfür ist jedoch, dass er zu seiner Aufgabe „ja" sagt, und zwar aus dem Gefühl heraus, Entscheidung verantworten zu dürfen.

Diese Form des Loslassens bedeutet für den Vorgesetzten nicht, den Mitarbeiter nun alles machen zu lassen, jede Verantwortung zu ignorieren und auf jeden Einfluss zu verzichten. Und es hat auch nichts mit fehlender Überzeugung und laxem Treibenlassen zu tun. Im Gegenteil: Dieses Verhalten gründet vielmehr auf der festen Überzeugung, dass die allermeisten Mitarbeiter wissen, was zu tun ist, dass sie selbst wissen, was sie brauchen - und dass man ihnen im schlimmsten Falle dieses Vertrauen nur abtrainieren kann.

Eine Führung, für die die Selbstverantwortung der zentrale Gestaltungswert ist, ist weit mehr vom Lassen als vom Machen bestimmt. Keine leichte Aufgabe, definieren sich doch viele Führungskräfte über ihre „Durchsetzungsfähigkeit" und „klare Entscheidungen". Doch Führung ist verantwortlich dafür, einen Rahmen zu gestalten, der jeden Mitarbeiter ermutigt und befähigt, Verantwortung für seine Leistung zu übernehmen.

Alten- und Pflegedienst-Management - oftmals ein Spiegelbild des Chaos

Allgemein spiegeln Konflikte im Unternehmen diejenigen wider, die wir selbst in uns tragen. Und obwohl Gefühle oftmals wie wilde Tiere sein können - ungebändigt und gefährlich - werden sie in den Führungsetagen nur allzu oft unter den Tisch gekehrt. Dabei ist gerade die emotionale Intelligenz von Management und Mitarbeitern ein wesentlicher Erfolgsfaktor für die Unternehmen.

Doch wer Menschen unter Angst hält, der schadet dem Unternehmen eher. Dabei sollte die Ausstrahlung eines Unternehmens ganz oben anfangen. Denn nur dort, wo auch Vertrauen, Wertschätzung, Ehrlichkeit und Güte herrschen, nur dort wird auch diese Einstellung bis nach unten ausgestrahlt und multipliziert.

Die Machtspiele und Manipulationen in den Führungsetagen sind oftmals die gleichen, auf die man früher in den Machtspielen mit Eltern und Autoritätspersonen programmiert wurde. Beispiel:

Repräsentationsfunktion der Unternehmensführung

Einrichtungen arbeiten nicht isoliert im luftleeren Raum, sondern sie stehen als Teil eines gesamtwirtschaftlichen Dienstleistungsprozesses laufend in Verbindung mit anderen Partnern, aber auch in permanentem Kontakt mit Verbänden, Gewerkschaften und Behörden. Eine ständige Pflege dieser Beziehungen kann für jede Einrichtung auf lange Sicht mit ausschlaggebend für Erfolg oder Misserfolg der unternehmerischen Betätigung sein.

Wenn auch gerade hier nicht ausgeschlossen werden kann, dass viele Kontakte dieser Art im Prinzip auf nachgelagerte Leitungsstellen delegiert werden können, zeigt dennoch die Praxis, dass die Pflegedienstleitung einen Großteil ihrer Zeit der Wahrnehmung dieser Verbindungspflege widmet, weil viele Kontaktpartner das Fernbleiben der Pflegedienstspitze oft als einen nicht zu rechtfertigenden Affront betrachten.

Die eigentliche Koordinationsaufgabe als Führungsfunktion nimmt jedoch in dem Maße an Bedeutung ab, in dem es der Unternehmensführung gelingt, ein in sich geschlossenes, widerspruchsfreies und operables Zielsystem für die gesamte Einrichtung aufzubauen. Hierzu bedarf es jedoch der Bestimmung der Grundsätze der Personalpolitik, denn auch diese ist Bestandteil der Unternehmenspolitik. Der Grund: Die Erreichung des Unternehmensziels hängt heute mehr denn je vom optimalen Einsatz aller Mitarbeiter ab. Ständig steigende Personalkosten erfordern darüber hinaus eine sinnvolle ökonomische Nutzung der menschlichen Arbeitskraft.

Jede Personalpolitik, die im Sinne des Unternehmensziels erfolgreich sein will, muss sowohl den Interessen des Unternehmens als auch den vielfältigen Wünschen und Bedürfnissen der Mitarbeiter gerecht werden. Will man die Einsatzbereitschaft der Mitarbeiter und ihre Initiative steigern mit der Zielsetzung, eine Übereinstimmung von persönlichen und betrieblichen Zielen weitestgehend zu erreichen, so müssen die Grundsätze der Personalpolitik vor allem mitarbeiterorientiert sein.

Durch Mitbestimmung und Mitverantwortung auf der Grundlage bestehender Sach- und Fachkompetenzen sollte jedem Mitarbeiter die Möglichkeit zur Selbstverwirklichung auch in seiner Arbeit eingeräumt werden. Dadurch, dass die Pflegedienstleitung sich auf der einen Seite einzelwirtschaftlich orientiert und ihr Bestreben auf eine optimale Erreichung des Unternehmenszieles ausgerichtet ist, sie aber auf der anderen Seite auch als Mitglied unserer Gesellschaft gesellschaftspolitische Verantwortung zu übernehmen hat, entsteht die Gefahr eines Interessenkonflikts. Diesen Konflikt offenzulegen und in der Öffentlichkeit zu diskutieren, gehört heute zu den echten unternehmerischen Führungsaufgaben.

Hierzu gehört natürlich auch die Führungsaufgabe „Umweltschutz". Diese beinhaltet die Gesamtheit aller planmäßigen strategischen und operativen Umweltaktivitäten, die darauf abzielen, Belastungen der unternehmensexternen und/oder der unternehmensinternen Umwelt entweder erst gar nicht entstehen zu lassen oder sie zumindest zu vermindern oder zu beseitigen.

Lehrplatz für das Menschsein

Unerwartet brechen sie aus dem seelischen Unterholz hervor und schlagen erbarmungslos zu. Zwar gleichen nicht alle Unternehmen immer einem

Dschungel, trotzdem stehen die Gefühlsausbrüche vieler Vorgesetzter den Attacken wilder Bestien oft an nichts nach. Doch gerade dann, wenn Emotionen Amok laufen, sind Dompteure gefragt – so genannte Gefühlsdompteure. Denn eines ist sicher: Diktatorische Chefs sind gefährlich, es ist, als würden sie eine Waffe auf ihre Mitarbeiter richten - auch wenn es sich „nur" um eine verbale Pistole handelt.

Dabei haben Pflegedienstleiter oftmals nur die Befürchtung, von sich aus keine Autorität zu besitzen. Die Folge ist ein emotionales Missmanagement. Aus Angst vor Bestrafungen geben die Mitarbeiter nur Ja-Antworten, dagegen wird der wahre Zustand des Unternehmens verschwiegen, Fehler und Pannen werden unter den Tisch gekehrt. Oftmals so lange, bis es zu spät ist. Denn mit Schönfärberei lässt sich zwar ein cholerischer Vorgesetzter vorübergehend ruhig stellen, aber das ist auch schon alles. Doch weiterkommen kann nur der, der aufhört, sich ständig als Opfer zu sehen.

Der Arbeitsplatz ist dafür der beste Lehrplatz für das Menschsein. Wer seine Mitarbeiter für blöd hält, der hat noch nicht begriffen, dass man genau diejenigen Menschen bekommt, die man durch die eigene Ausstrahlung anzieht. Nur eine motivierte und kreative Führungsmannschaft färbt automatisch bis ganz hinunter ab. Trotzdem wird gerade in den Führungsetagen immer noch viel zu viel unterdrückt; durch Stress, aber auch durch Medikamente und Alkohol.

Viele spüren schon gar nicht mehr, wie sehr sie anderen Angst machen - oder wie sehr sie selber Angst haben. Und das Dickicht der belastenden Gefühle ist groß: Hoffnungslosigkeit, Trauer und Schmerz, Angst, Schuld, Abhängigkeit, Sucht und obsessives Wollen, Wut und Arroganz. Bei den meisten Führungskräften handelt es sich um einen dieser Zustände, der sich über eine längere Zeit zu einem Grundgefühl entwickelt hat. Doch diese Gefühle schweben nicht frei im Raum. Sind sie lange genug da, verfestigen sich sogar körperlich.

Die deutsche Sprache weiß ein Lied davon zu singen: Die Angst im Nacken, die Wut im Bauch. Aber auch viele andere Körperteile sind Gefühlsträger: „Da kommt mir die Galle hoch. Haarsträubend. Das liegt mir im Magen. Mir platzt gleich der Kragen." Im Klartext: Bevor sich Emotionen im Körper als Krankmacher einnisten, sind sie in der Aura des Menschen vorhanden.

Nicht die Haut markiert die Grenze unseres Körpers und unserer Person, das Energiefeld ist weitaus größer. Werden nämlich negative Gefühle nicht aufgelöst, verdichten sich diese mehr und mehr. Werden sie zudem nicht mehr wahrgenommen, sondern lange Zeit unterdrückt, dann gibt schließlich der Körper selbst die Signale: Es kommt zum Herzinfarkt. Und liegt man dann hilflos im Krankenhaus, so ist man gezwungen, all das zu fühlen, was man vorher lange beiseite geschoben hat. Es kam zum Unfall auf dem Gefühls-Highway.

Pflegedienstleiter müssen von daher lernen, ihre tickenden Zeitbomben in sich zu entschärfen. Dann klappt es auch mit den Mitarbeitern besser.

Fazit

Die Schaffung eines positiven Klimas trägt wesentlich zur Zufriedenheit und Motivation der Mitarbeiter bei. Die Organisationsstruktur hinsichtlich der Arbeitszeitregelungen, der Hierarchieebenen der Zusammenarbeit sowie der Führungsstil der Vorgesetzten können das Klima positiv oder negativ beeinflussen. Die Weitergabe von Informationen ist daher von großer Bedeutung und sollte nicht zentralisiert werden.

Gut informierte Mitarbeiter können ihre Arbeit besser leisten, da sie wissen, was sie gerade tun. Das Angebot von Fortbildungsmaßnahmen kann außerdem unterstützend auf die Motivation der Mitarbeiter wirken und die Bereitschaft zum kontinuierlichen und berufsbegleitenden Lernen fördern. Zudem führt das erworbene Wissen zu einer Steigerung der Qualifikation der Mitarbeiter und bereichert somit den täglichen Arbeitsprozess.

Die Schaffung eines „Wir-Gefühls" ist als Hauptaufgabe der internen Öffentlichkeitsarbeit anzusehen. Der Erfolg der internen Öffentlichkeitsarbeit hat zudem direkte Auswirkungen auf die externe Öffentlichkeitsarbeit und lässt sich anhand dieser werten. Mitarbeiter, die sich mit ihrem Pflegedienst identifizieren, Freude an ihrem Beruf haben, prägen das Image des Pflegedienstes in der Öffentlichkeit. Die Kundenorientierung ist folglich nur so gut wie die Mitarbeiter, die sie umsetzen.

Brot zum Leben – alles was recht ist

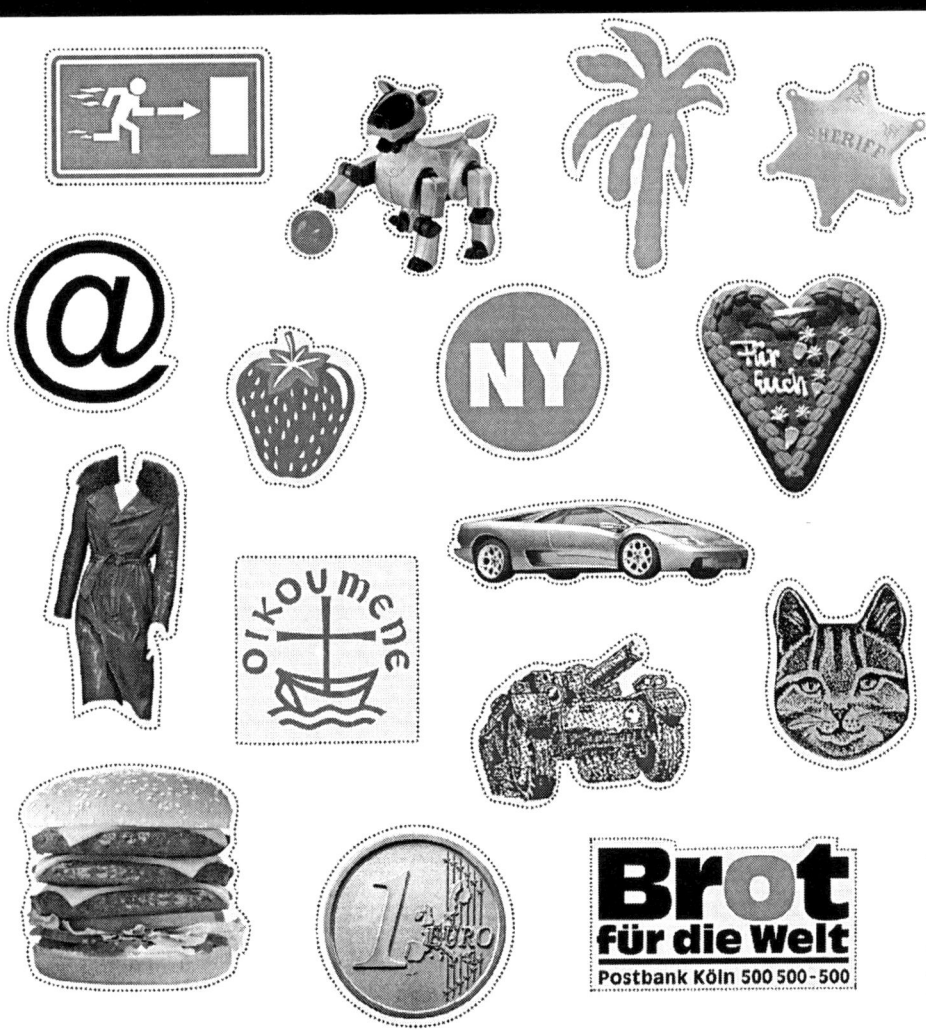

Was ist mir lieb und teuer –
was brauche ich wirklich zum Leben?